Barbara Emmert, Michael Gerstorfer

Crashkurs
Gynäkologie

Repetitorium mit Einarbeitung
der wichtigsten Prüfungsfakten

1. Auflage

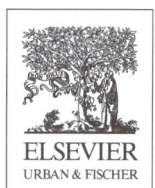

URBAN & FISCHER München · Jena

Zuschriften und Kritik an:
Elsevier GmbH, Urban & Fischer Verlag, Isabella de la Rosée, Karlstraße 45, 80333 München,
E-Mail: medizinstudium@elsevier.de

Wichtiger Hinweis für den Benutzer

Die Erkenntnisse in der Medizin unterliegen laufendem Wandel durch Forschung und klinische Erfahrungen. Herausgeber und Autoren haben große Sorgfalt darauf verwendet, dass die in diesem Werk gemachten therapeutischen Angaben (insbesondere hinsichtlich Indikation, Dosierung und unerwünschten Wirkungen) dem derzeitigen Wissensstand entsprechen. Das entbindet den Nutzer dieses Werkes aber nicht von der Verpflichtung, anhand der Beipackzettel zu verschreibender Präparate zu überprüfen, ob die dort gemachten Angaben von denen in diesem Buch abweichen, und seine Verordnung in eigener Verantwortung zu treffen.

Wie allgemein üblich wurden Warenzeichen bzw. Namen (z. B. bei Pharmapräparaten) nicht besonders gekennzeichnet.

Um den Textfluss nicht zu stören, wurde bei Patienten und Berufsbezeichnungen die grammatikalisch maskuline Form gewählt. Selbstverständlich sind in diesen Fällen immer Frauen und Männer gemeint.

Bibliografische Information Der Deutschen Bibliothek

Die Deutsche Bibliothek verzeichnet diese Publikation in der Deutschen Nationalbibliografie; detaillierte bibliografische Daten sind im Internet über http://dnb.ddb.de abrufbar.

Alle Rechte vorbehalten
1. Auflage 2005
© Elsevier GmbH, München
Der Urban & Fischer Verlag ist ein Imprint der Elsevier GmbH.

Für Copyright in Bezug auf das verwendete Bildmaterial siehe Abbildungsnachweis.
Der Verlag hat sich bemüht, sämtliche Rechteinhaber von Abbildungen zu ermitteln. Sollte dem Verlag gegenüber dennoch der Nachweis der Rechtsinhaberschaft geführt werden, wird das branchenübliche Honorar gezahlt.

Das Werk einschließlich aller seiner Teile ist urheberrechtlich geschützt. Jede Verwertung außerhalb der engen Grenzen des Urheberrechtsgesetzes ist ohne Zustimmung des Verlages unzulässig und strafbar. Das gilt insbesondere für Vervielfältigungen, Übersetzungen, Mikroverfilmungen und die Einspeicherung und Verarbeitung in elektronischen Systemen.

Planung: Dr. Dorothea Hennessen
Lektorat: Andrea Wintermayr, Dr. Dorothea Pusch
Redaktion: Dr. Dorothea Pusch
Herstellung: Peter Sutterlitte
Satz: abc.Mediaservice, Buchloe
Druck und Bindung: LegoPrint, S.p.A., Lavis (TN)
Umschlaggestaltung: SpieszDesign, Neu-Ulm

Printed in Italy
ISBN 3-437-43520-5

Aktuelle Informationen finden Sie im Internet unter www.elsevier.de

Vorwort

Tolle, lege! – Nimm und lies!
Hl. Augustinus

In dem vorliegenden Buch ist der Stoff der Gynäkologie und Geburtshilfe in kurzer und sehr prägnanter Weise dargestellt. Wir haben nach umfangreichen Recherchen und in Anlehnung an den Gegenstandskatalog zur ärztlichen Prüfung ein Lehrbuch erstellt, welches dem Leser hilft, innerhalb kurzer Zeit das gesamte Spektrum der Gynäkologie und Geburtshilfe zu überblicken.

Das vorliegende Buch soll die Prüfungsvorbereitung in kurzer Zeit ebenso ermöglichen wie das schnelle Nachschlagen eines knapp und präzise erklärten Begriffs. Gerade im Rahmen der heutigen Ausbildung zum Arzt ist es aufgrund der Fülle des Stoffes und der Anzahl verschiedener klinischer Fächer wichtiger denn je, Überblick über ein bestimmtes Fach zu erhalten. So kann ein schnelles und erfolgreiches Verstehen und ein Lernerfolg erzielt werden. Unser Motto lautete dabei: „So kurz wie möglich, aber so lang wie nötig."

Es hat uns Spaß gemacht, dieses Buch zu schreiben, obwohl es ein Stück harter Arbeit war. Diese harte Arbeit mit vielen Stunden der Diskussion, des Recherchierens und Lesens von anderen Lehrbüchern und Fachartikeln und letztlich das Schreiben des Buches selbst, wäre uns nicht ohne die Unterstützung unserer Familien und unserer Ehepartner, Nicole Gerstorfer bzw. Thomas Schachtner, möglich gewesen. Wir möchten uns deshalb besonders bei ihnen bedanken. Zur Fertigstellung eines Buches benötigt man neben einer toleranten Familie aber auch die Unterstützung eines Verlagsteams. Mit unserer Lektorin, Frau Dr. Dorothea Pusch, hatten wir in dieser Hinsicht sehr viel Glück, und wir bedanken uns an dieser Stelle ganz herzlich bei ihr. Weiterer Dank gilt auch Frau Andrea Wintermayr von Elsevier, der „Geburtshelferin" dieses Buches.

Das vorliegende Buch möchten wir aber unseren Müttern, Elsbeth Emmert bzw. Ulrike Gerstorfer, widmen, die uns geboren und erzogen haben.

Burghausen und München, März 2005

Barbara D. Emmert
Michael J. Gerstorfer

Benutzerhinweise

Die Crashkurs-Reihe ermöglicht eine knappe, prägnante Wiederholung des gesamten Prüfungswissens des Faches in verständlicher und strukturierter Form. Durch die strenge Gliederung wird das Wissen aktiviert und systematisiert. Der Stoff kann in kurzer Zeit aufgearbeitet werden und so sind Prüfungsangst und Zeitdruck kein Thema mehr.

- In blau hinterlegten **Kästen** zu Beginn jedes Abschnittes finden sich sog. **keywords**. Sie geben einerseits den Überblick über den im folgenden Abschnitt behandelten Stoff, können aber auch zur eigenen Lernkontrolle genutzt werden: Weiß man zu einem Begriff gar nichts zu sagen, empfiehlt es sich, den entsprechenden Abschnitt noch einmal durchzulesen.
- Die Begriffe der **Randspalte** dienen der Strukturierung und Orientierung innerhalb der Kapitel. Der Lernstoff soll damit in Portionen geteilt werden, die unter einem bestimmten Stichpunkt gespeichert werden können. Zudem soll die gezielte Suche nach bestimmten Begriffen eines Kapitels erleichtert werden. Freier Platz in der Randspalte lässt Raum für eigene Notizen.

- Kästen mit Ausrufezeichen markieren Merksätze, Besonderheiten, Fallstricke des IMPP oder geben Hinweise für mündliche Prüfungen.

- Kästen mit Stethoskop enthalten klinische Hinweise.

Abbildungsverzeichnis

[1] Bürklein D., T. Tischer, A. Weusten, C. Gratzke: Lernkarten Anatomie,
1. Aufl. Elsevier, München 2004

[2] Goerke K. A. Valet: Kurzlehrbuch Gynäkologie und Geburtshilfe,
5. Aufl. Urban & Fischer, München – Jena 2002

[3] Huch, R., C. Bauer (Hrsg.): Mensch – Körper – Krankheit,
4. Aufl. Urban & Fischer, München – Jena 2003

[4] Bühling, K. J., W. Friedmann: Intensivkurs Gynäkologie und Geburtshilfe,
1. Aufl. Urban & Fischer, München – Jena 2004

[5] Hick, Chr., A. Hick: Kurzlehrbuch Physiologie,
4. Aufl. Urban & Fischer, München – Jena 2002

[6] Goerke, K., U. Bazlen (Hrsg.): Pflege konkret. Gynäkologie und Geburtshilfe, 2. Aufl. Urban & Fischer, München – Jena 2002

[7] Oethinger, M.: Kurzlehrbuch Mikrobiologie und Immunologie,
11. Aufl. Elsevier, München 2004

[8] Bruch, H.-P., O. Trentz (Hrsg.): Berchtol Chirurgie,
4. Aufl. Urban & Fischer, München – Jena 2001

Inhaltsverzeichnis

1 Geschlechtsspezifische Entwicklung und ihre Störungen 1
- 1.1 Sexuelle Differenzierung und ihre Störungen 1
- 1.1.1 Normale Geschlechtentwicklung 1
- 1.1.2 Störungen der Geschlechtsentwicklung 1
- 1.1.3 Klinische Beispiele gestörter Geschlechtsentwicklung 4
- 1.2 Struktur und Funktion der weiblichen Fortpflanzungsorgane und der Brustdrüse 10
- 1.2.1 Anatomie des weiblichen Beckens 10
- 1.2.2 Einteilung der weiblichen Geschlechtsorgane 12
- 1.2.3 Anatomie, Funktion und Fehlbildungen des äußeren Genitales 13
- 1.2.4 Anatomie, Funktion und Fehlbildungen des inneren Genitales 14
- 1.2.5 Anatomie und Fehlbildungen der Brustdrüse 21
- 1.3 Entwicklung der Fortpflanzungsorgane und der sekundären Geschlechtsmerkmale von der Geburt bis zur Geschlechtsreife 25
- 1.3.1 Veränderungen der Fortpflanzungsorgane und Entwicklung der sekundären Geschlechtsmerkmale 25
- 1.3.2 Störungen der Entwicklung, gynäkologische Erkrankungen des Kindes- und Adoleszentenalters .. 28
- 1.4 Regelung der Fortpflanzung in der Geschlechtsreife 30
- 1.4.1 Hormone des Hypothalamus 30
- 1.4.2 Hormone des Hypophysenvorderlappens (HVL) (Adenohypophyse) 32
- 1.4.3 Hormone des Hypophysenhinterlappens (HHL) (Neurohypophyse) 33
- 1.4.4 Hormone der Ovarien 33
- 1.5 Ovulatorischer Zyklus 35
- 1.5.1 Regelung und Veränderung an den Fortpflanzungsorganen 36
- 1.5.2 Methoden der Zyklusdiagnostik .. 38
- 1.5.3 Menstruelle Blutung 41
- 1.6 Störungen der endokrinen Ovarialfunktion 42
- 1.6.1 Amenorrhoe, anovulatorischer Zyklus und dysfunktionelle Blutung 42
- 1.6.2 Dysmenorrhoe, prämenstruelles Syndrom und Mastodynie 45
- 1.7 Fertilitätsstörungen 47
- 1.7.1 Sterilität und Infertilität 47
- 1.7.2 Ursachen für Sterilität und Infertilität 48
- 1.7.3 Diagnostik bei Fertilitätsstörungen 50
- 1.7.4 Therapie bei Fertilitätsstörungen . 51
- 1.8 Klimakterium 52
- 1.8.1 Klimakteriumphasen 52
- 1.8.2 Veränderungen im Klimakterium . 53
- 1.8.3 Klimakterisches Syndrom 54
- 1.8.4 Klimakterische Blutungsstörung . 55
- 1.9 Postmenopause und Senium..... 55
- 1.9.1 Folgen der nachlassenden Ovarialfunktion 55
- 1.9.2 Gynäkologische Erkrankungen in Postmenopause und Senium 56
- 1.10 Sexualleben der Frau 57
- 1.10.1 Sexueller Reaktionszyklus 57
- 1.10.2 Sexualverhalten in den verschiedenen Lebensphasen 58
- 1.10.3 Störungen des Sexualverhaltens .. 59

2 Familienplanung 61
- 2.1 Demographische und geschichtliche Faktoren 61
- 2.2 Schwangerschaftsverhütung 62
- 2.2.1 Beratung und Kontrolle 62
- 2.2.2 Kontrazeptionsmethoden 63

3 Schwangerschaft 71
- 3.1 Konzeption, Implantation und Embryonalentwicklung 71
- 3.1.1 Konzeption 71
- 3.1.2 Entwicklung und Transport der befruchteten Eizelle 72
- 3.1.3 Implantation und Plazentation .. 74
- 3.1.4 Entwicklung des Embryos 76
- 3.1.5 Embryopathien 77
- 3.2 Entwicklung der Plazenta und des Feten 78
- 3.2.1 Plazenta 78
- 3.2.2 Insuffizienz der fetomaternalen Einheit 82
- 3.2.3 Fruchtwasser 83
- 3.2.4 Fetalentwicklung 85
- 3.2.5 Fetopathie 85
- 3.3 Trophoblastenerkrankungen, ektope Schwangerschaft, Fehlgeburt 86

3.3.1	Pathologische Entwicklung der Frühschwangerschaft	86
3.3.2	Trophoblasttumoren	87
3.3.3	Ektope Schwangerschaft	90
3.3.4	Fehlgeburt	92
3.4	Adaptation des mütterlichen Organismus und ihre Störungen	95
3.4.1	Gesamtorganismus	95
3.4.2	Genitalorgane und Brustdrüse	99
3.4.3	Störungen der Adaptation	100
3.5	Risikofaktoren in der Schwangerschaft	100
3.5.1	Hypertensive Erkrankungen in der Schwangerschaft (HES)	100
3.5.2	Diabetes mellitus	102
3.5.3	Blutgruppeninkompatibilität	103
3.5.4	Andere vorbestehende Erkrankungen	104
3.5.5	Andere in der Schwangerschaft auftretende Erkrankungen	105
3.5.6	Mehrlings-Schwangerschaft	106
3.5.7	Exogene Faktoren	106
3.5.8	Drohende Frühgeburt	106
3.6	Schwangerschaftsspezifische Notfälle	107
3.6.1	Blutungen	107
3.6.2	Amnioninfektionssyndrom	108
3.6.3	Intrauteriner Fruchttod	108
3.6.4	Embolien	109
3.7	Betreuung von Risikoschwangerschaften	110
3.7.1	Spezielle Überwachungsmethoden	110
3.7.2	Konsequenzen	110
3.8	Morbidität und Sterblichkeit	110
3.8.1	Mütterliche Sterblichkeit	111
3.8.2	Perinatale Mortalität	111
3.8.3	Morbidität	111
3.8.4	Prophylaxe	111

4 Ärztliche Betreuung in der Schwangerschaft ... 112

4.1	Schwangerenbetreuung	112
4.1.1	Untersuchungen	112
4.1.2	Beratung der Schwangeren	118
4.1.3	Geburtsvorbereitung	121
4.2	Mutterschutzrecht	121
4.3	Pränatale Diagnostik und Therapie	122
4.4	Konfliktsituationen in der Schwangerschaft	125
4.4.1	Beratung	125
4.4.2	Schwangerschaftsabbruch	125

5 Geburt ... 128

5.1	Regelhafte Geburt	128
5.1.1	Geburtskanal	128
5.1.2	Geburtsmechanik	131
5.1.3	Geburtskräfte	134
5.1.4	Geburtsbereitschaft	136
5.1.5	Geburtsverlauf	137
5.1.6	Geburtserleichterung	139
5.2	Regelwidrige Geburt	140
5.2.1	Haltungs-, Einstellungs- und Lageanomalien, Mehrlingsgeburt	140
5.2.2	Missverhältnis	147
5.2.3	Erkrankungen von Uterus, Vagina und Ovar	148
5.2.4	Regelwidrige Geburtsdauer	152
5.2.5	Vorzeitiger Blasensprung	153
5.2.6	Frühgeburt	153
5.2.7	Nabelschnurkomplikationen	154
5.2.8	Blutungen	156
5.2.9	Krampfanfälle und komatöse Zustände	157
5.2.11	Akute Schmerzzustände	159
5.2.12	Fruchtwasserembolie	160
5.3	Leitung und Überwachung der Geburt	160
5.3.1	Gebärende	160
5.3.2	Fetus	162
5.3.3	Intrauteriner Sauerstoffmangel	163
5.3.4	Geburtseinleitung	164
5.3.5	Operative Maßnahmen zur Geburtsbeendigung	165
5.4	Notfälle in der Plazentarperiode und nach der Geburt	167
5.4.1	Plazentalösungsstörungen	167
5.4.2	Uterusatonie	169
5.4.3	Geburtswegsverletzungen	170
5.4.4	Schock	171
5.5	Neugeborenes	173
5.5.1	Untersuchung und Versorgung nach der Geburt	173
5.5.2	Adaptation	178
5.5.3	Kriterien eines reifen Neugeborenen	179
5.5.4	Störungen des Neugeborenen	180

6 Wochenbett ... 190

6.1	Postpartale Umstellung	190
6.1.1	Strukturelle und funktionelle Veränderungen	190
6.1.2	Maßnahmen im unkomplizierten Wochenbett	192
6.2	Puerperale Erkrankungen	193
6.2.1	Verzögerte Rückbildung des Uterus	193
6.2.2	Puerperale Infektionen	194
6.2.3	Blutungen im Wochenbett	196
6.2.4	Thrombose, Embolie im Wochenbett	196
6.2.5	Endokrine Störungen im Wochenbett	197

6.2.6	Psychische Störungen		198
6.3	Laktation und ihre Störungen		200
6.3.1	Brustdrüse		200
6.3.2	Milch		200
6.3.3	Stillen		201
6.3.4	Abstillen		202
6.3.5	Störungen der Laktation und Stillfähigkeit		202
6.3.6	Mastitis puerperalis		205

7 Entzündungen der Fortpflanzungsorgane und der Brustdrüse ... 206

7.1	Entzündliche Erkrankungen der Vulva	206
7.1.1	Vulvitis	206
7.1.2	Pruritus vulvae	209
7.1.3	Bartholinitis	209
7.1.4	Follikulitis, Furunkel und Karbunkel	211
7.2	Entzündliche Erkrankungen der Vagina	211
7.2.1	Fluor genitalis	212
7.2.2	Kolpitis (Vulvovaginitis)	213
7.2.3	Toxisches Schocksyndrom (TSS)	215
7.3	Entzündliche Erkrankungen von Uterus und Parametrien	216
7.3.1	Zervizitis	216
7.3.2	Endometritis und Myometritis	216
7.3.3	Parametritis	218
7.4 7.5	Entzündliche Erkrankungen der Adnexe	218
7.5.1	Adnexitis	218
7.5.2	Genitaltuberkulose	220
7.6	Entzündliche Erkrankungen der Brust	222

8 Sexuell übertragbare Erkrankungen ... 224

8.1	Bakterien als Erreger	225
8.1.1	Gonorrhö	225
8.1.2	Lues	227
8.1.3	Urogenitale Chlamydieninfektion	230
8.1.4	Ulcus molle	232
8.1.5	Mykoplasmen	233
8.2	Viren als Erreger	234
8.2.1	Humanes Immundefizienzvirus (HIV)	234
8.2.2	Herpes genitalis (Herpes-simplex-Virus Typ 2)	236
8.2.3	Humanes Papillomvirus (HPV)	238
8.2.4	Virushepatitis	239
8.3	Parasiten als Erreger	243
8.3.1	Trichomoniasis	243
8.3.2	Scabies	245
8.3.3	Pediculosis pubis	246
8.4	Pilze als Erreger	247

9 Tumoren und tumorartige Läsionen .. 248

9.1	Tumoren der Vulva und Vagina	248
9.1.1	Benigne Tumoren der Vulva und Vagina	248
9.1.2	Maligne Tumoren der Vulva und Vagina	249
9.2	Uterustumoren	255
9.2.1	Benigne Tumoren der Cervix uteri	255
9.2.2	Benigne Tumoren des Corpus uteri	257
9.2.3	Maligne Tumoren der Cevix uteri	262
9.2.4	Maligne Tumoren des Corpus uteri	266
9.3	Tubentumoren	271
9.3.1	Benigne Tubentumoren	271
9.3.2	Maligne Tubentumoren	272
9.4	Ovarialtumoren	274
9.4.1	Benigne Ovarialtumoren	274
9.4.2	Maligne Ovarialtumoren	279
9.5	Mammatumoren	282
9.5.1	Benigne Brustdrüsentumoren	282
9.5.2	Maligne Mammatumoren	285
9.6	Nachsorge	295
9.6.1	Medizinische Nachsorge	295
9.6.2	Psychische Betreuung	296
9.6.3	Rehabilitation	297
9.7	Früherkennung	297

10 Lage- und Haltungsveränderungen der Beckenorgane ... 301

10.1	Descensus und Prolaps von Uterus und Vagina	301
10.2	Harninkontinenz	303
10.2.1	Stressinkontinenz	305
10.2.2	Dranginkontinenz	307
10.2.3	Überlaufinkontinenz	309
10.3	Harnfistel	310

11 Akute Notfallsituationen ... 311

11.1	Blutungen	311
11.2	Akutes Abdomen	314
11.3	Toxisches Schocksyndrom	316
11.4	Ovarielles Überstimulationssyndrom	316
11.5	Vergewaltigung	316

Register ... 319

Abkürzungsverzeichnis

A./Aa.	Arteria/Arteriae	JÜR	Jahresüberlebensrate
ACTH	adrenokortikotropes Hormon	KI	Kontraindikation
ADH	antidiuretisches Hormon	Krea	Kreatinin
AGS	adrenogenitales Syndrom	LH	luteinisierendes Hormon
AIDS	acquired immunodeficiency syndrome	LHRH	Luteinisierendes-Hormon-Releasing-Hormon
AK	Antikörper	LK	Lymphknoten
ARDS	acute respiratory distress syndrome	M.	Morbus
AZ	Allgemeinzustand	M./Mm.	Musculus/Musculi
BE	base excess = Basenüberschuss	MRT	Magnetresonanztomographie
BGA	Blutgasanalyse	MSH	Melanozyten-stimulierendes Hormon
BZ	Blutzucker		
β-HCG	β-Humanchoriongonadotropin	N./Nn.	Nervus/Nervi
CA	Karzinom	Nl./Nll.	Nodus lymphaticus/Nodi lymphatici
CMV	Zytomegalie-Virus		
CT	Computertomographie	NNR	Nebennierenrinde
DD	Differentialdiagnose	OP	Operation
DHEA	Dehydroepiandrosteron	pCO_2	Kohlendioxidpartialdruck
DIC	disseminierte intravasale Gerinnung	PCR	Polymerase-Kettenreaktion
		PET	Positronenemissionstomographie
EBV	Epstein-Barr-Virus	p. c.	post conceptionem
EEG	Elektroenzephalogramm	p. m.	post menstruationem
EIA	Enzym-Immunoassay	p. o.	per os (= peroral)
ELISA	enzyme-linked immuno sorbent assay	p. p.	post partum
		pO_2	Sauerstoffpartialdruck
EUG	Extrauteringravidität	RR	Blutdruck
FSH	Follikel-stimulierendes Hormon	SD	Schilddrüse
FTA-Abs	Fluoreszenz-Treponemen-Antikörper-Absorptionstest	Sono	Sonographie
		SSW	Schwangerschaftswoche
Gl./Gll.	Glandula/Glandulae	STH	somatotropes Hormon (Wachstumshormon)
GHRH	growth hormone releasing hormone		
		T_3	Trijodthyronin
GnRH	gonadotropin releasing hormone	T_4	Thyroxin
γ-GT	γ-Glutamyl-Transferase	TBG	thyroxinbindendes Globulin
Hb	Hämoglobin	TEE	transösophageale Echokardiographie
HCG	Humanchoriongonadotropin		
HF	Herzfrequenz	TPHA	Treponema-pallidum-Hämagglutinationstest
HHL	Hypophysenhinterlappen		
Hkt	Hämatokrit	TPI	Treponema-pallidum-Immobilisationstest
HLA	human lymphocyte antigen		
HMV	Herzminutenvolumen	TRH	thyreotropin releasing hormone
HSV	Herpes-simplex-Virus	TSH	Thyroidea-stimulierendes Hormon
HVL	Hypophysenvorderlappen	VDRL	veneral disease research laboratory test
HZV	Herzzeitvolumen		
I. E.	internationale Einheit(en)	V./Vv.	Vena/Venae
i. m.	intramuskulär	ZVK	Zentralvenenkatheter
i. v.	intravenös		

1 Geschlechtsspezifische Entwicklung und ihre Störungen
B. Emmert

1.1 Sexuelle Differenzierung und ihre Störungen

1.1.1 Normale Geschlechtsentwicklung

Geschlechtsentwicklung · Entwicklung der weiblichen Geschlechtsorgane

Geschlechtsentwicklung
- bis 7.–8. SSW ist das **Geschlecht** des Embryos **undifferenziert**
- **TDF** (Testes determinierender Faktor) ist auf dem Y-Chromosom kodiert
- Ist **kein Y-Chromosom vorhanden**, wird TDF nicht exprimiert: Die Anlage ist weiblich
- Ist ein **Y-Chromosom vorhanden**, wird TDF exprimiert: Es kommt zur Hodenanlage
- Für das **männliche Geschlecht** sind zusätzliche Hormonstimuli notwendig:
  - Leydig-Zwischen-Zellen → **Testosteron**
  - Sertoli-Zellen → **AMH** (Anti-Müller-Hormon)
- Die Hormonbildung beginnt ab der 8. SSW

Entwicklung der weiblichen Geschlechtsorgane
- 4. SSW: **Urkeimzellen** wandern aus dem Dottersack in die Genitalleiste
- Ansiedlung der Keimzellen in den **primären Keimleisten**
- Weiterentwicklung zu **Ovarien**
- Rinde mit **Oogonien**
- umgebendes Zölomepithel mit **Follikelzellen**
- Anlage von zwei **Genitalsträngen:**
  - **Wolff-Gang** = Urnierengang → Rückbildung → **Gartner Gang**
  - **Müller-Gang** → Uterus, Tuben, obere zwei Drittel des Uterus
- Sinus urogenitalis → unteres Drittel des Uterus
- Genitalhöcker, Genitalfalte, Genitalwulst → Klitoris, kleine und große Labien

1.1.2 Störungen der Geschlechtsentwicklung

Epidemiologie · chromosomale Aberrationen · Mosaikbildung · Gonadendysgenesie · Intersexualität · Diagnostik

Epidemiologie
Risiko einer gestörten Geschlechtsentwicklung steigt mit **Alter der Mutter:**
- > 35. Lebensjahr: 10/1000 Lebendgeburten
- > 40. Lebensjahr: 25/1000 Lebendgeburten
- > 45. Lebensjahr: 60/1000 Lebendgeburten

1 Geschlechtsspezifische Entwicklung und ihre Störungen

Chromosomale Aberrationen

nummerische Aberrationen · strukturelle Aberrationen · Punktmutationen

nummerische Aberrationen
- Entstehung durch sog. **Nondisjunction** (fehlerhafte Aufteilung homologer Chromosomen) in der Meiose (Reifeteilung)
- die beiden dabei entstehenden Gameten besitzen nicht jeweils 1 Chromosom, sondern 0 (aploid) bzw. 2 Chromosomen (diploid)
- bei der Befruchtung entstehen dann durch die Konjugation Zellen mit nur 1 Chromosom (**Monosomie**) bzw. mit drei Chromosomen (**Trisomie**)

Monosomien
– gonosomal

Krankheitsbilder s. Kap. 1.1.3
- 45, XO (Ullrich-Turner-Syndrom)
- fehlendes X-Chromosom

– autosomal

fehlendes Autosom

 Autosomale Monosomien sind **nicht mit dem Leben vereinbar!**

Trisomien
– gonosomal

Krankheitsbilder s. Kap. 1.1.3
- 47, XXY (Klinefelter-Syndrom)
- 47, XXX (Triple-X-Syndrom)

– autosomal
- Trisomie 21 (Down-Syndrom)
- Trisomie 18 (Edwards-Syndrom)
- Trisomie 13 (Pätau-Syndrom)

strukturelle Aberrationen

Entstehung während **Crossing-over** in der Prophase der Meiose
Strukturveränderung durch Gewinn/Verlust eines Chromosomenteils

Formen
- **Deletion:** Verlust eines Chromosomenstücks
- **Defizienz:** Verlust eines Chromosomenendes, evtl. Ausbildung eines Ringchromosoms
- **Isochromosom:** Verlust beider kurzer oder beider langer Arme
- **Translokation:** Übertragung eines Chromosomenteils auf ein anderes Chromosom
- **reziproke Translokation:** Austausch von Chromosomenteilen, dadurch Entstehung partieller Mono- oder Trisomien

Strukturanomalien
– gonosomal
– autosomal

Krankheitsbilder s. Kap. 1.1.3
- Swyer-Syndrom
- partielle Monosomie 5p (Cri-du-chat-Syndrom)

Punktmutation
Formen

Austausch, **Deletion** (Verlust) oder **Insertion** (Einfügen) von einzelnen Basen oder Basensequenzen. Dadurch entsteht eine Verschiebung des Leserasters und damit eine **Veränderung der Aminosäuresequenz** und des Genproduktes.

Mutationsbeispiele

Krankheitsbilder s. Kap. 1.1.3
- testikuläre Feminisierung
- adrenogenitales Syndrom
- fragiles X-Chromosom

1.1 Sexuelle Differenzierung und ihre Störungen

gonosomale Störung	Krankheitsbild	Chromosomen
nummerische Aberration		
Monosomie	Ullrich-Turner-Syndrom fehlendes Gonosom	45, X0
Trisomie	Klinefelter-Syndrom	47, XXY
	XXX-Syndrom	47, XXX
strukturelle Aberration	Swyer-Syndrom	46, XY
Punktmutation	testikuläre Feminisierung	46, XY
	adrenogenitales Syndrom	46, XX
	fragiles X-Chromosom	46, XY oder 46, XX

Tab. 1.1: Übersicht über gonosomale Störungen

Mosaikbildung

Durch mitotische Non-disjunction in der postzygotischen Phase entstehen **mehrere Zelllinien mit unterschiedlichem Chromosomensatz** innerhalb eines Körpers.

Mosaikbeispiel: Pseudo-Turner-Mosaik

Gonadendysgenesie

Hypoplasie der Gonaden

Dysgenesiebeispiel:
- im Rahmen eines **Syndroms**: Ullrich-Turner-Syndrom
- **isoliert**: Swyer-Syndrom

Form	Krankheitsbild	Chromosomen
Gonadendysgenesie	Ullrich-Turner-Syndrom	45, X0
	Noonan-Syndrom	
	Swyer-Syndrom	46, XY
	XX-Gonadendysgenesie	46, XX
	XY-Gonadendysgenesie	46, XY
Genitalfehlentwicklung	XX-Mann-Syndrom	46, XX
	Klinefelter-Syndrom	47, XXY
	Ullrich-Turner-Syndrom	45, X0

Tab. 1.2: Formen gestörter Geschlechtsentwicklung

Intersexualität

hormonal-endogen · exogen psychisch

hormonal-endogen

Hermaphroditismus verus (echter Zwitter)
- Hoden und Eierstöcke liegen **gleichzeitig** vor (einzeln oder zu einem Organ verschmolzen
- chromosomales Geschlecht kann männlich oder weiblich sein

Pseudohermaphroditismus

Abweichung der ausgebildeten Geschlechtsorgane und sekundären Geschlechtsmerkmale vom chromosomalen Geschlecht und den angelegten Keimdrüsen:
- **Pseudohermaphroditismus masculinus:**
  – testikuläre Feminisierung (46, XY; Androgenresistenz durch Rezeptordefekt)
  – Pseudohermaphroditismus masculinus internus (defekte Konversion von Testosteron in Dihydrotestosteron)

1 Geschlechtsspezifische Entwicklung und ihre Störungen

- **Pseudohermaphroditismus femininus:** adrenogenitales Syndrom (Störung in der Steroidbiosynthese mit vermehrter Ausschüttung von Androgenen)

exogen psychisch   Transsexualität (psychischer Wunsch, dem anderen Geschlecht anzugehören, und dementsprechendes Handeln)

Diagnostik

> genetische Erkrankung von Verwandschaft / Geschwister / Fetus · Alter der Eltern

Als diagnostische Maßnahmen stehen die **Chorionzottenbiopsie** bzw. **Amniozentese** zur Verfügung. Indikation:
- genetische Erkrankung der Eltern
- genetische Erkrankung direkter Verwandter der Eltern
- vorhergehendes Geschwister mit Chromosomenaberration
- Alter der Mutter > 35 Jahre
- Alter des Vaters > 45 Jahre
- klinischer Anhalt für eine genetische Erkrankung des Fetus (z. B. Sonographie: Messung der Nackenfalte)

1.1.3 Klinische Beispiele gestörter Geschlechtsentwicklung

> Ullrich-Turner-Syndrom · Noonan-Syndrom · fehlendes X-Chromosom · Klinefelter-Syndrom · XXX-Syndrom · XY-Gonadendysgenesie · XX-Gonadendysgenesie · XX-Mann-Syndrom · testikuläre Feminisierung · adrenogenitales Syndrom · fragiles X-Syndrom · Hermaphroditismus verus · Transsexualität

Ullrich-Turner-Syndrom

> **Definition:** 45, X0 · Epidemiologie
> **Klinik:** weiblicher Phänotyp · Kleinwuchs · sexueller Infantilismus · Kopf-/ Halsanomalien · Lymphödem · Organfehler
> **Therapie:** Wachstums-/Geschlechtshormone

Definition   Monosomie (**45, X0**) mit Verlust eines Geschlechtschromosoms

Epidemiologie   0,4 / 1000 Lebendgeburten

 95 % der Ullrich-Turner-Syndrom-Anlagen **entwickeln sich nicht weiter,** sterben intrauterin ab und werden meist schon mit der nächsten Menstruation ausgestoßen!

Klinik
- weiblicher Phänotyp
- Hypoplasie von Mammae (infantile mammae), Vulva, Vagina, Uterus und Ovarien (Gonadendysgenesie, Streak-Gonaden)
- fehlende bzw. geringe Schambehaarung
- primäre Amenorrhoe und Sterilität
- Kleinwuchs

- alt wirkendes Sphinxgesicht
- tiefer Haaransatz
- Pterygium colli (Faltenhals)
- Schild- oder Fassthorax
- antimongoloide Augenstellung
- Lymphödeme an Füßen und Händen
- Herzfehler (Aortenisthmusstenose)
- Fehlbildungen von Nieren und Harnleitern
- Skelettanomalien.

Therapie
- < 12. Lebensjahr: Substitution von Wachstumshormonen (bewirkt wenig, da Kleinwuchs genetisch determiniert)
- > 12. Lebensjahr: Substitution von Geschlechtshormonen (Östrogen, Gestagen)

Noonan-Syndrom (Pseudo-Ullrich-Turner-Syndrom)

> **Definition:** keine Chromosomenaberration
> **Klinik:** s. Ullrich-Turner-Syndrom
> **Therapie:** symptomatisch

Definition keine nachweisbare Chromosomenaberration (46, XY), vermutlich ist das Y-Chromosom beschädigt

Klinik Symptomatik wie bei Ullrich-Turner-Syndrom

Therapie symptomatisch

Fehlendes X-Chromosom

> **Definition:** Mutation FMR1-Gen durch CGG-Triplet-Expansion · Epidemiologie
> **Klinik:** bei > 200 Repeats nicht mit dem Leben vereinbar

Definition Mutation am FMR1-Gen durch CGG-Tripletexpansion

Epidemiologie 0,5/1000 Lebendgeburten

Klinik nicht mit dem Leben vereinbar

> **Repeat** = sich mit bestimmter Häufigkeit wiederholende DNA-Basensequenz:
> **normal:** 6–54 Repeats
> **symptomlose Überträger:** 55–200 Repeats
> **nicht mit dem Leben vereinbare Erkrankung:** > 200 Repeats

Klinefelter-Syndrom

> **Definition:** 47, XXY · Epidemiologie
> **Klinik:** Hochwuchs · männlicher Phänotyp · verminderte Geschlechtsentwicklung · Pubertas tarda
> **Therapie:** Testosteron

1 Geschlechtsspezifische Entwicklung und ihre Störungen

Definition	**Trisomie (47, XXY)**, selten 48, XXXY, 48, XXYY, 49, XXXXY, 49, XXXYY
Epidemiologie	0,4 / 1000 Lebendgeburten
Klinik	• **eunuchoider Hochwuchs** durch verzögerten Epiphysenschluss an den Extremitäten • männliches äußeres Genitale • hypoplastischer Hoden • **Infertilität** durch fehlende Spermiogenese • retinierte Nebenhoden • kleines Skrotum • Osteoporose • **Gynäkomastie** mit weiblicher Behaarung • Pupertas tarda • Intelligenzminderung
Therapie	Substitution von Testosteron bei Hormonmangel.

 Auch unter Hormontherapie kann **keine Fertilität** erreicht werden.

XXX-Syndrom (Triple-X-Syndrom)

Definition: 47, XXX · Barr-Körperchen
Klinik: vorzeitiges Klimakterium · psychische Erkrankungen · Epilepsie
Therapie: symptomatisch

Definition	• **Trisomie X (47, XXX** „Super woman") • Nachweis von 2 Barr-Körperchen in Mundschleimhaut
Klinik	• meist **unauffälliger Phänotyp** • vorzeitiges Klimakterium • verminderte Fertilität bzw. Sterilität • **psychische** Erkrankungen • epileptische Anfälle

 Männliche Nachkommen fertiler Frauen mit XXX-Syndrom weisen in vielen Fällen ein **Klinefelter-Syndrom** auf!

Therapie	symptomatisch

XY-Gonadendysgenesie (Swyer-Syndrom)

Definition: strukturelle Aberration · HY-Antigen
Klinik: weiblicher Phänotyp · retinierte Hoden · Sterilität
Therapie: Östrogene · Gestagene · Gonadenentfernung

Definition	• **46, XY** • Mutation im SRY-Gen → keine Expression des TDF
Klinik	• weiblicher Phänotyp • infantiler Habitus

- hypoplastisches weibliches Genitale, spärl. Schambehaarung
- Amenorrhoe
- Sterilität
- vorhandene Keimleisten

 Die angelegten Keimleisten habe eine hohe Entartungstendenz!

Therapie
- Substitution von Östrogenen und Gestagenen
- operative Entfernung der Keimleisten

XX-Gonadendysgenesie

Definition: fehlerhafter FSH-Rezeptor durch Punktmutation
Klinik: primäre Amenorrhoe, Sterilität
Therapie: zyklische Hormonsubstitution

Definition
Punktmutation führt zu fehlerhaftem FSH-Rezeptor und Untergang der Granulosazellen

Klinik
- primäre Amenorrhoe
- Sterilität

Therapie
zyklische Substitution von Östrogenen und Gestagenen

XX-Mann-Syndrom

Definition: Translokation eines Y-Teils auf das X-Chromosom
Klinik: männlicher Phänotyp · kleine Testes · rudimentärer Penis · Azoospermie · Gynäkomastie
Therapie: Hormonsubstitution

Definition
- 46, XX
- Translokation eines Teiles des Y-Chromosoms auf das X-Chromosom mit Expression des TDF

Klinik
- **weiblicher Karyotyp**, aber **männlicher Phänotyp**
- kleine Testes
- rudimentärer Penis
- Azoospermie
- **Gynäkomastie** und weiblicher Körperbau

Therapie
Hormonsubstitution (Testosteron)

Testikuläre Feminisierung

Definition: Androgenresistenz durch veränderten Rezeptor · Epidemiologie
Klinik: weiblicher Phänotyp · Vagina blind endend · Uterus/Adnexe fehlen · Amenorrhoe/Sterilität · Sekundärbehaarung fehlt · Hochwuchs
Therapie: Hormonsubstitution

1 Geschlechtsspezifische Entwicklung und ihre Störungen

Definition	• Pseudohermaphroditismus masculinus (siehe auch unten) • Mutation des Androgenrezeptorgens
Epidemiologie	0,05/1000 Lebendgeburten
Klinik	• **weiblicher Phänotyp** mit normaler Brustentwicklung • Vagina endet blind • Fehlen von Uterus, Tuben und Ovarien • Amenorrhoe • Sterilität • fehlende Sekundärbehaarung („hairless woman") • Hochwuchs (> 1,75 m) • weibliche sexuelle Identität
Therapie	Substitution von Östrogen und Gestagen

Adrenogenitales Syndrom

> **Definition:** Störung in der Steroidbiosynthese · Epidemiologie
> **Klinik:** bei Mädchen: Pseudohermaphroditismus femininus ·
> bei Jungen: Pseudopubertas praecox, Hodenatrophie und Azoospermie
> **Therapie:** Substitution von Hydrocortison oder Prednisolon

Definition	Mutation der Oxidoreduktase → Störung in der Steroidbiosynthese mit vermehrter Androgenausschüttung
Epidemiologie	0,1/1000 Lebendgeburten
Klinik	
allgemein	• Kleinwuchs durch verfrühten Epiphysenschluss
Mädchen	• Pseudohermaphroditismus femininus • primäre Amenorrhoe • Virilisierung und Hirsutismus • unauffälliges inneres Genitale und Ovarien
Jungen	• Pseudopubertas praecox mit Penishypertrophie und zu früh einsetzendem Bartwuchs • Hodenatrophie mit Azoospermie
Therapie	Substitution von Hydrocortison bzw. Prednisolon

Fragiles X-Chromosom

> **Definition:** Mutation im FMR1-Gen · Synonym · Epidemiologie
> **Klinik:** Hodenvergrößerung · großer Hirnschädel · Hyperaktivität · geistige Retardierung · Epilepsie
> **Therapie:** symptomatisch

Definition	Mutation im FMR1-Gen
Synonym	Martin-Bell-Syndrom, Marker-X-Syndrom
Epidemiologie	0,5/1000 Lebendgeburten

1.1 Sexuelle Differenzierung und ihre Störungen

Klinik
- Hodenvergrößerung
- großer Hirnschädel
- Hyperaktivität
- geistige Retardierung
- Epilepsie

 Betroffen sind meist Männer, Frauen mit einer Teilmutation können völlig symptomfrei sein.

Therapie symptomatisch

Hermaphroditismus verus

Definition: gleichzeitiges Auftreten von Ovar und Hoden · Epidemiologie
Klinik: rein weiblich, männlich oder gemischt · Sterilität
Therapie: operative Korrektur · Hormonsubstitution

Definition
- echter Zwitter
- **gleichzeitiges Vorliegen von Ovar und Hoden** entweder getrennt oder als Testovar/Ovartestes

- **Hermaphroditismus verus** = echte Intersexualität mit Anlage beider Geschlechter
- **Pseudohermaphroditismus masculinus** = bedingt durch zu geringe Einwirkung von Androgenen (Synthesestörung, Androgenresistenz). Bsp.: testikuläre Feminisierung
- **Pseudohermaphroditismus femininus** = bedingt durch zu starke Androgeneinwirkung (Androgenzuführung, zu starke Ausschüttung). Bsp.: Adrenogenitales Syndrom

Epidemiologie sehr selten

Klinik
- Karyotyp meist rein weiblich oder männlich
- Phänotyp männlich, weiblich oder gemischt
- Hoden und Ovar liegen als Testovar, Ovartestis oder getrennt vor.
- Sterilität

 Sehr selten liegt als Karyotyp ein **Mosaik** vor.

Therapie
- Unterstützung des vorherrschenden Geschlechts
- operative Korrektur: plastische Korrektur und Entfernung der anderen Geschlechtsmerkmale
- Hormonsubstitution (weiblicher Typ Östrogen und Gestagen, männlicher Typ Testosteron)

1 Geschlechtsspezifische Entwicklung und ihre Störungen

> **Transsexualität**
>
> **Definition:** Wunsch, dem anderen Geschlecht anzugehören
> **Therapie:** Hormonsubstitution · Geschlechtsumwandlung

Definition Der Wunsch, dem anderen anatomischen Geschlecht anzugehören, mit dementsprechendem Handeln und dem fehlendem Zugehörigkeitsgefühl zum eigenen Geschlecht. Ziel ist meist eine Geschlechtsumwandlung.

Therapie medikamentöse (Hormonsubstitution) bzw. operative Therapie (Geschlechtsumwandlung)

1.2 Struktur und Funktion der weiblichen Fortpflanzungsorgane und der Brustdrüse

M. Gerstorfer

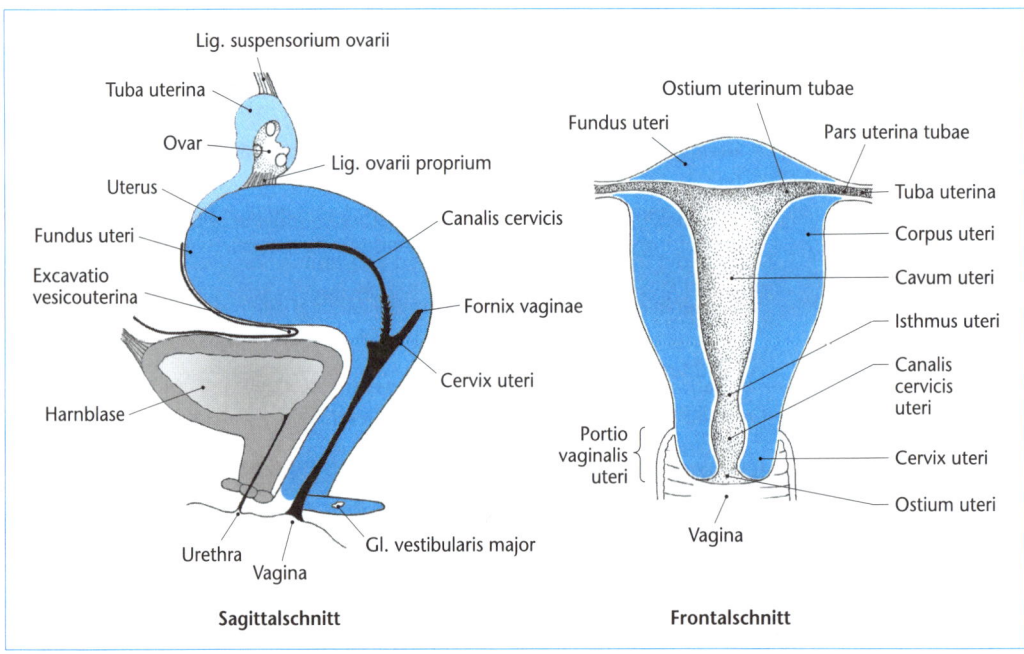

Abb. 1.1: Weibliche Fortpflanzungsorgane [1]

1.2.1 Anatomie des weiblichen Beckens

> knöchernes Becken · Beckenboden · funktionelle Einteilung

knöchernes Becken

Knochen Das knöcherne Becken wird aus folgenden Knochen gebildet:
- **Ossa coxae** (Hüftbeine)
- **Os sacrum** (Kreuzbein)
- **Os coccygis** (Steißbein)

1.2 Struktur und Funktion der weiblichen Fortpflanzungsorgane und der Brustdrüse

Aufbau

Das paarige Os coxae besteht aus 3 miteinander verschmolzenen Knochen: **Os ilii** (Darmbein), **Os pubis** (Schambein) und **Os ischii** (Sitzbein).

- An den beiden Seiten liegen die beiden **Ossa coxae** (Hüftbeine), die nach ventral über die **Symphyse** miteinander verbunden sind.
- Dorsal liegt das **Os sacrum** (Kreuzbein), an dessen kaudaler Spitze sich das **Os coccygis** (Steißbein) befindet. Das Os sacrum steht mit den Ossa coxae über das **Iliosakralgelenk (ISG)** in Verbindung.
- Der **Beckenring** wird aus 3 Knochen gebildet: dem Os sacrum und den beiden Ossa coxae.
- Im Unterschied zum männlichen Becken ist das weibliche **breiter und niedriger**. Dadurch bietet es mehr Platz. Dieser Geschlechtsunterschied bildet sich erst mit dem Beginn der Pubertät aus.

Während einer **Schwangerschaft** führt die hormonelle Umstellung zu einer **Auflockerung der Knochenverbindungen** im Bereich des Beckenringes:
- **Stellungsänderung der Symphyse** → Änderung des Winkels der Ossa coxae zueinander → das Becken wird insgesamt weiter und bietet der Frucht mehr Platz
- **Auflockerung der ISG** → vermehrte Beweglichkeit der Ossa coxae zum Os sacrum → dadurch vergrößert sich der Beckendurchmesser
- **Abwinkelung des Steißbeines** → mehr Platz für die Frucht nach kaudal

Beckenboden

Nach unten wird das Becken vom muskulären Beckenboden verschlossen. Dabei handelt es sich um 3 Muskelschichten, die übereinander angeordnet sind:

Diaphragma pelvis
- **Lage:** bildet oberhalb des Diaphragma urogenitale die untere Begrenzung des Beckens (Abschluss des knöchernen Beckenrings zwischen den Beckenknochen nach unten)
- **Aufbau:**
  - besteht im Wesentlichen aus dem **M. levator ani** und dem **M. coccygeus**
  - enthält nur Öffnungen für Harn- und Geschlechtsorgane sowie den Enddarm
  - stärkste Schicht des muskulären Beckenbodens
- **Innervation:** Plexus sacralis S3–4

Diaphragma urogenitale
- **Lage:** zwischen Symphyse, Rami inferiores ossis pubis und Tuber ischiadicum
- **Aufbau:** besteht im Wesentlichen aus dem M. transversus perinei profundus.
- **Innervation:** N. pudendus

Schließmuskelschicht
- **Lage:** unterhalb des Diaphragma urogenitale
- **Aufbau:** besteht im Wesentlichen aus dem M. sphincter ani externus und dem M. bulbospongiosus
- **Innervation:** N. pudendus

Sphinktersystem — s. Kap. 10.2

funktionelle Einteilung

großes Becken — enthält Abdominalorgane (z. B. Schlingen des Ileums, Teile des Colons)

kleines Becken — enthält Blase, Genitalorgane und Enddarmabschnitte sowie deren zu- und abführende Nerven und Gefäße

1 Geschlechtsspezifische Entwicklung und ihre Störungen

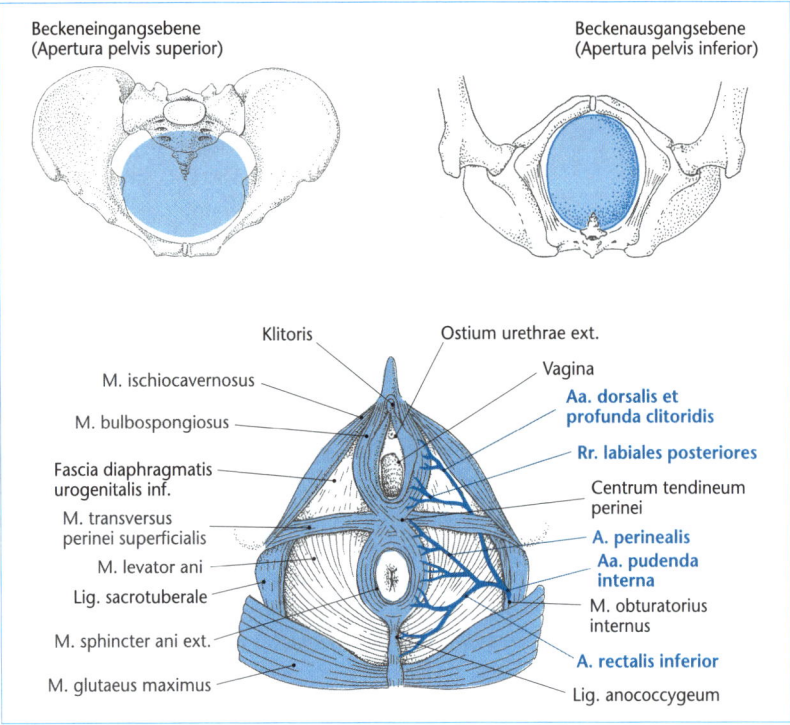

Abb. 1.2: Weiblicher Beckenboden, Schema [2]

> Die **Linea terminalis** stellt die Grenzlinie zwischen großem und kleinem Becken dar. Dabei handelt es sich um die gedachte Linie, die vom Promontorium auf der Innenseite des Os ilium (Darmbein, Teil des Hüftbeins) über das Tuberculum pubicum bis zur Symphyse verläuft.

1.2.2 Einteilung der weiblichen Geschlechtsorgane

Fortpflanzungsorgane · Brustdrüse · primäre/sekundäre Geschlechtmerkmale

Bei den weiblichen Geschlechtsorganen unterscheidet man:
- Fortpflanzungsorgane:
  - äußeres Genitale
  - inneres Genitale
- Brustdrüse

primäre Geschlechtsmerkmale	**Bereits bei Geburt vorhandene Geschlechtsorgane,** die der Reifung und Ausbildung der Eizellen, dem Geschlechtsverkehr und der anschließenden Aufnahme der Frucht dienen. Dazu gehören Vulva, Vagina, Uterus und Tuben.
sekundäre Geschlechtsmerkmale	Merkmale, die sich erst in der Pubertät **unter dem Einfluss von Geschlechtshormonen** entwickeln und nicht primär der Ausbildung von Eizellen, Zeugung oder Austragung dienen. Als Beispiel sind die Mammae oder die Körperbehaarung zu nennen.

1.2.3 Anatomie, Funktion und Fehlbildungen des äußeren Genitales

Aufbau · Innervation · Blut-/Lymphgefäße · Funktion · Hymenalatresie

Aufbau	Das äußere Genitale wird im Allgemeinen als **Vulva** bezeichnet. Sie besteht aus dem Mons pubis, den Schamlippen, der Klitoris, verschiedenen Drüsen und dem Hymen.
Mons pubis (Schamhügel)	subkutanes Fellpolster kranial der Symphyse. Geht nach lateral in die Schamlippen über.
Labia (Schamlippen)	Man unterscheidet: • **Labia maiora** (große Schamlippen): beidseits des **Vestibulum vaginae** liegende behaarte Hautfalten, die aus dem Corpus cavernosum hervorgehen. Sie bilden den Schamspalt und bedecken i. d. R. die kleinen Schamlippen. • **Labia minora** (kleine Schamlippen): beidseits des **Vestibulum vaginae** liegende unbehaarte Hautfalten aus gefäß- und nervenreichem Bindegewebe. Sie umschließen das **Vestibulum vaginae** (Scheidenvorhof) und das **Ostium urethrae externum** (Harnröhrenöffnung).
Klitoris (Kitzler)	• ventrale Verbindung zwischen den beiden kleinen Schamlippen • besteht aus zwei erektilen Schwellkörpern **(Corporae clitoridis).** Diese vereinigen sich zur **Glans clitoridis,** die vom **Praeputium clitoridis** bedeckt ist. • wird von vielen Nerven durchzogen und innerviert (einer der zentralen Punkte der sexuellen Erregung der Frau) • ist entwicklungsgeschichtlich mit dem männlichen Penis vergleichbar
Hymen (Jungfernhäutchen)	• liegt zwischen Vulva und Vagina am Eingang zur Vagina • stellt die Grenze zwischen äußerem und innerem Genitale dar • umgibt bei der Jungfrau den Eingang zur Vagina und besitzt eine zentrale Öffnung, die zum Abfluss des Menstruationsblutes nötig ist. • zerreißt beim ersten Geschlechtsverkehr (bzw. dehnt sich stark) und ist im weiteren Leben allenfalls nur noch angedeutet sichtbar
Vulvadrüsen	Die Vulvadrüsen sondern, besonders bei sexueller Erregung, schleimiges Sekret ab. Dadurch wird die Penetration erleichtert. Man unterscheidet: • **Bartholin-Drüsen** im hinteren Teil der Labien (sezernieren über einen Ausführungsgang hinter die Labiae minorae) • **Glandulae paraurethrales** und **Glandulae vestibulares minores** im Bereich des Ostium urethrae externum und des Vestibulum vaginae
Innervation	Die sensible Innervation erfolgt über den **N. pudendus** (aus S3–5), den R. genitalis des **N. genitofemoralis** und die Rr. labiales anteriores des **N. ilioinguinalis.**
Blut-/Lymphgefäße	
Arterien/Venen	siehe Vagina
Lymphabfluss	Der untere Teil der Vagina und die Vulva drainieren in die **Nll. inguinales superficialies** und dann weiter in die **Nll. inguinales profundi** und **epigastrici.**
Funktion	Das äußere Genitale dient der Vorbereitung auf den Geschlechtakt, zudem ist hier der Sitz der sexuellen Erregung.

1 Geschlechtsspezifische Entwicklung und ihre Störungen

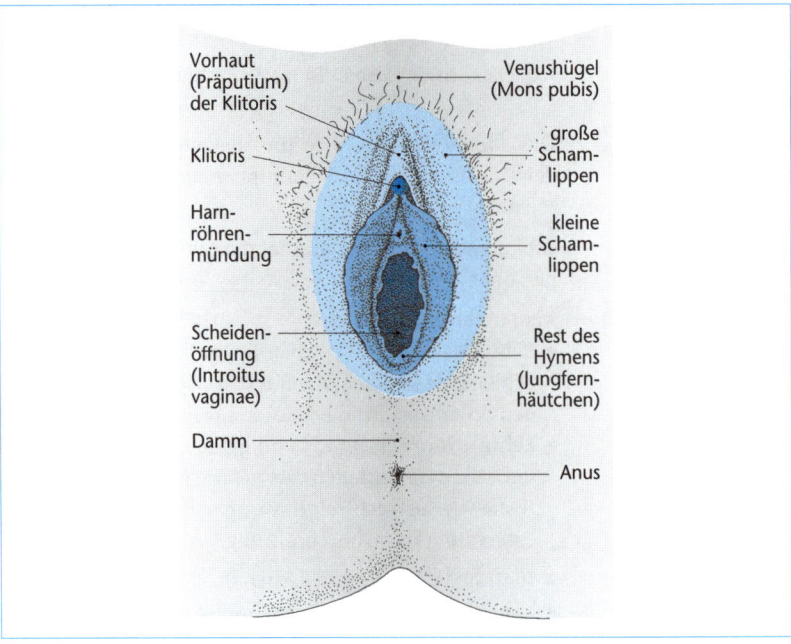

Abb. 1.3: Äußeres weibliche Genitale, Blick von oben [3]

Hymenalatresie (Hymen imperforatus)

Definition	angeborener völliger Verschluss der Scheide durch ein nicht durchgängiges Hymen
Klinik	• rezidivierende Regelschmerzen im Unterbauch ohne Eintritt einer Blutung (Molimina menstrualis) • das Blut staut sich in der Vagina vor dem Hymen (Hämatokolpos) zurück, die Stauung kann bis in den Uterus (Hämatometra) und sogar bis in die Tuben (Hämatosalpinx) reichen
Therapie	Querspaltung des Hymens und Ausräumung (Infektionsgefahr!)

1.2.4 Anatomie, Funktion und Fehlbildungen des inneren Genitales

Vagina · Uterus · Tuben · Ovarien

Vagina (Scheide)

Größe/Lokalisation · Begrenzungen · Aufbau · Innervation · Blut-/Lymphgefäße · Funktion · zyklische Veränderungen · Fehlbildungen

Größe/Lokalisation	Die Vagina ist etwa **8–10 cm lang**. Sie erstreckt sich vom **Ostium vaginae** (Eingang der Vagina), welches das Ende der Vulva nach innen darstellt, bis zur **Cervix uteri**, die in die Scheide hineinragt.
Begrenzungen	• **nach kaudal:** Die Vagina ist nach unten hin zur **Vulva** offen.

- **nach kranial:** Wird die Vagina nach oben hin von der **Portio vaginalis uteri** verschlossen.
- **nach ventral:** Über das **Septum vesicovaginale** und das **Septum urethrovaginale** besteht eine Verbindung zu Harnblase und Harnröhre (Urethra).
- **nach dorsal:** Über das **Septum rectovaginale** besteht eine Verbindung zum Rectum.

Aufbau

Bei der Vagina handelt es sich um ein schlauchförmiges muskulöses **Hohlorgan**. Außen ist sie von Bindegewebe (sog. **Paracolpium**) umgeben, das sich zwischen den Septen befindet. Innen wird sie von Schleimhaut ausgekleidet.

Scheidengewölbe

Der Vaginalschlauch umschließt den unteren Teil des Uterus, der etwas in die Scheide ragt. Dadurch entstehen die 4 Scheidengewölbe:
- **vorderes Scheidengewölbe:** großes Scheidengewölbe, liegt der Blase an
- **seitliche Scheidengewölbe:** 2 kleine seitliche Scheidengewölbe, liegen der umgebenden Muskulatur an
- **hinteres Scheidengewölbe (Receptaculum seminis):** großes Scheidengewölbe im dorsalen Teil der Scheide, das die Spermien nach dem Koitus aufnimmt. Es liegt dem Douglas-Raum (Excavatio rectouterina = tiefster Punkt des Peritonealraums) an.

 Bei einer **Blutung im Bauchraum** findet man bei der Ultraschalluntersuchung im Douglas-Raum eine Ansammlung von freier Flüssigkeit, da dies der tiefste Punkt im Peritonealraum ist.

Schleimhaut und Muskelschichten

Die Schleimhaut besteht aus unverhorntem mehrschichtigem Plattenepithel. Im Inneren der Vagina erkennt man quer verlaufende Falten (sog. **Rugae**, sie werden bei der Geburt zerstört).
Die Vagina wird von 2 Muskelschichten umgeben: innere Längsmuskelschicht, äußere zirkuläre Muskelschicht.

Innervation

Die sensible Innervation erfolgt über den **N. pudendus** (aus S3–5), den **R. genitalis des N. genitofemoralis** und die **Rr. labiales anteriores des N. ilioinguinalis**.

Blut-/Lymphgefäße

Arterien
- kranialer Anteil der Vagina: **A. vaginalis** aus der **A. uterina** (Ast der A. iliaca interna)
- mittlerer Teil der Vagina: **A. vesicalis inferior** aus der **A. iliaca interna.**
- kaudaler Teil der Vagina: **A. pudenda interna** aus **A. iliaca interna** und der **A. rectalis media**.

Venen

Die Venen begleiten die gleichnamigen Arterien.

Lymphabfluss
- Vulva und unteres 1/3 der Vagina: **Nll. inguinales superficiales**
- obere 2/3 der Vagina und Cervix uteri: **Nll. iliaci externi**

Funktion

Die Vagina dient dem Geschlechtsakt und der Geburt.

zyklische Veränderungen

Follikelphase

Je nach Stand des weiblichen Zyklus passt sich das mehrschichtige unverhornte Plattenepithel funktionell an. Es handelt sich um sehr hormonsensitive Zellen.
- Im Mikroskop zeigt sich ein sog. folliculäres Zellbild mit großen einzeln liegenden, polyedrischen Zellen (**Parabasalzellen**). Diese Zellen verfügen zunächst über einen bläschenförmigen, später eher kleinen Kern.
- Die Zellen sind eosinophil (Rotfärbung).

1 Geschlechtsspezifische Entwicklung und ihre Störungen

Corpus-luteum-Phase	• Es kommt zur Massenabschilferung der Epithelien. Dabei bilden sich typischerweise Haufen und Falten. Die sog. **Intermediärzellen** haben einen bläschenförmigen Kern. • Die Zellen sind vorwiegend basophil (Blaufärbung).
Scheidenflora	Je nach Alter setzt sich die Scheidenflora anders zusammen: • **bis zur Pubertät:** hauptsächlich Staphylokokken und Streptokokken • **Pubertät bis zur Postmenopause:** v. a. fakultativ anaerobe Stäbchenbakterien (sog. **Döderlein-Stäbchen**) wie z. B. Lactobacillus acidophilus. Diese Bakterien vergären Glykogen zu Milchsäure. Dadurch entsteht das schützende saure Scheidenmilieu (pH 3,8–4,5): Der niedrige pH-Wert schützt vor Keimaszensionen und Entzündungen der Vagina. • **ab Postmenopause:** wieder ähnliche Bakterienbesiedlung wie vor der Pubertät.

 Systemische bzw. lokale Anwendung bestimmter Antibiotika oder übertriebene Intimhygiene können zu **Störungen der physiologischen Vaginalflora** führen. Diese Störungen erhöhen das Risiko einer vaginalen Infektion, die sich u. U. auf andere Teile des Genitaltraktes ausbreiten kann.
Der pH-Wert in der Scheide sollte **sauer** sein, eine Erhöhung des pH-Wertes weist auf eine vaginale Infektion hin!

Fehlbildungen

	Fehlbildungen der Vagina sind aufgrund der embryonalen Entwicklung beider Organe aus den **Müller-Gängen** häufig mit **Fehlbildungen des Uterus** verbunden. Deshalb werden viele Fehlbildungen im Unterkapitel Uterus besprochen.
Vaginalaplasie (Aplasia uterovaginalis, Mayer-Rokitansky-Küster-Syndrom)	• Bei der fehlerhaften Verschmelzung der Müller-Gänge bildet sich kein Scheidenlumen aus. Es kommt zur Vaginalaplasie mit einem rudimentären Uterus. • **Therapie:** operative Rekonstruktion der Scheide
Vaginalatresie	• Verschluss des Scheidenhohlraumes durch angeborene (z. B. Hymenalatresie, s. o.) oder erworbene Verwachsungen (z. B. entzündlich bedingt). • **Therapie:** operative Entfernung der Verwachsungen
Vaginalagenesie	• Die Scheide (sowie meist auch das gesamte innere Genitale) ist überhaupt nicht angelegt. • **Therapie:** ggf. Versuch der operativen Konstruktion einer Scheide.

Uterus (Gebärmutter)

Größe/Lokalisation · Aufbau · Innervation · Blut-/Lymphgefäße · Funktion · Fehlbildungen

Größe/Lokalisation	• Beim Uterus handelt es sich um ein ca. 70–100 g schweres, birnenförmiges Organ mit einer Länge von etwa 5–10 cm und einer Dicke von 1,2–3 cm. • Der Uterus liegt im kleinen Becken in enger Beziehung zu den Nachbarorganen Blase, Vagina und Rectum. • **Lage (Versio):** Die Lage des Uterus wird immer in Bezug auf die Vagina angegeben und ist stark vom Füllungszustand des Rectums und der Harnblase abhängig. Man unterscheidet zwischen **Anteversio** und **Retroversio**. Im Normalfall

ist der Uterus gegen die Achse der Vagina rechtwinklig nach ventral geneigt (Anteversio ca. 90 °).
- **Flexio:** Lage des Corpus uteri zur Cervix uteri: Man unterscheidet zwischen **Anteflexio** und **Retroflexio.** Im Normalfall ist der Corpus uteri gegenüber der Cervix uteri nach ventral abgeknickt (Anteflexio 135 °) und liegt dem Harnblasendach auf.

 Bei den meisten Frauen (ca. 90 %) findet man einen **anteflektierten** und **antevertierten** Uterus. Deshalb ist dies auch als Norm anzusehen.

Aufbau

Corpus uteri (Gebärmutterkörper)
- der Corpus uteri ist ca. 5–10 cm lang
- besteht zu 1/3 aus Muskelgewebe, zu 2/3 aus Bindegewebe
- ist außen größtenteils mit **Serosa** überzogen
- ist im Inneren der etwa dreieckigen **Cavitas uteri** (Gebärmutterhöhle) mit **Endometrium** (Gebärmutterschleimhaut) ausgekleidet

Isthmus uteri
- der Isthmus ist ca. 0,5–1 cm lang
- muskelarmer Übergang vom Corpus zur Cervix uteri
- Das Endometrium ist hier im Vergleich zum Corpus dünner und nimmt fast gar nicht am Zyklusgeschehen teil.
- In der Schwangerschaft (ab 3. Schwangerschaftsmonat) wird der Isthmus Bestandteil der Bruthöhle.

Cervix uteri (Gebärmutterhals)
- 3 cm langer Schlauch, der z. T. in die Vagina hineinragt, den in die Vagina reichenden Teil bezeichnet man als **Portio**
- Auskleidung ebenfalls mit Endometrium. Im Verlauf des Monatszyklus kommt es zu deutlichen Veränderungen im Sekretionsverhalten der Schleimhaut → Erleichterung der Penetration von Spermien.

Transformationszone (Übergangszone)
Grenzbereich zwischen der Schleimhaut der Cervix und dem Plattenepithel der Portio. Je nach Alter und Geschlechtsreife verschiebt sich diese Grenze:
- **vor der Pubertät und nach der Menopause** liegt die Übergangszone tief in der Cervix
- **während der Geschlechtsreife** befindet sich die Transformationszone unter dem Einfluss von Östrogen außerhalb der Cervix im Bereich der Portio

 In der Transformationszone entstehen die meisten **Cervixkarzinome.** Bei der gynäkologischen Untersuchung kann sich die verlagerte Transformationszone als sog. **Ektopie** darstellen.

Wandaufbau des Uterus
Die Uteruswand besteht aus 3 Schichten (von außen nach innen):
- **Perimetrium** (Tunica serosa des Uterus): Peritonealüberzug des Uterus
- **Myometrium** (Tunica muscularis): besteht aus glatten, spiralförmig angelegten Muskelzellen, die der Austreibung des Kindes bei der Geburt dienen. Das Myometrium ist sehr gut durchblutet.
- **Endometrium** (Tunica mucosa): Gebärmutterschleimhaut, in der sich die befruchtete Eizelle einnistet. Sie besteht aus 2 Schichten:
  - **Lamina basalis:** liegt auf dem Myometrium und stellt die Regenerationsschicht dar

1 Geschlechtsspezifische Entwicklung und ihre Störungen

- **Lamina functionalis:** ist die oberste Zellschicht des Uterus und unterliegt einem hormonabhängigen Zyklus. Im Rahmen des 28-tägigen Zyklus wird diese Schicht auf- und abgebaut (s. Kap. 1.5).

Halteapparat
Beim Halteapparat unterscheidet man zwischen einem kranialen und einem kaudalen Bandapparat. Der kaudale Bandapparat wird in seiner Gesamtheit als **Parametrien** bezeichnet und bildet einen Teil des Beckenbodens.

– kranialer Anteil
Sämtliche Bänder des kranialen Anteils liegen paarig vor:
- **Ligamentum teres uteri:** verläuft von den Ecken der Tuben durch den Leistenkanal zur Symphyse und geht dort in die große Schamlippe über; ist im Wesentlichen verantwortlich für die Anteversio des Uterus
- **Lig. supensorium ovarii:** verläuft von der Beckenwand zu den Ovarien; enthält die Aa. ovaricae
- **Lig. latum uteri:** vom Peritoneum überzogene Bindegewebsplatte; zieht vom seitlichen Corpus uteri zur lateralen Beckenwand und bildet eine horizontale Befestigung für die Tuben
- **Lig. ovarii proprium:** zieht vom Tubenwinkel des Uterus zum Ovar; soll das Ovar in Uterusnähe halten

– kaudaler Anteil
- **Lig. pubovesicalium:** zieht von der Symphyse zur Blase; dient zusammen mit dem Lig. vesicouterinum der ventralen Fixierung
- **Lig. vesicouterinum:** zieht von der Blase zum Uterus; dient zusammen mit dem Lig. pubovesicalium der ventralen Fixierung
- **Lig. cardinale uteri** (sog. **Mackenrodt-Band**): zieht von der Cervix uteri zur seitlichen Beckenwand; enthält die A. uterina und dient der lateralen Fixierung; paariges Band
- **Lig. sacrouterium:** zieht von Os sacrum am Rectum vorbei zum Uterus; dient der dorsalen Fixierung

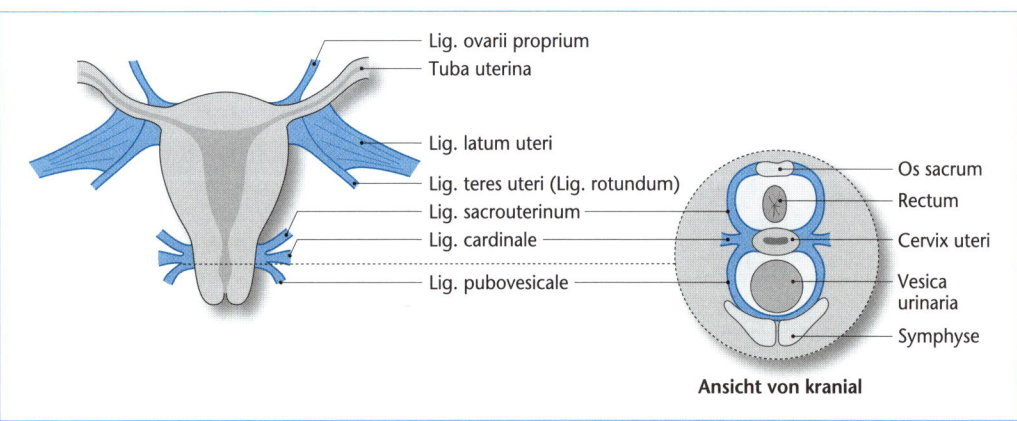

Abb. 1.4: Bandapparat des Uterus [4]

Innervation
Der Uterus wird aus dem sakralen Rückenmark über den **N. pelvicus** innerviert.

Blut-/Lymphgefäße
Arterien
- Versorgung des Uterus über die paarige **A. uterina** (Ast der A. iliaca interna).
- Zusätzlich dazu besteht eine Anastomose zur **A. ovarica** (direkter Ast der Aorta abdominalis).

Venen	Der venöse Abfluss verläuft über den **Plexus venosus uterinus**, ein Netz klappenloser Venen, der in die rechte und linke **V. iliaca interna** mündet.
Lymphgefäße	• Abfluss des Cervix uteri: zu den **Nll. iliacales** und **sacrales** • Abfluss von Corpus und Fundus: **Nll. lumbales** und **paraaortales**
Funktion	• erleichterte Spermienaszension durch zyklusabhängige Veränderungen der Schleimhaut • Nidation der Eizelle • Ernährung und Versorgung des heranwachsenden Kindes im Mutterleib • Auspressen des Kindes während des Geburtsvorgangs durch starke glatte Muskulatur
Fehlbildungen	Häufige Fehlbildungen des Uterus sind neben der **Aplasie,** der **Atresie** und der **Agenesie** v. a. **Doppelbildungen.** Diese entstehen durch fehlende oder fehlerhafte Verschmelzungen der Müller-Gänge.

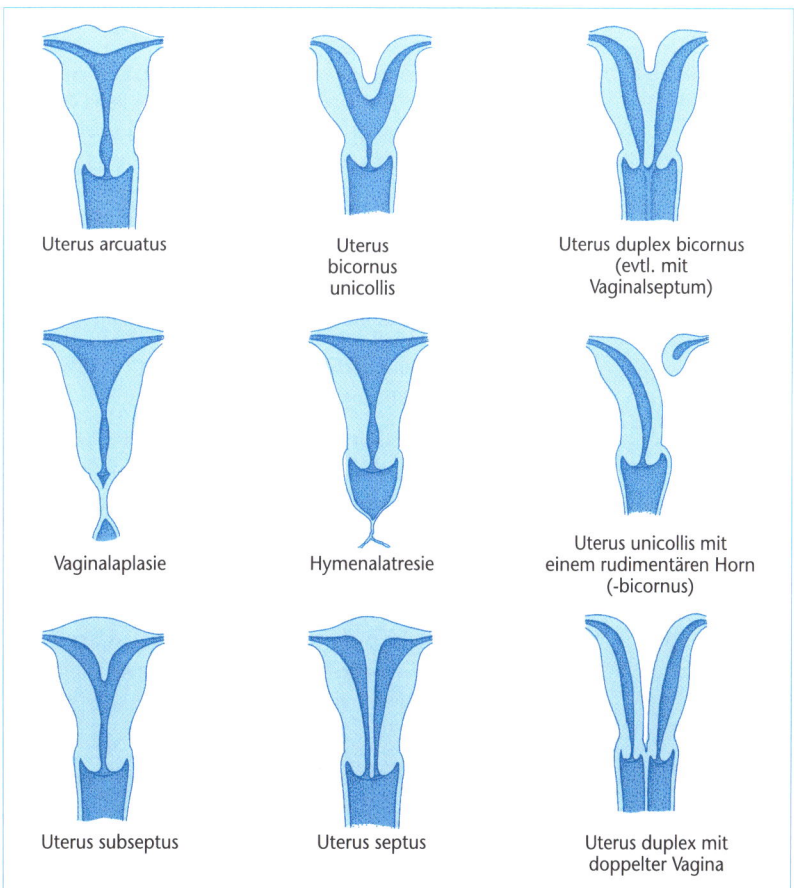

Abb. 1.5: Fehlbildungen von Uterus und Vagina durch fehlerhafte Verschmelzung der Müller-Gänge [2]

1 Geschlechtsspezifische Entwicklung und ihre Störungen

- **symmetrische Fehlbildungen** (z.B. Uterus unicornis, bicornus und duplex) werden meist nicht bemerkt. Sie werden oft als Zufallsbefund bei infertilen Frauen gefunden.
- **asymmetrische Doppelbildungen** (z.B. Uterus unicollis) können nach der Menarche zu Beschwerden führen. Man findet häufig Dysmenorrhoe, Unterbauchschmerzen und Resistenzen im Unterbauch.

 Fehlbildungen des inneren Genitales gehen überproportional häufig auch mit **Fehlbildungen des Harntraktes** einher. Deshalb sollte in diesen Fällen auch immer nach Nierenfehlbildungen gefahndet werden. Es empfehlen sich dabei Ultraschalluntersuchungen und ggf. eine i. v. Pyelographie.

Tuba uterina (Salpinx, Eileiter, Tube)

Größe/Lokalisation · Aufbau · Funktion · Fehlbildungen

Größe/Lokalisation
- Die Tube ist etwa **10–15 cm lang** und hat einen **Durchmesser von etwa 2–10 mm.**
- Verlauf vom **Fundus uteri** in die unmittelbare Nähe des **Ovars**
- Die Tuben liegen **intraperitoneal.**

Aufbau
Die paarig angelegten Tuben werden in **3 Teile** gegliedert:
- **Pars uterina:** Einmündung am Uterus
- **Isthmus:** engster Teil der Tuba uterina mit einem Durchmesser von 2–3 mm
- **Ampulla:** hier befindet sich das **Infundibulum** (Trichter), das sich mit seinen **Fimbrien** („Fransen", die das Ovar umstreichen) um das Ovar spannt.

Innen ist die Tuba uterina mit Flimmerepithel ausgekleidet, das peristaltische Bewegungen in Richtung Uterus durchführt.

Funktion
- **Abnahme der befruchtungsfähigen Eizelle am Ovar:** Die Fimbrien „fangen" nach der Ovulation die befruchtungsfähigen Eizellen ab.
- **Spermienaszension**
- **Transport der befruchteten Eizelle** zur Cavitas uteri: Der Transport der Eizelle in Richtung Uterus erfolgt mit Hilfe des Flimmerepithels in peristaltischen Wellen. Für die Distanz von 10–12 cm braucht die Eizelle ca. 3–5 Tage.

Fehlbildungen
Es kann zu **Verklebungen** oder **Verengungen** der Tuben kommen. Diese führen dann aufgrund des gestörten Eitransports sehr häufig zur Extrauteringravidität, bei beidseitiger Fehlbildung zur Sterilität.

Ovarium (Eierstock)

Größe/Lokalisation · Aufbau · Innervation · Blut-/Lymphgefäße · Funktion

Größe/Lokalisation
- Die Größe der Ovarien ist stark zyklusabhängig. Ein Ovar ist etwa **3–5 cm lang, 1,5–2,5 cm breit** und **0,5–1,5 cm dick.** Das **Volumen** beträgt bei Frauen im gebärfähigen Alter etwa **5–10 cm^3**. In der Menopause nimmt das Volumen auf etwa 2,5–3,5 cm^3 ab.

1.2 Struktur und Funktion der weiblichen Fortpflanzungsorgane und der Brustdrüse

> Das **postmenopausale Ovar** nimmt an Volumen ab, da es nicht mehr zur Hormonbildung und zur Eizellreifung benötigt wird. Hierbei handelt es sich um einen normalen Alterungsprozess und nicht um eine pathologische Erscheinung.

- Die beiden Ovarien liegen **intraperitoneal in der Fossa ovarica** des kleinen Beckens an der **Teilungsstelle der A. iliaca communis** in die A. iliaca externa und die A. iliaca interna.

Aufbau — Man unterscheidet am Ovar im Wesentlichen zwischen **Rinde** und **Mark.**

Rinde — Ort der Follikelreifung. Hier befinden sich bei der geschlechtsreifen Frau die Eizellen in verschiedenen Entwicklungsstufen.

Mark — gefäßreiches Bindegewebe

Halteapparat
- medial: **Lig. ovarii proprium** (vom Ovar zum Uterus)
- lateral: **Lig. suspensorium ovarii** (vom Ovar zur seitlichen Beckenwand)
- ventral: **Mesovarium**

Nach dorsal ist das Ovar nicht fixiert.

Blut- / Lymphgefäße

Arterien
- **A. ovarica** (Ast der Aorta abdominalis), entspringt kaudal der Aa. renales
- **R. ovaricus** (Ast der A. uterina); verläuft im Lig. ovarii proprium und anastomosiert mit der A. ovarica

Venen — Das venöse Blut sammelt sich im **Plexus venosus ovaricus** (= Plexus pampiniformis ovarii) und fließt über die **V. ovarica** rechts direkt in die **V. cava inferior** und links zuerst in die **V. renalis** und dann in die V. cava inferior.

Lymphabfluss — Die Lymphgefäße des Ovariums führen zur **seitlichen Beckenwand** und zu den **Nll. iliacales**

Funktion

Follikelreifung · Hormonbildung · Corpus-luteum-Bildung

- **Follikelreifung:** Bildung von befruchtungsfähigen Eizellen (s. Kap. 1.8)
- **Hormonbildung:** Bildung von Östrogenen, Gestagenen und Progesteron sowie geringer Mengen von Testosteronvorstufen
- **Bildung des Corpus luteum**

1.2.5 Anatomie und Fehlbildungen der Brustdrüse

Größe/Lokalisation · Aufbau · Blut-/Lymphgefäße · Entwicklung der Brust · Fehlbildungen

Größe / Lokalisation
- Mamma und Gl. mammaria (Brustdrüse) sind bei beiden Geschlechtern gleichartig angelegt.
- Die **paarig angelegte Mamma** (weibliche Brust) befindet sich in der Regel im Bereich der **3.–6. Rippe,** wo sie mit der **Faszie des M. pectoralis major** verschieblich verbunden ist. Nach medial wird jede Mamma von der Parasternallinie und nach lateral von der vorderen Axillarlinie begrenzt.

> Die **weibliche Brustdrüse** beginnt erst zu Beginn der Pubertät zu wachsen, es handelt sich also um ein **sekundäres Geschlechtsmerkmal**. Ihre **postpubertäre Größe** ist interindividuell sehr verschieden.

Aufbau

Drüsengewebe · Fettgewebe · Bindegewebe · Gangsystem · Mamille

Die weibliche Brustdrüse ist die größte Hautdrüse des Menschen. Das **Corpus mammae** (Drüsenkörper) ist wesentlicher Bestandteil der Mamma und besteht aus **drei Gewebstypen:**
- Drüsengewebe
- Fettgewebe
- Bindegewebe

> Das Drüsengewebe ist in Fettgewebe eingebettet und wird von bindegewebigen Faserzügen durchzogen.

Drüsengewebe

Das Drüsengewebe untergliedert sich in folgende Strukturen:
- ca. **15–20 Lobi** (Lappen), die durch Bindegewebe voneinander getrennt sind. Jeder Lappen verfügt über einen eigenen Milchgang (Ductus lactiferus).
- Jeder Lobus teilt sich wiederum auf in **Lobuli** (Läppchen), deren Anzahl interindividuell stark variiert.
- Ein Läppchen besteht aus sog. **Milchbläschen** (Alveolen), dabei handelt es sich um beerenförmige Endstücke, in denen die Milch schließlich abgepresst wird.

Fettgewebe

umhüllt die Bestandteile des Drüsengewebes

> Der **Fettgewebsanteil** bestimmt in hohem Maß die Mammagröße.

Bindegewebe

- umhüllt das Drüsen- und Fettgewebe
- bildet **Bindegewebssepten** (Ligg. Suspensoria mammaria, Cooper-Septen), die die jeweiligen Lappen voneinander abgrenzen und mit der Faszie des M. pectoralis major verwachsen sind
- ist von **zahlreichen Nerven, Blut- und Lymphgefäßen durchzogen.**

> **Im Rahmen von hormonellen Umstellungen** (z. B. prämenstruell, Schwangerschaft) kann es zu einer **Größenzunahme des Drüsenkörpers** kommen. Dies macht sich als ziehender Schmerz im Bereich der Mammae bemerkbar, da die nervenfaserreichen Septen gedehnt werden.

Gangsystem

Die weibliche Brust ist aus etwa 15–20 **Lobi** (Drüsenlappen) aufgebaut, die wiederum aus zahlreichen **Lobuli** (Drüsenläppchen) bestehen. Die kleinste Einheit eines Lobulus stellen die **Milchbläschen** dar, es handelt sich dabei im weitesten Sinn um apokrine Drüsen.

An den Milchbläschen beginnt das baumartig verzweigte **Ausführungsgangsystem** der Lobuli, das in die **Ductus lactiferi** (Milchgänge) der Lobi mündet. Jeder Lobus verfügt über einen eigenen Ductus lactiferus, der zur Brustwarze (Mamille) zieht. Kurz vor der Mündung in die Brustwarze erweitert sich der Ductus lactife-

1.2 Struktur und Funktion der weiblichen Fortpflanzungsorgane und der Brustdrüse

rus zum **Sinus lactiferus** (Milchsinus), über einen **Ductus lactiferus colligens** (Ausführungsgang) mündet der Sinus dann schließlich in die Spitze der **Mamille** (Brustwarze).

Papilla mammae (Brustwarze, Mamille)	• stellt die Mündung des **gesamten Milchgangsystems nach außen** dar • darunter liegendes Geflecht aus **glatter Muskulatur** ermöglicht eine Erektion der Mamille • ist von der **Areola mammae** (sog. **Warzenvorhof**) umgeben. Diese ist pigmentiert, dadurch wirkt die gesamt Brustwarze von der Umgebung scharf begrenzt. Hier münden die **Gll. areolae**, die ein apokrines, talgiges Sekret sezernieren können. Dieses Sekret scheint Duftstoffe zu enthalten, die dem Säugling helfen, die Mamille zu finden.

> Durch die Erektion der Mamille wird das **Stillen erleichtert.** Stark abgeflachte bzw. eingezogene Brustwarzen **(Dysthelie)** können das Stillen behindern.

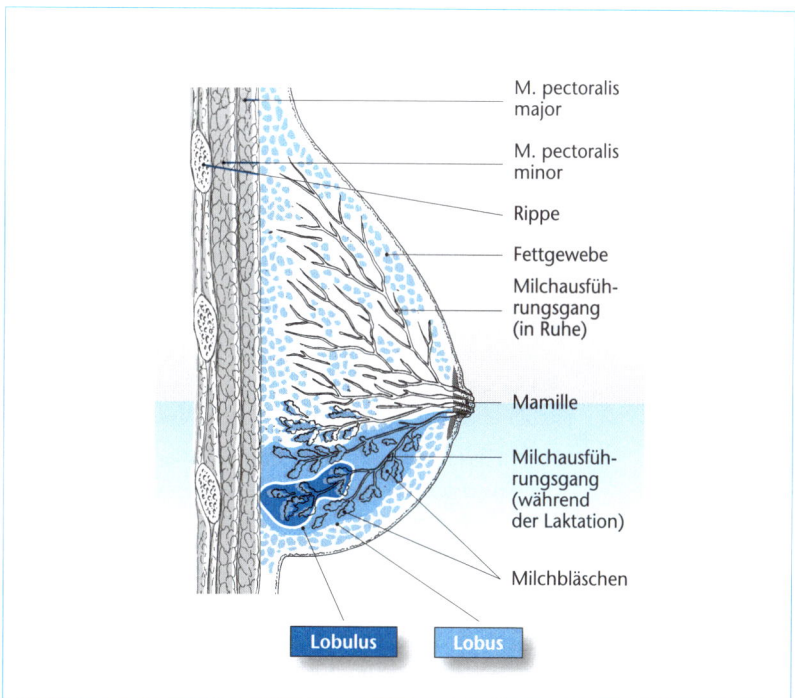

Abb. 1.6: Aufbau der Brustdrüse, Querschnitt [2]

Blut-/Lymphgefäße

Arterien	• **Rr. mammarii mediales** versorgen den **medialen Anteil** der Mamma. Sie stammen aus der **A. thoracica interna** (Ast der A. subclavia). • **Rr. mammarii laterales** versorgen den **lateralen Anteil** der Mamma. Sie stammen aus der **A. thoracica lateralis** (Ast der A. axillaris). Bei ca. der Hälfte der Frauen werden die Rr. mammarii laterales zusätzlich aus den jeweiligen **Aa. intercostales** gespeist.
Venen	Die Venen begleiten die gleichnamigen Arterien.

1 Geschlechtsspezifische Entwicklung und ihre Störungen

Lymphgefäße	Das Lymphsystem ist im Bereich der Mammae stark vernetzt (**Rete lymphaticum interlobulare**). Von dort erfolgt der Abfluss in 4 regionäre Lymphknotenbereiche: • **Nll. paramammarii:** um die Brustdrüse herum • **Nll. parasternales:** neben dem Sternum auf der Innenseite des Brustkorbes, entlang der A.+V. thoracica interna • **Nll. axillares:** in der Tiefe der Achselhöhle und entlang des lateralen Randes des M. pectoralis maior • **Nll. supraclaviculares:** kranial der Clavicula

 Die genaue Kenntnis der Lymphabflusswege ist v. a. beim **Mammakarzinom** von großer Bedeutung. Man kann je nach befallener Region die 1. Station der regionalen Lymphknotenmetastasen vermuten und operativ entfernen.

Entwicklung der Brust

Pubertät	Unter dem Einfluss von Ovarialhormonen kommt es durch Zellproliferation zu einer Größen- und Längenzunahme der Ductus lactiferi. Zugleich vermehrt sich das umgebende Fettgewebe und das Bindegewebe. Die Mamille wird größer und steht leicht über das Hautniveau vor. Die Brust insgesamt vergrößert sich.
nichtlaktierende Mamma	Die Brust einer erwachsenen Frau unterliegt zyklischen Veränderungen. • **Ovulation:** durch steigenden Östrogenspiegel im Blut vergrößern sich die Milchgänge und Adipozyten (Fettzellen) → Größe der Brust nimmt etwas zu • **prämenstruelle Phase:** hoher Östrogenspiegel → weitere Vergrößerung der Brust durch zunehmende Wassereinlagerung im Bindegewebe und Hyperämie • **Menstruationsphase:** Östrogenspiegel sinkt → Rückbildung der o. g. Phänomene
laktierende Mamma	• Bereits während der Schwangerschaft kommt es zu einer Größenzunahme der Mamma in Vorbereitung auf die Stillzeit. • Die sekretorischen Anteile der laktierenden Mamma (Ductus lactiferi, Milchbläschen etc.) vergrößern sich, das Binde- und Fettgewebe nimmt eher ab.
Abstillen	Durch das nicht mehr vollständige Entleeren der Brust zerreißen die sezernierenden Enstücke und bilden sich ebenso wie die in der Schwangerschaft eingetretenen Veränderungen wieder zurück. Mit dem Beginn des Monatszyklus beginnen auch die zyklischen Veränderungen der Brust (s. o.) wieder.
Altersveränderungen	Zu Beginn der Menopause nimmt die Produktion von Ovarialhormonen ab. Die sekretorischen Anteile der Brust atrophieren ebenso wie das interstitielle Gewebe und die Brust wird kleiner.

Fehlbildungen

Amastie	• **komplettes Fehlen der Brustanlage** (ein- oder beidseitig) • Therapie: ggf. prothetische Versorgung, ab dem 18. Lebensjahr kosmetische operative Korrektur
Athelie	• **fehlende Anlage der Mamille** • Therapie: ggf. kosmetische operative Korrektur oder Simulation einer Mamille durch Tätowierung.
Polymastie – akzessorische Mamma	überzählige Brustanlagen entlang der Milchleiste • **überzählige komplette Brustanlage** mit Mamille • Therapie: in der Regel operative Entfernung

– aberrierende Mamma	• **Anlage von Brustdrüsengewebe ohne Mamille außerhalb der Milchleiste.** Eine aberrierende Mamma fällt oft erst im Rahmen einer Schwangerschaft auf (hormonell bedingtes Wachstum des Drüsengewebes mit Milcheinschuss und damit verbundenen Schmerzen, da Sekret nicht ablaufen kann). • Therapie: Operative Therapie ist nur selten nötig, da sich nach Ausbildung einer stabilen Hormonsituation die Schmerzen legen.
Polythelie	• **überzählige Anlage von Mamillen im Bereich der Milchleiste** • Therapie: ggf. kosmetische operative Entfernung überzähliger Mamillen

 Amastie, Athelie oder Polythelie können in Kombination mit einer **Entwicklungsstörung der Nieren** vorliegen.

Makromastie	• **zu große Anlage der Mamma,** häufig verbunden mit Rückenschmerzen und Haltungsstörungen • Therapie: ggf. operative Mammareduktion

1.3 Entwicklung der Fortpflanzungsorgane und der sekundären Geschlechtsmerkmale von der Geburt bis zur Geschlechtsreife
B. Emmert

1.3.1 Veränderungen der Fortpflanzungsorgane und Entwicklung der sekundären Geschlechtsmerkmale

Definitionen · Entwicklungsstadien

Definitionen

primäre Geschlechtsmerkmale · sekundäre Geschlechtsmerkmale

primäre Geschlechtsmerkmale	• Hoden • Ovarien
sekundäre Geschlechtsmerkmale	entwickeln sich in der Pubertät unter dem Einfluss der Geschlechtshormone: • Behaarungstyp • Brustwachstum • Bartwuchs • charakteristische Fettverteilung • Stimmentwicklung

Entwicklungsstadien

neonatologische Periode · Ruheperiode · Präpubertät · Pubertät · geschlechtsreife Periode · Klimakterium · Senium

1 Geschlechtsspezifische Entwicklung und ihre Störungen

neonatologische Periode
Zeitraum **Geburt–1. Lebensmonat**

Entwicklung
- Bei Geburt sind **alle Eizellen vollständig angelegt** (ca. 400.000–500.000, Anzahl nimmt bereits intrauterin ab) und der Beginn der ersten Reifeteilung (**Meiose**) vollzogen. Die Oozyten treten nun bis zur Geschlechtsreife in das **Diktyotän** (Ruhephase) ein.
- Durch den Wegfall der plazentaren Hormone kommt es zu einem Gonadotropinanstieg mit kurzfristiger Follikelreifung.

Erscheinungsbild in der neonatologischen Periode:
- während Schwangerschaft Bildung von **Zervixschleim** und Wachstum von **Uterus-/Vaginalepithel** infolge Plazentahormonwirkung; nach der Geburt **Rückbildung** dieser Veränderungen infolge Wegfall der Plazentahormone
- evtl. **vaginaler Blutabgang** infolge Hormonentzug nach der Geburt
- gut sicht- und tasbare **Brustdrüsen** infolge mütterlicher Steroidhormonwirkung während Schwangerschaft
- selten Bildung von **Hexenmilch** (etwas Sekret, das nach der Geburt abgesondert wird) infolge mütterlicher Prolaktinwirkung während Schwangerschaft

Ruheperiode
Zeitraum **2. Lebensmonat–9. Lebensjahr**

Entwicklung
- keine relevante Hormonproduktion
- Ruhephase östrogenabhängiger Gewebsanteile (neutraler Scheiden-pH, kein Uteruswachstum)

Erscheinungsbild in der Ruheperiode:
- kindlicher Erscheinungstyp
- fehlende sekundäre Geschlechtsmerkmale
- primäre Amenorrhoe
- absolute Sterilität

Präpubertät
Zeitraum **9. Lebensjahr**

Entwicklung
- niedrige Steroidhormonspiegel
- zunehmend Empfindlichkeit der Hypophyse gegen niedrige Östrogenspiegel
- Follikelwachstum mit Atresie (Untergang der Eibläschen statt Ovulation)

Erscheinungsbild in der Präpubertät:
- Wachstumsschub mit **weiblicher Formgebung des Beckens**

Pubertät
Zeitraum **10.–15. Lebensjahr**

Entwicklung
- **zunehmende Hormonproduktion** (Östrogen, GnRH, LH, FSH, DHEA)
- Ovarienwachstum (bis ca. 7 g)
- Wachstum des Corpus uteri
- Ausbildung der Anteflexion des Uterus
- Ausbildung des Scheidengewölbes

1.3 Entwicklung der Fortpflanzungsorgane und der sekundären Geschlechtsmerkmale

Erscheinungsbild in der Pubertät:
- Auftreten des ersten **Fluor** durch Öffnung des Zervixkanals
- Auftreten von **Stimmungsschwankungen,** Gereiztheit, Ängsten und Sorgen im Zuge des Erwachsenwerdens.

Pubertätsphasen
– Thelarche

Zeitraum: ca. 9. Lebensjahr
- Ausgelöst durch v. a. Östrogen, FSH, LH
- Weiterentwicklung von Brustdrüsen und -warzen
- Aussprossung der Milchgänge
- zunehmende Pigmentierung von Mamille und Areola

– Pubarche

Zeitraum: ca. 12. Lebensjahr
- Ausgelöst durch v. a. Östrogen, FSH, LH
- Wachstum von Scham- und Achselhaaren

– Menarche

Zeitpunkt: ca. 13. Lebensjahr
- erste ovariell gesteuerte Regelblutung
- **FSH-Spiegel** überschreitet den erforderlichen Schwellenwert
- unregelmäßiger, häufig anovulatorischer Zyklus
- Östrogenentzugsblutung
- eingeschränkte Fertilität durch relative Corpus-luteum-Insuffizienz

- Mit der Verbesserung der Lebensumstände verschiebt sich die Menarche immer weiter nach vorne.
- Die Brust- und Pubesentwicklung wird nach Tanner eingeteilt.

geschlechtsreife Periode

Zeitraum: **16.–45. Lebensjahr**

Entwicklung:
- zunehmende Hormonproduktion
- Ausbildung **sekundärer Geschlechtsmerkmale**
- regelmäßiger Zyklus
- regelmäßige Ovulation
- absolute Fertilität

Klimakterium

Zeitraum: **46.–60. Lebensjahr**

Entwicklung: siehe Kap. 1.8

Senium

Zeitraum: **ab 61. Lebensjahr**

Entwicklung: siehe Kap. 1.9

1 Geschlechtsspezifische Entwicklung und ihre Störungen

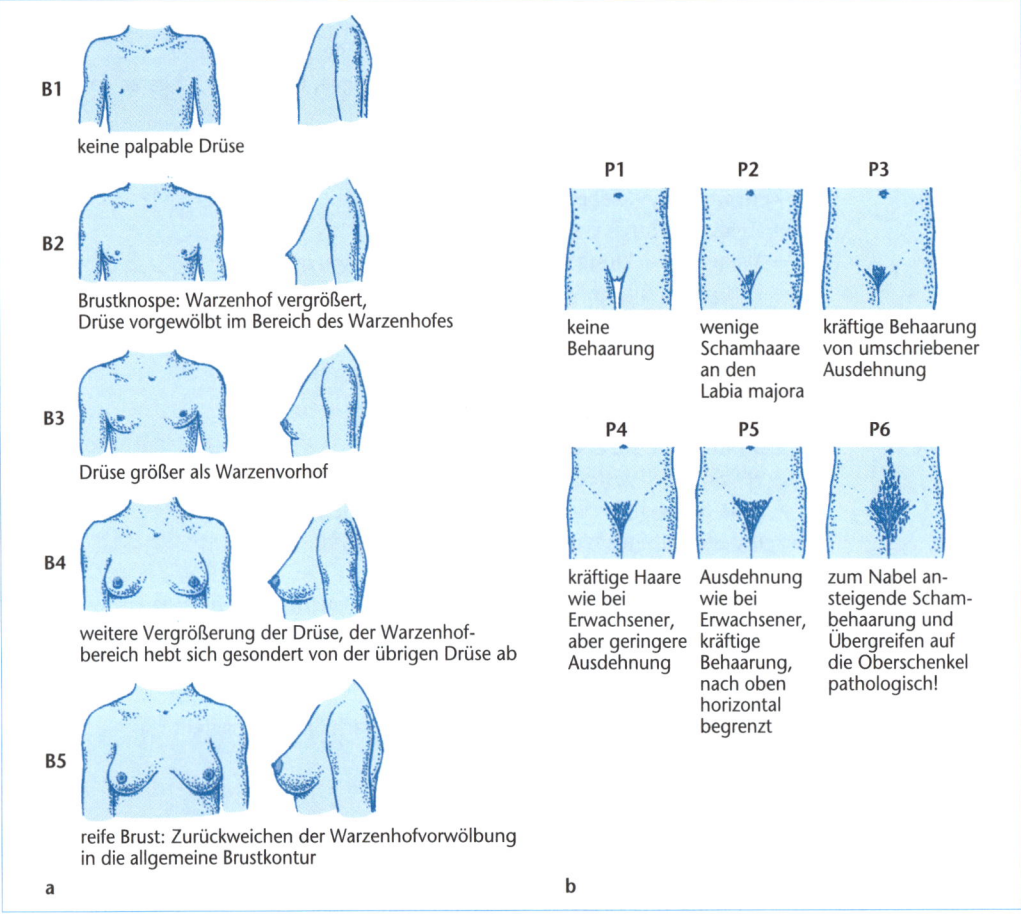

Abb. 1.7: Stadien der Brust- (a) und Pubesentwicklung (b) [4]

1.3.2 Störungen der Entwicklung, gynäkologische Erkrankungen des Kindes- und Adoleszentenalters

Pubertas praecox · Pubertas tarda

Pubertas praecox

Definition: Pubertät vor 8. Lebensjahr
Ätiologie/Pathogenese: Pubertas praecox vera · inkomplette Pubertas praecox · Pseudopubertas praecox
Klinik: Brustdrüsenwachstum · Entwicklung von Scham- und Achselbehaarung · Wachstumsschub · Menarche · Minderwuchs
Diagnose: Anamnese · Knochenalterbestimmung · Hormonbestimmung
Therapie: Tumorentfernung · GnRH-Analoga · Antiandrogene

1.3 Entwicklung der Fortpflanzungsorgane und der sekundären Geschlechtsmerkmale

Definition	prämature (d.h. vorzeitige) Entwicklung sekundärer Geschlechtsmerkmale **vor dem 8. Lebensjahr**
Äthiologie / Pathogenese	
Pubertas praecox vera	Gonadotropinsekretion über **hypothalamisch-hypophysäre Achse** • familiär gehäuft • posttraumatisch • postinflammatorisch • Gehirntumoren • angeborener ZNS-Defekt
inkomplette Pubertas praecox	**einzelnes prämatures Auftreten** einer Thelarche, Pubarche, Adrenarche oder Menarche
Pseudopubertas praecox	pathologische **autonome periphere Hormonproduktion** • HCG-produzierender **Tumor** (z. B. Nebennierenrindentumor, Ovarialtumor) • adrenogenitales Syndrom • iatrogen (Hormonsubstitution)
Klinik	• frühe **Thelarche** (Brustdrüsenwachstum) • frühe **Pubarche** (Entwicklung der Schambehaarung und der Achselbehaarung) • fühe **Menarche** (erste Regelblutung) • zunächt Wachstumsschub aufgrund starker Östrogenwirkung • **Minderwuchs** durch vorzeitigen Epiphysenfugenschluss
Diagnose	• Anamnese (erste Anzeichen der Pubertät)
Hormonbestimmung (u. a. Androgene, Östrogene, FSH, LH)	• Knochenalterbestimmung • Tumorsuche

 Differentialdiagnostisch relevante Hormonspiegel:
- **Pseudopubertas praecox:** hoher Steroidspiegel bei niedrigem Gonadotropinspiegel (negative Rückkopplung, Supression)
- **Pubertas praecox vera:** hoher Gonadotropinspiegel und dadurch hoher Steroidspiegel

Therapie	• **Pubertas praecox:** GnRH-Analoga, Antiandrogene • **inkomplette Pubertas praecox:** keine Therapie erforderlich • **Pseudopubertas praecox:** Beseitigung der Ursache (Tumor)

Pubertas tarda

Definition: Menarche nach 16. Lebensjahr / fehlende Pubertätszeichen bis 14. Lebensjahr
Ätiologie/Pathogenese: hypergonadotroper Hypergonadismus · ovarielle Gonadotropinresistenz · hypothalamisch-hypophysäre Insuffizienz
Klinik: fehlende Pubertätszeichen
Diagnose: Hormonbestimmung · GnRH-Test · Schilddrüsenhormonbestimmung · Bestimmung des Knochenalters · Tumorsuche · Ausschluss ZNS-Anomalien
Therapie: Ursachenbeseitigung · Hormonsubstitution

1 Geschlechtsspezifische Entwicklung und ihre Störungen

Definition	Menarche **nach dem 16. Lebensjahr** oder keine Pubertätszeichen bis zum 14. Lebensjahr
Ätiologie/ Pathogenese	• hypergonadotroper Hypergonadismus • ovarielle Gonadotropinresistenz • hypothalamisch-hypophysäre Insuffizienz (z.B. Kallmann-Syndrom, Hypophysentumoren) • schwere Allgemeinerkrankungen • Hochleistungssport • Mangelernährung mit Unterernährung • Gonadendysgenesie (z.B. Ullrich-Turner-Syndrom)
Klinik	**fehlende Zeichen der Pubertät** (Thelarche, Pubarche, Menarche)
Diagnose	• **Hormonbestimmung** (Androgene, hypophysäre, ovarielle und adrenale Hormone) • **GnRH-Test** (Beurteilung der hypothalamisch-hypophysär-ovariellen Einheit) • Schilddrüsenhormonbestimmung (Ausschluss Hypothyreose) • Genanalyse (Ausschluss Chromosomendefekt) • Bestimmung des Knochenalters • Tumorsuche • radiologischer Ausschluss von ZNS-Anomalien
Therapie	• Beseitigung der Ursache • Hormonsubstitution (Östrogen, Gestagen)

1.4 Regelung der Fortpflanzung in der Geschlechtsreife
B. Emmert

Hormone sind **Botenstoffe** des endokrinen Systems und binden an **spezifischen Rezeptoren** des Zielorgans.

1.4.1 Hormone des Hypothalamus

> Grundlagen · Gonadotropin-Releasing-Hormon (GnRH) · Prolaktin-Releasing-Hormon (PRLRH)

Grundlagen

Das **Sexualzentrum** liegt im basalen Anteil des **Hypothalamus** und grenzt direkt an den Hypophysenstil. Die Kerngebiete des Sexualzentrums (**Nuclei tuberales**) bilden Hormone, die über Axone in die **Hypophyse** transportiert werden. Dort wirken sie stimulierend (**Releasing-Hormone**) oder hemmend (**Inhibiting-Hormone**) auf die Ausschüttung der Hypophysenhormone.

Releasing-Hormone werden **über das Blut** an die Hypophyse transportiert.

1.4 Regelung der Fortpflanzung in der Geschlechtsreife

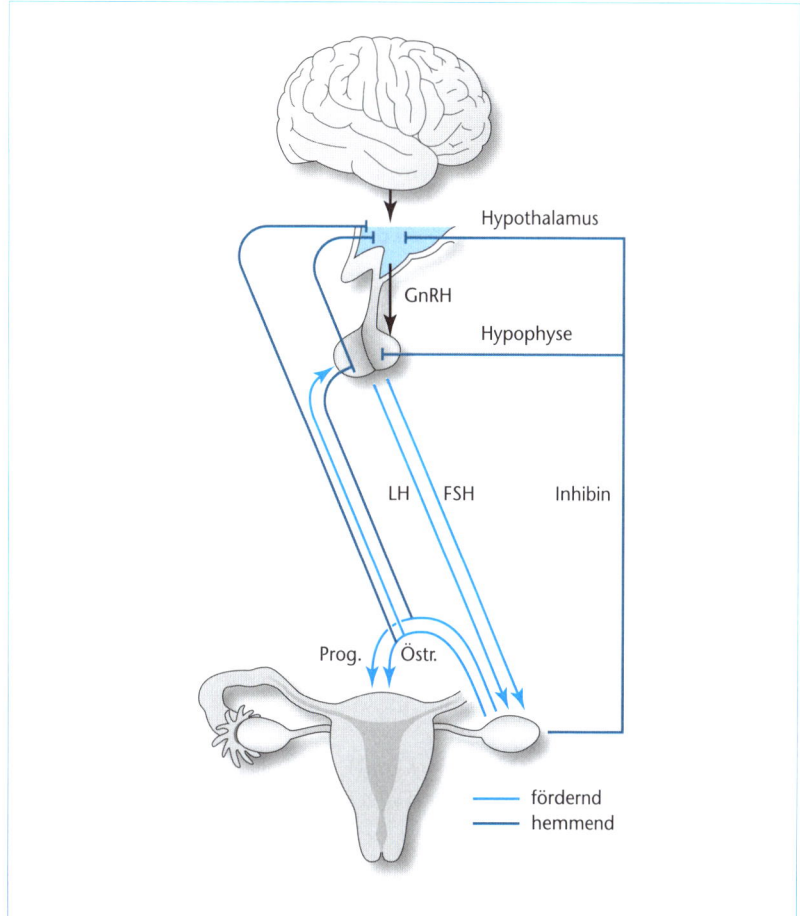

Abb. 1.8: Hormonregulation zwischen Hypothalamus, Hypophyse und Ovar [4]

Gonadotropin-Releasing-Hormon (GnRH)	• Synonym: luteinisierendes Hormon-Releasing-Hormon (LH-RH), follikelstimulierendes Hormon-Releasing-Hormon (FSH-LH) • Bildungsort: Nucleus arcuates • Regulierung: **Rückkopplung über die Plasmakonzentration** • Wirkung: **Synthese und Freisetzung von LH und FSH**
Prolaktin-Releasing-Hormon (PRLRH)	• Bildungsort: Nucleus arcuates • Regulierung: **Rückkopplung über die Plasmakonzentration** • Wirkung: **Synthese und Freisetzung von Prolaktin**
Oxytocin als HHL-Hormon	s. u. (HHL-Hormone)

1 Geschlechtsspezifische Entwicklung und ihre Störungen

1.4.2 Hormone des Hypophysenvorderlappens (HVL) (Adenohypophyse)

Grundlagen · luteinisierendes Hormon (LH) · follikelstimulierendes Hormon (FSH) · Prolaktin

Grundlagen Im Hypophysenvorderlappen werden **nicht geschlechtsspezifische Proteohormone (Gonadotropine)** gebildet. Die Gonadotropinsekretion ist beim Mann relativ konstant, bei der Frau variiert sie zyklisch (1 × monatlich).

Wirkweise Gonadotropine wirken durch Bindung an **membranständige, spezifische Rezeptoren** der Intestinal-, Theka- und Granulosazellen des **Ovars**. Der **geschlechtsspezifische Unterschied** der Gonadotropine rührt nicht von unterschiedlicher Wirkung her, sondern entsteht durch den **Ansatz an verschiedenen Erfolgsorganen**.

luteinisierendes Hormon (LH)
- Bildungsort: **Adenohypophyse**
- Regulierung:
  - **Anstieg des GnRH** → Steigerung der Synthese und Freisetzung von LH
  - Sekretion erfolgt diskontinuierlich und pulsatil (zyklusabhängig)
- Wirkung:
  - Ovulationsauslösung
  - Bildung und Erhaltung des Corpus luteum
  - Steigerung der Gestagensynthese
  - Stimulation der Leydig-Zellen → erhöhte Testosteronproduktion

follikelstimulierendes Hormon (FSH)
- Bildungsort: Adenohypophyse
- Regulierung:
  - **Anstieg des GnRH** → Steigerung der Synthese und Freisetzung von FSH
  - Sekretion erfolgt **pulsatil** (v. a. in der frühen und mittleren Follikelphase), das **Maximum** wird in der **Zyklusmitte** erreicht
- Wirkung:
  - Stimulation des Wachstums von **Sekundär- und Tertiärfollikeln**
  - Steigerung der **Östrogensynthese**
  - Beeinflussung der **Spermatogenese**

Prolaktin
- Synonym: laktotropes Hormon (LTH)
- Bildungsort:
  - HVL
  - Plazenta
- Regulierung:
  - Anstieg des **PIF (prolaktininhibitierender Faktor = Dopamin)** bewirkt Drosselung der Prolaktinbildung und -freisetzung
  - zirkadianer **Rhythmus** mit **physiologischem nächtlichem Anstieg**
  - Sekretionsanstieg in zweiter Zyklushälfte, Schwangerschaft und Stillzeit
- Wirkung:
  - **Stimulation der Galaktopoese** (Milchproduktion)
  - Steigerung der adrenalen Steroidgenese
  - **Hemmung der Ovulation** (hoher Prolaktinspiegel)
  - Hemmung der Gelbkörperbildung (hoher Prolaktinspiegel)

 Prolaktinhemmer werden im klinischen Alltag zum **Abstillen verwendet.**

1.4 Regelung der Fortpflanzung in der Geschlechtsreife

Weitere im Hypophysenvorderlappen gebildete Hormone:
- **ACTH** (adrenokortikotropes Hormon)
- **STH** (somatotropes Hormon)
- **TSH** (thyroideastimulierendes Hormon)
- **MSH** (melaninstimulierendes Hormon)

1.4.3 Hormone des Hypophysenhinterlappens (HHL) (Neurohypophyse)

Oxytocin
- **Bildungsort: Nuclei supraopticus und paraventricularis** des Hypothalamus
- **Regulierung: Stimulation der Sekretion** (z. B. durch mechanische Manipulation der Mamillen, Dehnung des Geburtskanals, Schreien kleiner Kinder)
- Wirkung:
  – Kontraktion der Uterusmuskulatur (Wehen, Uterusinvolution)
  – Kontraktion der Milchdrüsenmuskulatur (Laktation)
  – Milcheinschuss

> **Oxytocin** wird ebenso wie **ADH** (antidiuretisches Hormon= Vasopressin) nach der **Bildung im Hypothalamus** über **axonalen Transport** in den HHL transportiert und dort gespeichert oder freigesetzt. Daher zählt es zu den **HHL-Hormonen.**

Aufgrund seiner **uteruskontrahierenden Wirkung** wird in der Klinik synthetisch hergestelltes Oxytocin eingesetzt:
- bei Geburtseinleitung (sog. Wehentropf)
- bei Wehenschwäche
- nach operativer Geburtsbeendigung (Sectio)
- bei postpartaler Uterusatonie
- bei Uterusblutung

1.4.4 Hormone der Ovarien

Grundlagen · Östrogene · Gestagene · Androgene

Grundlagen
In den Ovarien werden **Polypeptide** (z. B. Inhibin, Sexualhormone) gebildet. Die **Sexualhormone (Östrogene, Gestagene, Androgene)** sind **Stereoidhormone** und leiten sich somit vom Cholesterin ab.

Östrogene

Bildungsort
- Ovarien
  – bis zur Ovulation v. a. im **Follikel**
  – mit Einsetzen der Luteinisierung und Progesteronbildung in den **Granulosazellen**
- Placenta (Synzytium)
- NNR
- Hoden

Regulierung
- **Anstieg der FSH-Konzentration** → Synthese und Freisetzung von Östrogenen
- Sekretion erfolgt **zyklusabhängig** mit physiologisch langsamem Anstieg vor der Ovulation
- Elimination **hepatisch und renal** (v. a. Östradiol)

Wirkung	- Geschlechtsentwicklung:
– Entwicklung und Erhaltung sekundärer weiblicher Geschlechtsmerkmale
– Wachstumsförderung von Vagina, Uterus, Ovar, Tube
- im Rahmen des Zyklus:
– Proliferation von Endometrium und Vaginalepithel
– Verflüssigung und Alkalisierung des Zervixsekrets
– positives Farnkrautphänomen

> **Farnkrautphänomen** (Arborisationsphänomen):
> unter Östrogeneinfluss charakteristische **Kristallbildung** mit farnkrautähnlichem Muster im getrockneten Zervixschleim; besonders deutlich kurz vor der Ovulation sichtbar, verschwindet unter Progesteroneinwirkung.

- Stoffwechsel:
  – Proteinanabolismus
  – Zunahme des subkutanen Fettpolsters
  – Senkung des Serumcholesterins
- Knochenstoffwechsel:
  – Steigerung von Ca-Resorption und -Einbau in den Knochen → Erhalt der Knochenmasse

 Im Klimakterium kommt es durch Abnahme des Östrogenspiegels vermehrt zu **Osteoporose!**

- **Gefäße**: Vasodilatation

Gestagene	Gelbkörperhormone (Hauptvertreter: **Progesteron**)
Bildungsort	- Corpus luteum (Granulosa-, Luteinzellen)
- Ovarien
- Plazenta
- NNR
Regulierung	- **Lutealphase:** glockenförmige Sekretionsphasenkurve
- **Follikelphase:** keine Gestagensynthese nachweisbar
- Elimination hepatisch und renal (v. a. Pregnandiol)
Wirkung	- Sexualorgane:
– sekretorische und/oder regressive Veränderungen von Endometrium und Vaginalepithel (Übergang vom Proliferations- in das **Sekretionsstadium**) → Vorbereitung der Einnistung des befruchteten Eies
– Verdickung und Abnahme des Zervixschleims → **negatives Farnkrautphänomen**
– Steigerung der Sekretionsbereitschaft der Brustdrüse durch Ausbildung eines sekretionsfähigen Milchgangsystems (Vorbereitung der Gravidität)
- Erhöhung der Basaltemperatur
- Stoffwechsel: Proteinkatabolismus,
- Muskulatur: Tonusabnahme der glatten Muskulatur → Varikosis, Tokolyse (Wehenhemmung)

Durch orale Gabe von Gestagenen und Östrogenen (hormonale Kontrazeption) wird eine **Schwangerschaft vorgetäuscht.** Über den negativen Rückkopplungsmechanismus wird so die **Gonadotropinsekretion verhindert,** der Eisprung bleibt aus.

Androgene

Bildungsort
- NNR
- Ovar
- Umwandlung aus **Androgenen** in Fettgewebe

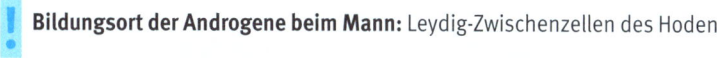 **Bildungsort der Androgene beim Mann:** Leydig-Zwischenzellen des Hodens.

Regulierung

Die Sekretion wird auf 2 Arten gesteuert:
- **ACTH** steuert die Freisetzung aus der **NNR**
- **Gonadotropin** steuert die Freisetzung aus **Hoden** und **Ovar**
- Elimination in Fettgewebe, Leber und Niere

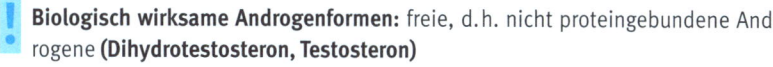 **Biologisch wirksame Androgenformen:** freie, d.h. nicht proteingebundene Androgene **(Dihydrotestosteron, Testosteron)**

Wirkung
- Stoffwechsel:
  anabole Wirkung → Wachstumsstimulation über Eiweißsynthesesteigerung
- Knochen:
  – Induktion des Epiphysenschlusses
  – Kalzifizierung der Knochen
- Sexualorgane:
  – Entwicklung sekundärer männlicher Geschlechtsmerkmale (Haarwuchs, Stimme)
  – Steigerung der **Libido**
- Zwischenstufe in der **Östrogensynthese**
- Förderung des Wachstums der **Fortpflanzungsorgane** (Ductus deferens, Prostata, Vesikulardrüsen, Penis)

 Bei der Frau führen hohe Androgenspiegel zur **Virilisierung!**

1.5 Ovulatorischer Zyklus

M. Gerstorfer

Ein normaler Zyklus dauert **etwa 28 Tage**, leichte Abweichungen sind möglich und nicht unbedingt pathologisch.
Man unterscheidet den ovariellen und den endometrialen Zyklus:
- **ovarieller Zyklus:** beschreibt die Veränderungen des Ovars und der Hormonproduktion im Rahmen der Follikelreifung
- **endometrialer (= menstrueller) Zyklus:** beschreibt die zyklischen Veränderungen der Lamina functionalis der Endometriumschleimhaut

1 Geschlechtsspezifische Entwicklung und ihre Störungen

1.5.1 Regelung und Veränderung an den Fortpflanzungsorganen

ovarieller Zyklus · endometrialer Zyklus · zyklusabhängige Veränderungen

Aus den Urkeimzellen entwickeln sich bereits im Mutterleib ca 700.000 bis 2 Mio. primäre Oozyten, die sich bei Geburt im **Diktyotän** (Ruhezustand in der 1. meiotischen Teilung) befinden. In der Pubertät vermindert sich die Oozytenzahl auf ca. 400, die im Rahmen der ovariellen Zyklen nach und nach zu Follikeln reifen.

Ovarieller Zyklus

Follikelphase · Ovulation · Lutealphase

Follikelphase
Zeitraum: 1.–14. Zyklustag, variiert sehr stark

Ablauf:
- In der **Follikelphase** des ovariellen Zyklus kommt es durch **FSH**-Einfluss zur Ausreifung mehrerer **Primärfollikel** (1.–5. Zyklustag), der größte (sog. **dominanter Follikel** reift weiter zum **Sekundär-** und schließlich zum **Tertiärfollikel**, die anderen Begleitfollikel gehen durch Apoptose zu Grunde (5.-11. Zyklustag).
- Der dominante Follikel entwickelt sich am 11.-14. Zyklustag weiter zum **Graaf-Follikel.** Dieser produziert ab dem 14. Zyklustag Östradiol.
- Durch **Anstieg des FSH** wächst der Follikel.
- Ab einer gewissen Follikelgröße beginnen **Granulosazellen** unter dem Einfluss von FSH **Östrogene** zu synthetisieren und der **Östrogenspiegel** steigt.
- Durch steigenden Östrogenspiegel kommt es zu einer **negativen Rückkopplung** auf die **Hypophyse** und die **FSH-Produktion** in der Hypophyse sinkt wieder ab.

- **Primärfollikel:** ruhende Oozyten + umgebendes einschichtiges Epithel
- **Sekundärfollikel:** mehrschichtiges Epithel, produziert Östrogen
- **Tertiärfollikel:** Größe ca. 20 mm, flüssigkeitsgefüllte Höhle, Granulosa-Zellen bilden an der Innenwand Eihügel (Cummulus oophorus) mit enthaltener Eizelle, Zona pellucida (Masse aus Polysacchariden) umgibt die Eizelle
- **Graaf-Follikel:** sprungreifer Follikel, Größe bis zu 25 mm

Ovulation
Zeitpunkt: normalerweise 15. Zyklustag, abhängig von Dauer der Follikelphase

Ablauf:
- Durch hohe **Östrogenspiegel** kommt es zu einer **positiven Rückkopplung** auf die Hypophyse mit Anstieg der LH-Produktion.
- Durch LH **aktivierte Enzyme** perforieren die Follikelwand und induzieren so die **Freisetzung der Eizelle (Ovulation).**

Lutealphase
Zeitraum: 15.–28. Zyklustag, im Gegensatz zur Follikelphase relativ konstant

Ablauf:
- nach der Ovulation wandelt sich der **Follikel** zum **Corpus luteum** (Gelbkörper) um
- die Produktion von **Progesteron** im Corpus luteum wird von hohen LH-Spiegeln stimuliert

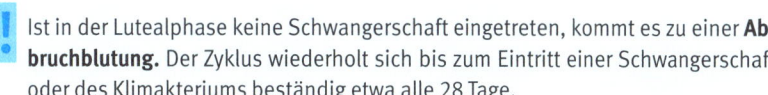

- **Progesteron** bereitet das Endometrium durch sekretorische Transformation auf die Aufnahme der befruchteten Eizelle vor

> Ist in der Lutealphase keine Schwangerschaft eingetreten, kommt es zu einer **Abbruchblutung.** Der Zyklus wiederholt sich bis zum Eintritt einer Schwangerschaft oder des Klimakteriums beständig etwa alle 28 Tage.

Endometrialer (menstrueller) Zyklus

Menstruationsphase · Proliferationsphase · Sekretionsphase

Die Änderung der hormonellen Situation bewirkt auch eine **Veränderung der Endometriumschleimhaut**, die sich je nach Hormonstatus zyklisch umbaut. Dieses Phänomen kann man am Uterus beobachten.

Menstruationsphase

Zeitraum: 1.–4. Zyklustag (1. Menstruationstag = 1. endometrialer Zyklustag)

Ablauf:
- Unterteilung in **Desquamationsphase** (1.–2. Menstruationstag) und **Regenerationsphase** (3.–4. Menstruationstag).
- Nistet sich keine befruchtete Eizelle in die Schleimhaut ein (**Nidation**), hört die Schleimhaut wegen des Wegfalls der Sexualhormone auf zu wachsen.
- Die Schleimhaut lockert sich auf und wird stärker durchblutet. Die **Drüsen verändern sich** und werden korkenzieherartig.
- Duch Abfall von **LH** und **FSH** kommt es zur Rückbildung des **Corpus luteum** im Ovar mit Abfall des **Östrogen- und Progesteronspiegels**.
- Es kommt zur **Entzugsblutung** mit Abstoßung der obersten Zellreihen des Endometriums.
- ca. 200 ml Blutverlust.

 Stärkere Blutungen bedürfen immer einer genauen Abklärung der Ursache.

Proliferationsphase

Zeitraum: 5.–14. Zyklustag

Ablauf: Unter dem Einfluss der steigenden Östrogenspiegel nimmt die Zellzahl und -größe sowie die Schichtdicke des Endometriums zu.

Sekretionsphase

Zeitraum: 15.–28. Zyklustag

Ablauf:
- Nach dem Eisprung kommt es unter dem Einfluss der hohen **Progesteronspiegel aus dem Corpus luteum** zum Wachstum der Schleimhautdrüsen
- Ausbildung einer **sekretorischen Schleimhaut,** die Drüsen sind gerade angeordnet.

Zyklusabhängige Veränderungen

Cervix · Vagina

Cervix
- Die Cervix ist von einem Schleimpfropf (sog. **Kristeller-Pfropf**) verschlossen, je nach **Östrogenkonzentration** ist dieser Schleimpfropf für **Spermien durchgängig** oder nicht
- In der **Follikelphase** (1.–14 Zyklustag) steigt die Östrogenkonzentration im Blut, zugleich nimmt die Schleimproduktion in der Cervix zu: Das Sekret wird zunehmend dünnflüssiger und weniger viskös, die **Spinnbarkeit ist erhöht**
- Zum Zeitpunkt der **Ovulation** (15. Zyklustag) ist die Spinnbarkeit am höchsten → maximale Durchlässigkeit für Spermien ist gegeben. Das Vaginalsekret ist dann fast völlig zellfrei und hat einen sehr hohen Glukosegehalt. Der Cervixkanal weitet sich auf bis zu 5 mm auf.

 Im Mikroskop erkennt man zu diesem Zeitpunkt das sog. **Farnkrautphänomen**, es handelt sich dabei um ein Netz aus Glycoproteinen. Das Farnkrautphänomen ist Hinweis auf eine gesteigerte Östrogenproduktion.

- Die Spinnbarkeit des Schleimpropfes nimmt postovulatorisch während der Lutealphase (15.–28. Zyklustag) unter dem Einfluss des steigenden **Progesterons** wieder ab.

Vagina
- **Follikelphase:** Nachweis großer, flach und polyedrisch geformter Zellen mit kleinen Kernen → sog. **follikuläres Zellbild**
- **Corpus-luteum-Phase:** Nachweis von in Haufen zusammenliegenden, bläulich erscheinenden Zellen mit großen Kernen → sog. **luteales Zellbild**

 Die zyklusabhängigen Veränderungen der Vagina kann man mit einem **Vaginalabstrich** zytologisch bestimmen.

1.5.2 Methoden der Zyklusdiagnostik

Anamnese · Basaltemperaturkurve · Cervix-Score nach Insler · Vaginalzytologie · Hormonbestimmung · transvaginale Sonographie · Laparoskopie · Nachweis einer Ovulation

Anamnese
- Zyklusintervalle
- letzter Menstruationstermin
- sog. Mittelschmerz beim Eisprung
- Blutungsstärke

Basaltemperaturkurve
- Messung der Rektaltemperatur immer zur gleichen Uhrzeit morgens vor dem Aufstehen nach ausreichend Schlaf (mind. 6 h)
- Anstieg der Körpertemperatur 24–48 h nach der Ovulation um ca. 0,5 °C
- erhöhte Körpertemperatur (Einfluss von Progesteron) bis zur Menstruation (Atrophie des Gelbkörpers; s. Abb. 1.9)

 Progesteron beeinflusst nicht bei allen Frauen die zentrale Temperaturregulation im Thalamus!

Cervix-Score nach Insler
- indirekter Parameter zur Bestimmung der Follikelreife. Dieser Score fasst alle zervikalen Phänomene zusammen (s. Abb. 1.10).

1.5 Ovulatorischer Zyklus

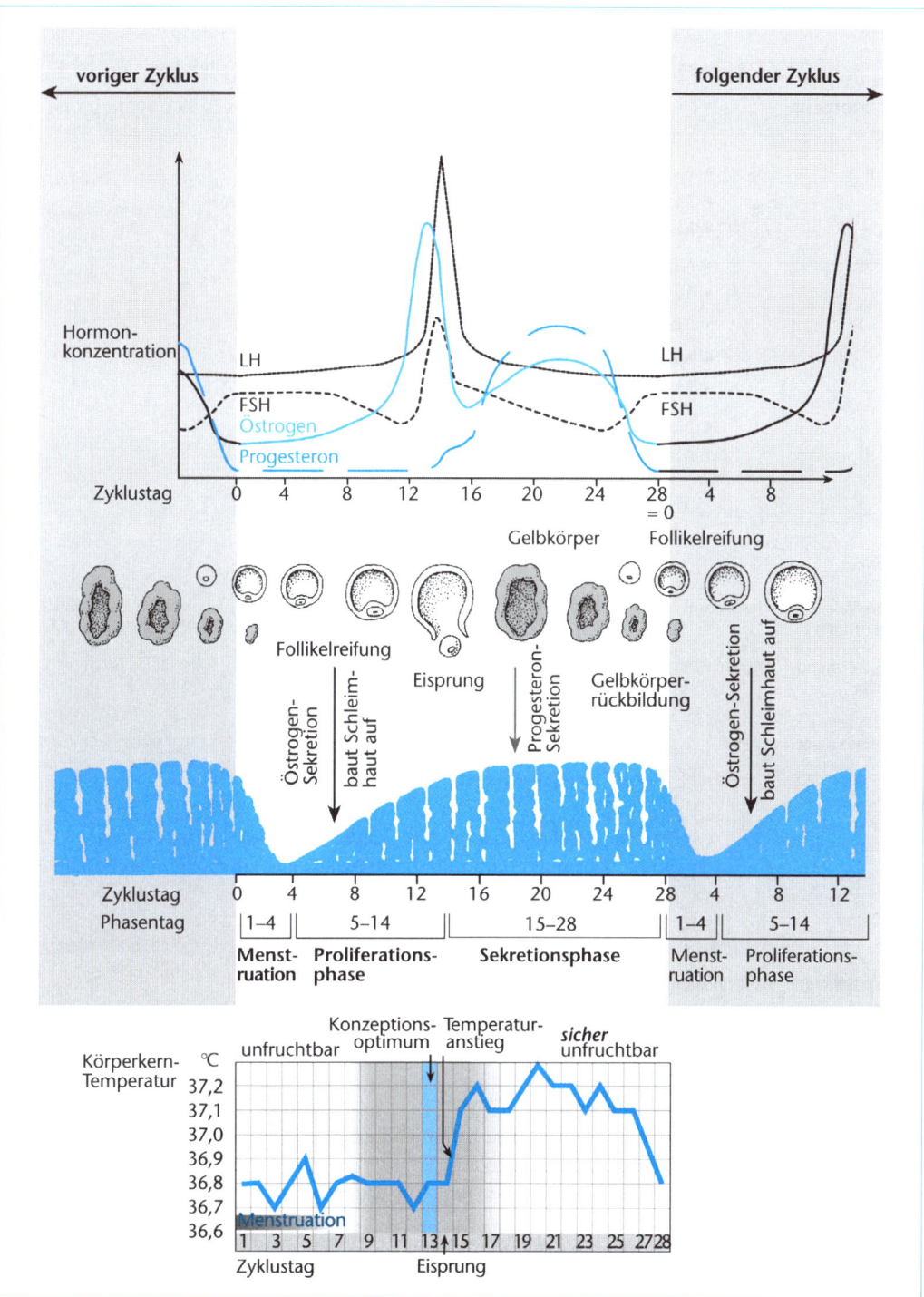

Abb. 1.9: Hormonwirkung auf Uterusschleimhaut und Ovar sowie Temperaturkurve in Abhängigkeit des Zykluszeitpunktes [5]

Vaginalzytologie	• Abstrich von Vaginalepithelzellen und ergänzend Hormonbestimmung im Serum (E2, LH und Progesteron) • mikroskopische Beurteilung des zyklusabhängigen Zellbildes
Hormonbestimmung	• Die Serumkonzentration der Hormone wird mittels ELISA, Radioimmunoassay und Photometrie gemessen.
Östradiol	• **Normwert:** 30–350 pg/ml • **Maximalwert** kurz vor der Ovulation: 100–350 pg/ml • **Minimalwert** am Zyklusende: 10–35 pg/ml
Progesteron	• **Normwert:** 0,2–1 ng/ml • **Maximalwert** in der Lutealphase: 6–30 ng/ml • **Minimalwert** vor der Menstruation: 0,1–0,2 ng/ml
FSH	• **Normwert:** 2–8 I.E./l) • **Maximalwert** in Zyklusmitte: bis 25 I.E./l
LH	• **Normwert:** 2–20 I.E./l • **Maximalwert** in Zyklusmitte: bis 100 I.E./l

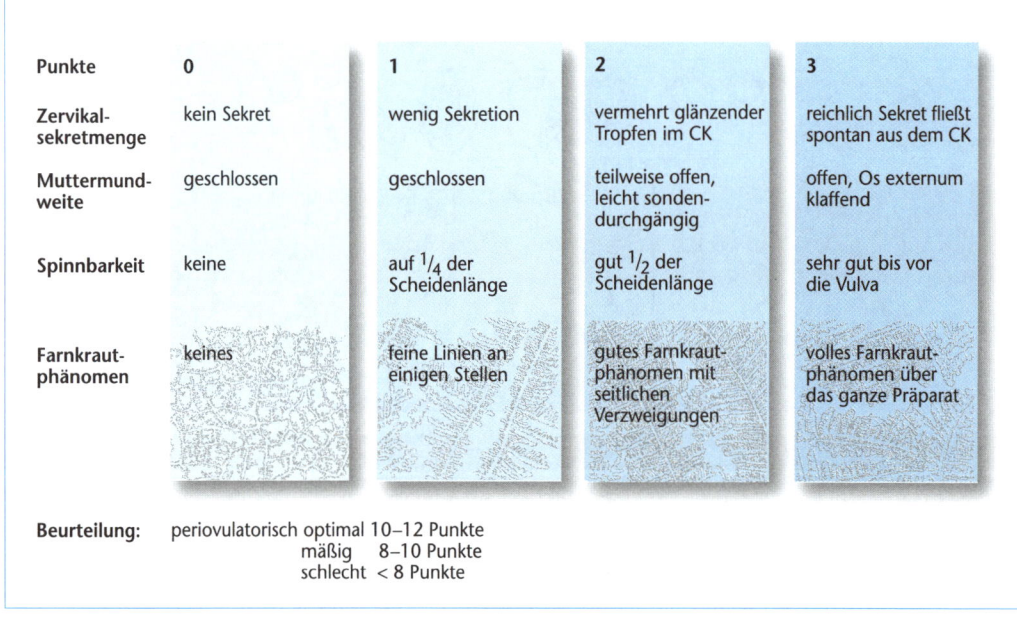

Abb. 1.10: Cervix-Score nach Insler [2]

transvaginale Sonographie	• Präovulatorisch ist die zunehmende **Follikelgröße** erkennbar (Größe des dominanten Follikels ca. 2–3 cm). • Unmittelbar nach einer Ovulation ist im **Douglas-Raum** freie Flüssigkeit nachweisbar. • Mit **steigender Östradiolkonzentration** bildet sich eine Dreiteilung des Endometriums aus. Die Endometriumsdicke erreicht kurz vor der Ovulation mit 8 mm ihr Maximum und flacht nach der Ovulation deutlich wieder ab.
Laparoskopie	• direkte Beobachtungsmethode • für den klinischen Alltag i.d.R. zu invasiv, zu teuer und zu komplikationsreich

Nachweis einer Ovulation

 Den **sicheren Nachweis einer Ovulation** erhält man nur durch direkte Beobachtung im Rahmen einer Laparoskopie oder durch indirekte Beobachtung per Ultraschall zusammen mit Hormonbestimmungen (E2, Progesteron und LH am 13. Zyklustag und E2 und Progesteron am 19. Zyklustag).

1.5.3 Menstruelle Blutung

Eumenorrhoe · Einfluss hormoneller Kontrazeptiva

Eumenorrhoe

Definition · Ablauf · Dauer/Blutmenge · Menstruationshygiene

Definition
Die normale menstruelle Blutung (**Eumenorrhoe**) stellt eine **Progesteronentzugsblutung** dar.

Ablauf
Bei ausbleibender Nidation einer befruchteten Eizelle am Ende der Lutealphase führt die Atrophie des Corpus luteum zum schnellen Abfall des Progesteronspiegels. Dadurch bedingt wird die obere Schicht der Endometriumschleimhaut abgestoßen, es kommt zur Blutung.

Dauer/Blutmenge
- Die normale Menstruation dauert ca. **3–7 Tage.**
- Das normale Intervall zwischen zwei Monatsblutungen beträgt ca. **28 Tage.**
- Der **Blutverlust** beträgt ca. **80–200 ml.**

 Dauert die Menstruation länger als 7 Tage, sollte dies als pathologisch gewertet werden.
Gehen bei der Blutung Koagel mit ab, sollte die Patientin auf Gerinnungsstörungen oder andere Ursachen einer gestörten Fibrinolyse untersucht werden.

Menstruationshygiene
Im Rahmen der Menstruation muss die Hygiene nicht verstärkt werden. Es sollte aber grundsätzlich darauf geachtet werden, dass je nach Blutungsstärke Hygieneartikel wie Tampons und Binden regelmäßig erneuert werden.

Einfluss hormoneller Kontrazeptiva

Stabilisierung des Blutungsverhaltens · Vorverlegen der Menstruation · Verlängerung des Zyklus

Stabilisierung des Blutungsverhaltens
Menge, Frequenz und Dauer der Blutung können durch hormonelle Kontrazeptiva konstanter werden.

 Bei Hypermenorrhoe kann die Blutungsmenge durch gestagenbetonte Präparate vermindert werden.

Vorverlegen der Menstruation
- Einnahme von Östrogen- bzw. Östrogen-Gestagen-Präparaten vom 3.–5. Zyklustag für 10 Tage bzw. bis 1–2 Tage vor dem gewünschten Blutungsbeginn. Dabei findet keine Ovulation statt (sog. **anovulatorischer Zyklus**).

Verlängerung des Zyklus

- **unter Vermeidung der Ovulation:** Einnahme eines Kombinationspräparates (Östrogen/Gestagen) vom 3.–5. Zyklustag bis 2–3 Tage vor dem gewünschten Blutungsbeginn
- **im Rahmen des ovulatorischen Zyklus:** Einnahme eines Östrogen-Gestagen-Präparates vom 3.–5. Tag vor einer erwarteten Blutung. Es sollte bis ca. 2–3 Tage vor einer gewünschten Blutung eingenommen werden.

1.6 Störungen der endokrinen Ovarialfunktion
B. Emmert

1.6.1 Amenorrhoe, anovulatorischer Zyklus und dysfunktionelle Blutung

Amenorrhoe

> **Definition:** bis 14. Lj. keine Menarche
> **Ätiologie/Pathogenese:** primär · sekundär
> **Klinik:** ausbleibende Monatsblutung
> **Diagnose:** Anamnese · Untersuchung · Hormone
> **Therapie:** abhängig von Ursache

Definition

- Ausbleiben der Menarche und der sekundären Geschlechtsmerkmale bis zum **14. Lebensjahr**
- Ausbleiben der Menstruationsblutung bis zum **15. Lebensjahr**
- Ausbleiben der Menstruation bei zuvor menstruierenden Frauen über **3 Zyklen** oder über **6 Monate**

Ätiologie/Pathogenese

- **primäre Amenorrhoe:** von Anfang an keine Menstruation
- **sekundäre Amenorrhoe:** Ausbleiben der Blutung nach zuvor stattgehabten Menstruationsblutungen

Amenorrhoeform	Ursache
primäre Amenorrhoe	• Chromosomenaberrationen • Gonadendysgenesie • Intersexualität • Enzymdefekte (z. B. AGS) • genitale Fehlbildung • Leistungssport • Anorexia nervosa, Unterernährung
sekundäre Amenorrhoe	• Schwangerschaft • anovulatorischer Zyklus • ovarielle Störung • hyophysäre Störung • hypothalamische Störung • Leistungssport • Unterernährung, Anorexia nervosa • Stress

Tab. 1.3: Ursachen einer primären und sekundären Amenorrhoe

Klinik

Ausbleiben der Monatsblutung

1.6 Störungen der endokrinen Ovarialfunktion

 Durch **Ausbleiben der Ovulation** (anovulatorischer Zyklus) kommt es zum **Ausbleiben der Blutung** (sekundäre Amenorrhoe)

Diagnose

Anamnese
- familiäre genetische Belastung
- Galaktorrhoe

Untersuchung
- Hirsutismus, Struma, Adipositas, Untergewicht
- gynäkologische Untersuchung

Labor
hormonelle Abklärung:
- β-HCG-Bestimmung
- Prolaktin
- Östradiol
- FSH
- LH
- Testosteron
- DHEAS
- TRH
- Gestagentest

Therapie abhängig von der Ursache möglichst kurativ durch Ursachenbeseitigung

Anovulatorischer Zyklus

Definition: fehlende Ovulation
Ätiologie/Pathogenese: Follikelpersistenz · fehlende Gelbkörperbildung · Hypothalamus-/Hypophysensteuerung
Klinik: periodisch · ohne/mit Blutung · Sterilität
Diagnose: Basaltemperaturkurve · Ausschluss anderer Sterilitätsursachen
Therapie: Sterilitätstherapie

Definition Zyklus mit ausbleibender Ovulation

Ätiologie/Pathogenese
- kurzfristige Follikelpersistenz
- fehlende Gelbkörperbildung
- Störung der hypothalamisch-hypophysären Steuerung
- Pathogenese ungeklärt

Klinik
- periodisch wiederkehrend
- **ohne oder mit Blutung** (menstruationsähnliche Blutung aus oberen Uterus-Schleimhautschichten → nur geringer Gewebsverlust)
- Sterilität

 Anovulatorische Zyklen sind eine häufige Ursache der primären und sekundären **Sterilität**.

Diagnose
- Basaltemperaturkurve: **monophasisch**
- Ausschluss anderer Sterilitätsursachen

Therapie Sterilitätstherapie

Dysfunktionelle Blutung

> **Definition:** nicht organisch bedingte Blutungsstörung
> **Ätiologie/Pathogense:** Instabilität der hypothalamisch-hypophysär-ovariellen Achse
> **Klinik:** Dauerblutung · Hypermenorrhoe · Polymenorrhoe · Hypomenorrhoe · Oligomenorrhoe
> **Diagnose:** Zyklusanamnese · Ausschluss organischer Ursachen
> **Therapie:** Ovulationshemmer

Definition	besonders im Adoleszenzalter vorkommende Blutungsstörung nicht organischer Urache
Ätiologie/ Pathogenese	meist bedingt durch eine Instabilität des Hypothalamus-Hypophyse-Ovar-Regelkreises, es kommt zur Anovulation mit Follikelpersistenz
Klinik	• azyklische, > 10 Tage bis mehrere Wochen anhaltende Blutungen (**juvenile Dauerblutung**) • zu starke Blutungen (**Hypermenorrhoe**) • zu häufige Blutungen mit Zyklusabständen < 21 Tagen (**Polymenorrhoe**) • auch zu schwache Blutung (**Hypomenorrhoe**) • zu seltene Blutung (**Oligomenorrhoe**)
Diagnose	• Zyklusanamnese • Ausschluss organischer Ursachen
Therapie	Ovulationshemmer (Östrogen-Gestagen-Kombination)

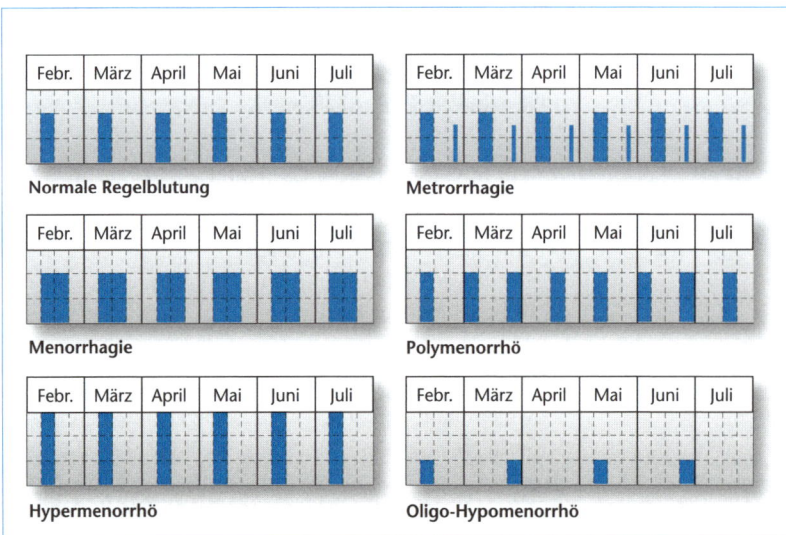

Abb. 1.11: Kaltenbach-Schema zu den Blutungsstörungen [4]

1.6.2 Dysmenorrhoe, prämenstruelles Syndrom und Mastodynie

Dysmenorrhoe

> **Definition:** starke, schmerzhafte Blutung
> **Ätiologie / Pathogenese:** primär · sekundär
> **Klinik:** Unterbauchschmerzen · Übelkeit · Kreislaufbeteiligung
> **Diagnose:** Zyklusanamnese · Untersuchung · Sonographie · invasiv
> **Therapie:** Ursachenbeseitigung · Schmerztherapie · Ovulationshemmer

Definition	starke, schmerzhafte Menstruationsblutung
Ätiologie / Pathogenese	Man unterscheidet: • **primäre Dysmenorrhoe**: seit der ersten Regelblutung bestehend • **sekundäre Dysmenorrhoe**: neu einsetzend bei vorher schmerzlosen Regelblutungen

Dysmenorrhoeform	Ursache
primäre Dysmenorrhoe	• Lageanomalie des Uterus (z. B. Retroflexio) • Uterusfehlbildung • Uterus- / Genitalhypoplasie • gesteigerte Prostaglandinsekretion → gesteigerte Myometriumkontraktion • psychische Komponenten (Stress, Ängste)
sekundäre Dysmenorrhoe	• Endometriose • Uterusentzündungen • Myome • Entzündungen der Ovarien • Zervixkanalstenose • Polyposis des Endometriums • Psychische Komponenten (unerfüllter Kinderwunsch)

Tab. 1.4: Ursachen einer primären und sekundären Dysmenorrhoe

Klinik	• kolikartige Unterbauchschmerzen • Übelkeit • Kreislaufbeteiligung • evtl. Kopfschmerz

 Die **Symptome einer Dysmenorrhoe** treten meist kurz vor Beginn der Blutung auf und sind am 1.–2. Blutungstag am stärksten.

Diagnose	• Zyklusanamnese • gynäkologische Untersuchung • Sonographie • invasive Diagnostik (z. B. Abrasio)
Therapie	• Beseitigung der Ursache • Schmerztherapie (z. B. Analgetika, Spasmolytika) • Ovulationshemmer

1 Geschlechtsspezifische Entwicklung und ihre Störungen

Prämenstruelles Syndrom

> **Definition:** Beschwerdebild in der 2. Zyklushälfte
> **Ätiologie/Pathogenese:** hormonelles Ungleichgewicht ·
> Flüssigkeitsverschiebung · Elektrolytverschiebungen
> **Klinik:** Mastodynie · Ödeme · Stimmungsschwankungen · Schmerzen ·
> Hitzewallungen/Schweißausbrüche
> **Diagnose:** Anamnese/Fremdanamnese
> **Therapie:** Gestagensubstitution · Ovulationshemmer · leichte Diurese

Definition	Beschwerden breiter Variation besonders in der 2. Zyklushälfte
Ätiologie/ Pathogenese	• hormonelles Ungleichgewicht • Flüssigkeitsverschiebungen • Elektrolytverschiebungen
Klinik	• Spannungsgefühl der Brüste (**Mastodynie**) • Ödeme • Kreislaufinsuffizienz • **Stimmungsschwankungen** (z.B. Depression, Lethargie, Aggression) • Hitzewallungen/Schweißausbrüche • **Schmerzen** (Rücken, Bauch, Kopf) • Obstipation
Diagnose	• Anamnese • Fremdanamnese: Befragung wenn möglich auch von Angehörigen, Freunden, Arbeitskollegen („Leidtragende")
Therapie	• Gestagensubstitution • Ovulationshemmer • leichte Diurese (z.B. salzarme Nahrung)

Mastodynie

> **Definition:** Schmerzen der Brustdrüse
> **Ätiologie/Pathogenese:** zyklisch · zyklusunabhängig · hormonelles
> Ungleichgewicht
> **Klinik:** Brustschmerzen · Spannungsgefühl
> **Diagnose:** Anamnese · Differentialdiagnose
> **Therapie:** Ursachenbeseitigung · Schmerztherapie

Definition	Schmerzen der Brustdrüse

Ätiologie/ Pathogenese	• Man unterscheidet:
	  – **zyklisch** (z.B. bei prämenstruellem Syndrom)
	  – **zyklusunabhängig** (z.B. fibrozystische Mastopathie)
	• **Auslöser:** Ungleichgewicht zwischen Östrogen und Progesteron zu Gunsten des Östrogens
	• Pathogenese unbekannt

Klinik	• Schmerzen im Bereich der Brüste • Spannungsgefühl der Brüste

Diagnose	Anamnese
Differentialdiagnose	• Mammakarzinom • Mastitis • Hämatom, Z. n. Trauma • Fettgewebsnekrose • Interkostalneuralgien • M. Mondor (Thrombophlebitis) • Tietze-Syndrom (chondrosternale Entzündung) • Stenokardien
Therapie	• Ursachenbeseitigung • Schmerztherapie

1.7 Fertilitätsstörungen
B. Emmert

1.7.1 Sterilität und Infertilität

Sterilität der Frau · Infertilität der Frau · Epidemiologie

Sterilität der Frau (Impotentia concipiendi) bedeutet ein **Ausbleiben der Schwangerschaft** trotz regelmäßigen ungeschützten Geschlechtsverkehrs über **mehr als 12 Monate** (WHO-Definition)
Man unterscheidet:
- **primäre Sterilität:** bisher keine Schwangerschaft
- **sekundäre Sterilität:** trotz vorangegangener Schwangerschaft tritt keine weitere Schwangerschaft mehr ein

Infertilität der Frau (Impotentia gestandi) bedeutet eine **habituelle Abortneigung nach erfolgter Konzeption.** In der Anamnese finden sich mehrere Fehlgeburten. Das Problem liegt nicht in der Konzeption, sondern in der Fähigkeit, ein Kind bis zum lebensfähigen Alter auszutragen.

 Impotenz bedeutet allgemein die Unfähigkeit zur Fortpflanzung. Dies kann bedingt sein durch:
- Unfähigkeit zur Durchführung des Geschlechtsverkehrs aufgrund von Fehlbildungen bei der Frau bzw. beim Mann **(Impotentia coeundi)**
- Unfruchtbarkeit trotz regelmäßigen Geschlechtsverkehrs **(Impotentia generandi)**. Bei der Frau unterscheidet man hierbei zwischen Sterilität und Infertilität. Sterilität **(Impotentia concipiendi)** bedeutet das Unvermögen, schwanger zu werden. Infertilität **(Impotentia gestandi)** bedeutet das Unvermögen, die Schwangerschaft auszutragen.

Epidemiologie In Deutschland liegt die Rate der ungewollt kinderlosen Paare bei ca. 15 %. Die Fertilität der Frau sinkt mit zunehmendem Lebensalter.

Fertility rate (Fertilitätszahl)
- 20-jährige Frau → Wahrscheinlichkeit 60 %
- 30-jährige Frau → Wahrscheinlichkeit 30 %
- 40-jährige Frau → Wahrscheinlichkeit 4 %

1.7.2 Ursachen für Sterilität und Infertilität

ovariell · tubar · uterin · zervikal · vaginal · extragenital

ovariell

Epidemiologie	ca. 30 % d. F.
Ätiologie	
– primäre Ovarialinsuffizienz	• Fehlbildungen (z. B. Hypoplasie) • polyzystische Ovarien (PCO-Syndrom, z. B. bei Stein-Leventhal-Syndrom) • Klimakterium praecox • Ovarialendometriose • Ovarialtumoren
– sekundäre Ovarialinsuffizienz	• Hypothalamisch-hypophysäre Störung • Hypophysentumor/-insuffizienz • anovulatorische Zyklen • Corpus-luteum-Insuffizienz • Follikelpersistenz • Hyperprolaktinämie (z. B. bei Hypothyreose) • Anorexia nervosa • Hochleistungssport

tubar

Epidemiologie	ca. 30 % d. F.
Ätiologie	• Tubenverschluss (z. B. nach Salpingitis) • Septen/Verwachsungen • Polypen/Zysten • Endometrioseherde • Motilitätsstörungen (z. B. Spasmen)

uterin

Epidemiologie	ca. 5 % d. F.
Ätiologe	• Fehlbildungen (z. B. Uterus bicornis, Uterus bicollis) • Uteruslageanomalien • Tumoren (meistens Myome) • Nidationsstörungen (z. B. hormonbedingte Veränderung des Endometriums) • Endometrium-Fehlfunktion

zervikal

Epidemiologie	ca. 5 % d. F.
Ätiologie	• anormale Zervixverhältnisse (z. B. fehlender Schleim) • Zervizitis • früherer Zervixriss bei der Geburt (Emmet-Riss) • anatomische Varianten

vaginal

Epidemiologie	ca. 5 % d. F.
Ätiologie	• Fehlbildungen • Verwachsungen • Entzündungen

1.7 Fertilitätsstörungen

extragenital

Epidemiologie	10–45 % d. F.
Ätiologie	
– genetisch (Gonadendysgenesie-Syndrome)	• Ullrich-Turner-Syndrom (45, XO) • Swyer-Syndrom (46, XY) • testikuläre Feminisierung (46, XY) • Triple-X-Syndrom (47, XXX) • adrenogenitales Syndrom
– Allgemeinerkrankungen	• Diabetes mellitus • Schilddrüsenfunktionsstörungen • Nebennierenstörungen • Cushing-Syndrom • fokale Epilepsien • Adipositas permagna • Anorexie • Infektionen • psychosomatisch
– iatrogen	• operativ • Komplikation (z. B. Abrasio = Endometriumverlust → Asherman-Fritsch-Syndrom, Konisation) • Chemotherapie oder Radiatio im gynäkologischen Bereich • Hysterektomie/ bds. Ovarektomie
– medikamentös	• Psychopharmaka • Cimetidin • Domperidon • Metoclopramid • Alpha-Methyldopa
– toxisch	• Nikotin-/ Drogen-/ Alkoholabusus • Schwermetallvergiftung
– idiopathisch	Ursache unbekannt

 Ein unerfüllter Kinderwunsch ist in 50 % der Fälle durch eine **Sterilität des Mannes** bedingt und sollte deshalb parallel abgeklärt werden. Mögliche Störungen:
- **Testes** (z. B. Maldescensus testis, Infektion, Trauma)
- **Samenwege** (z. B. Strikturen durch Entzündung)
- **Penis** (z. B. Phimose, erektile Dysfunktion, Hypospadie)
- **hormonell** (z. B. Hypothyreose, Tumoren der NNR)
- **genetisch** (z. B. männliches Ullrich-Turner-Syndrom, Mukoviszidose)
- **psychisch** (z. B. Erektionsstörungen)
- **iatrogen** (z. B. Z. n. Orchidektomie bds., Leistenbruch-OP mit Vernarbung)
- **Medikamente** (z. B. Zytostatika, Immunsuppressiva)
- **Noxen** (z. B. Kadmium, Nikotin)

1.7.3 Diagnostik bei Fertilitätsstörungen

> Anamnese · Untersuchung · Zyklusmonitoring · Labor · interdisziplinär · apparativ

Anamnese	• intensive Anamnese beider Partner • Familienanamnese • Paaranamnese • Eigenanamnese (z. B. Medikamente, Noxen)
Untersuchung	• allgemeinmedizinisch • gynäkologisch (Frau) bzw. andrologisch (Mann) • Zervixindex nach Insler
Zyklusmonitoring	• Blutungsverhalten • Basaltemperaturmessung • Kohabitationsfrequenz
Labor	• Hormonanalyse (Östrogen, LH, FSH, Progesteron, Östrogen) • vaginale Bakteriologie • genetische Abklärung • toxikologisches Screening • klinische Chemie
interdisziplinär	Zusammenarbeit mit anderen medizinischen Abteilungen (z. B. Innere Medizin)
Spermiogramm	Beurteilung der Anzahl und der Beweglichkeit der Spermien im Ejakulat
Postkoitaltest nach Sims-Huhner	• In-vivo-Aszensionstest zur Abklärung einer gestörten Penetration der Spermien durch den Zervixschleim • Vorgehen: Entnahme von Zervixsekret 2–8 Stunden postkoital (nach vorangegangener 2-tägiger Karenz) • Beurteilung der Spermienanzahl und -beweglichkeit unter dem Mikroskop • Normalbefund: 5–10 bewegliche Spermien pro Gesichtsfeld
Kurzrock-Miller-Test	• In-vitro-Invasionstest • Vorgehen: Auftragen von präovulatorischem Zervixschleim und Spermien auf einen Objektträger, Beobachtung der Penetration der Spermien durch den Zervixschleim

 Da die Häufigkeit von Fertilitätsstörungen bei beiden Geschlechtern etwa gleich hoch ist bzw. kombiniert vorliegt, sollte eine intensive **Anamnese und körperlicher Untersuchung beider Partner** erfolgen.

apparativ Sonographie	• allgemeine Form und Lage von Uterus und Adnexen • Beurteilung von Follikelgröße und Endometrium • Ovulationskontrolle
Hysterokontrastsonographie	• Injektion einer Galaktosesuspension über intrauterinen Katheter zur sonographischen Beurteilung von Uterus und Adnexen bezüglich Form und Durchgängigkeit

1.7 Fertilitätsstörungen

Hysterosalpingographie	• Injektion eines wasserlöslichen Kontrastmittels bei gleichzeitiger Durchleuchtung, ist inzwischen **obsolet**
Hysteroskopie (Uterusspiegelung)	• Füllung des Cavum uteri mit CO_2- bzw. Ringer-Lösung über Hysteroskopie-Optik zur Beurteilung von Zervix, Cavum uteri und Ostia tubae internae • bioptische Untersuchungen möglich (z. B. Septenabtragung)
CT	Abklärung z. B. von NNR-Störungen, SD-Störungen, Tumoren, Lageanomalien des Uterus
Pelviskopie (Beckenraumspiegelung)	• Füllung des Bauchraums mit CO_2 über Laparoskopie-Optik zur Beurteilung des kleinen Beckens • gleichzeitige Hydro-/Chromopertubation bzw. operative Eingriffe möglich

1.7.4 Therapie bei Fertilitätsstörungen

bei Follikelreifungsstörung · bei tubarer/uteriner/vaginaler Sterilität · bei Uterus-/Vaginafehlbildung · bei extragenitalen Faktoren

bei Follikelreifungsstörung

Antiöstrogene	Clomifen
Gonadotropine	• HCG (human chorionic gonadotropin) • HMG (human menopausal gonadotropin)

> **Ovarielles Überstimulationssyndrom (OHSS):**
> Bei der Therapie mit Ovulationsauslösern kann es durch Zusammenwirken mehrerer Lutealkörper zur Überstimulation kommen. Dabei treten Ovarialzysten und Flüssigkeitsverschiebungen bis zum Aszites auf.
> Grad 1:
> • mäßige Ovarienvergrößerung (< 5 cm)
> • Steroidsekretion im Urin gesteigert, Steroidspiegel im Blut erhöht
> • **Therapie:** Kontrolle
> Grad 2:
> • Ovarialzysten (< 10 cm)
> • Übelkeit, Erbrechen, Bauchschmerzen, Diarrhoe
> • **Therapie:** stationäre Überwachung und symptomatische Therapie
> Grad 3:
> • massive Ovarialzysten (> 10 cm)
> • Aszites, Hydrothorax, Atemnot, Bauchschmerz
> • erhöhte Blutviskosität durch Konzentration, stark erhöhtes Risiko für Thrombembolien
> • **Therapie:** stationäre Behandlung, Flüssigkeitsbilanzierung, Korrektur des Elektrolythaushaltes, evtl. Punktion des Aszites bzw. des Pleuraergusses

bei tubarer/uteriner/vaginaler Sterilität

- antibiotische Therapie bei Infektion nach Antibiogramm
- hormonelle Therapie: passende Substitution bei speziellem Hormonmangel
- hormonelle Supressionstherapie bei Endometriose
- **In-vitro-Fertilisation** (IVF)
- **intrazytoplasmatische Spermieninjektion** (ICSI)
- operative Therapie (z. B. Adhäsiolyse, Salpingolyse, Myomenukleation)

1 Geschlechtsspezifische Entwicklung und ihre Störungen

In-vitro-Fertilisation (IVF):
- Stimulation der Follikelreifung durch FSH-/LH-/GnRH-Gabe → Heranreifen mehrerer Follikel
- transvaginale Punktion und Sonographie-gesteuerte Entnahme aller Follikel
- extrakorporale Befruchtung nach 4–6 h → Eintritt in das 4–8-Zellstadium nach 40–48 h

Intrazytoplasmatische Spermieninjektion (ICSI):
- Einbringen der Spermien direkt in die Eizelle mit Hilfe einer ultradünnen Glaskapillare unter dem Mikroskop
- Embryonentransfer im 8-Zellstadium über einen Katheter ins Cavum uteri (erlaubt nach dem Embryonenschutzgesetz ist das Einbringen von max. 3 Embryonen, verboten ist im Gegensatz zu anderen Ländern das Untersuchen der Embryonen unter dem Mikroskop und anschließendes Einpflanzen nur eines morphologisch „guten" Embryos)
- Eintreten der Schwangeschaft in 20 % der Fälle
- Mehrlingsrate 20 %

bei Uterus-/ Vaginafehlbildung	• Inseminationsbehandlung (z. B. IVF) • operative Therapie (Korrektur von Fehlbildungen)
bei extragenitalen Faktoren	interdisziplinäre Therapie
bei andrologischer Sterilität	• konservativ (z. B. Meiden von Noxen) • medikamentös (z. B. antibiotische Behandlung bei Infektion) • Inseminationsbehandlung (z. B. IVF) • operativ (z. B. bei Hodenhochstand)

 Eine alternative Möglichkeit zur Sterilitätsbehandlung stellt die **Adoption** dar.

1.8 Klimakterium
B. Emmert

1.8.1 Klimakteriumphasen

Menopause · Prämenopause · Perimenopause · Postmenopause

Klimakterium (Wechseljahre, Klimax)	Übergangsphase (mehrere Jahre) zwischen Geschlechtsreife und Alter (Senium)
Prämenopause	• Definition: **erste Zyklusanomalien** • Zeitraum: 4–5 Jahre vor der Menopause
Menopause	• Definition: **letzte ovariell gesteuerte Monatsblutung** • Zeitraum: tritt bei den meisten Frauen zwischen dem 45. und dem 55. **Lebensjahr** auf
Perimenopause	• Definition: **letzte Regelblutung** • Zeitraum: Im Durchschnitt im 51. Lebensjahr, 2 Jahre vor und nach der Menopause

Postmenopause
- Definition: **Zeitraum nach der letzten Periodenblutung**
- Zeitraum: 1 Jahr nach der Menopause

 Climacterium praecox: Beginn des Klimakteriums vor dem 40. Lebensjahr
Climacterium tarda: Beginn des Klimakteriums nach dem 55. Lebensjahr

1.8.2 Veränderungen im Klimakterium

endokrin · organisch · vegetativ · psychisch

endokrin
- **Östrogene:** Produktion primär erhalten, im Verlauf sinkend (relativer Östrogenmangel durch Corpus-luteum-Insuffizienz)
- **Gonadotropin:** Ausschüttung steigt (Hypergonadotropismus)
- **Inhibin:** Ausschüttung sinkt
- **FSH:** Ausschüttung steigt
- **Androgene:** werden weiter gebildet

 Im Klimakterium ist das Erscheinungsbild durch **Östrogenmangel** gekennzeichnet.

organisch
Ovarien
- Follikelverarmung
- Gefäßsklerosierungen
- intermittierend anovulatorische Zyklen
- abnehmende Konzeptionsfähigkeit durch Corpus-luteum-Insuffizienz
- dysfunktionelle Blutungen

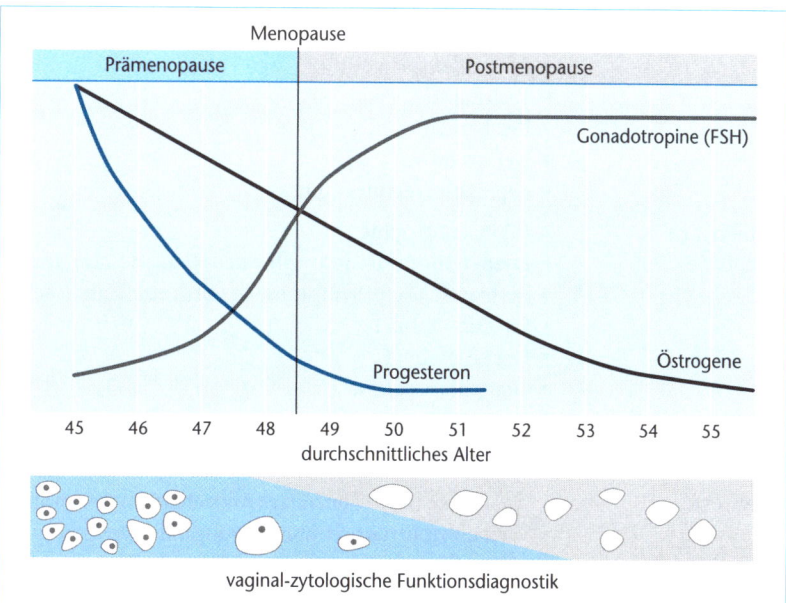

Abb. 1.12: Veränderung der Hormonsituation im Klimakterium [4]

1 Geschlechtsspezifische Entwicklung und ihre Störungen

Uterus	Wachstum des Endometriums (Endometriumhyperplasie) durch noch erhaltene Östrogenproduktion der Ovarien bei fehlender Progesteronwirkung
vegetativ	Die hormonelle Konstellation bewirkt eine hypersympathikotone Situation an vegetativen Zentren im Hypothalamus. Siehe Kap. 1.8.3: Klimakterisches Syndrom
psychisch	• Verstimmung • Gereiztheit • Depression

1.8.3 Klimakterisches Syndrom

> **Definition:** vegetative Symptome im Klimakterium · Epidemiologie
> **Ätiologie:** Östrogenmangel
> **Klinik:** akut · mittelfristig · langfristig
> **Diagnose:** Klinisches Bild
> **Therapie:** Hormonsubstitution · symptomatisch

Definition	Das **klimakterische Syndrom** (vegetativ-klimakterisches Syndrom, Menopausensyndrom) ist gekennzeichnet durch die Trias **Hitzewallungen, Schweißausbrüche, Schwindel** in Kombination mit prämenopausalen Blutungsstörungen und vaginaler Atrophie.
Epidemiologie	Ca. 50–80 % aller Frauen sind betroffen, ca. ¼ davon ist behandlungsbedürftig.
Ätiologie	relativer Östrogenmangel sowie eine prädisponierende Persönlichkeitsstruktur
Symptome	
akute Symptome	• Hitzewallungen • Schwindel • Schlafstörungen • Schweißausbrüche • Tachykardie • Reizbarkeit • Nervosität • depressive Verstimmung
mittelfristige Symptome	• vaginale Atrophie • Dyspareunie durch Atrophie der Haut an Vulva, Introitus und Vagina • dermatologische Symptome in Form von Haut-/Schleimhautatrophien • Stressinkontinenz • Leistungsabfall • Gewichtszunahme
langfristige Symptome	• Osteoporose • Arteriosklerose
Diagnose	• Anamnese (z. B. Alter, erstes Auftreten von Symptomen) • vaginalzytologische Untersuchung auf Östrogenmangel der Epithelien • Labor: Östradiol < 30 pg/ml, FSH >30 I.E./l

| Therapie | • Substitution von Östrogen/Gestagen
• symptomatisch:
  – Sedativa
  – Johanniskrautpräparate
  – β-Blocker |
|---|---|

1.8.4 Klimakterische Blutungsstörung

> **Definition:** jede vaginale Blutung in der Menopause
> **Ätiologie:** Corpus-luteum-Insuffizienz mit erhaltener Östrogenproduktion
> **Klinik:** Dauerblutung, Hypermenorrhoe, Menometrorrhagie, Polymenorrhoe
> **Diagnose:** Klinik, Anamnese, Sonographie, Histologie
> **Therapie:** Hormontherapie, fraktionierte Kürettage, Hysterektomie

Definition	vaginale Blutung in der Prämenopause
Ätiologie	Corpus-luteum-Insuffizienz, Östrogenproduktion der Ovarien ist noch erhalten, die progesteronabhängige Transformation fehlt allerdings.

 Prämenopausenblutungen können auch pathologische Ursachen haben, **Postmenopausenblutungen** dagegen sind generell karzinomverdächtig! Klimakterische Blutungsstörungen müssen deshalb immer abgeklärt werden.

| Klinik | • meist Dauerblutungen
• Hypermenorrhoe
• Menometrorrhagie
• Polymenorrhoe |
|---|---|
| Diagnose | • klinisches Bild in Verbindung mit dem Alter
• Sonographie zum Ausschluss anderer Ursachen
• histologische Abklärung |
| Therapie | • Hormontherapie (Östrogen-/Gestagen)
• bei Versagen der Hormontherapie fraktionierte Kürettage
• bei starken, therapieresistenten Blutungen ggf. Hysterektomie |

1.9 Postmenopause und Senium

B. Emmert

- **Postmenopause:** Zeitraum nach der letzten Periodenblutung (vgl. Kap. 1.8.1)
- **Senium:** Lebensphase nach abgeschlossenem Klimakterium ab ca. 60. Lebensjahr

1.9.1 Folgen der nachlassenden Ovarialfunktion

> endokrin · organisch · Prophylaxe/Therapie

| endokrin | • absoluter **Östrogenmangel**
• Hypergonadotropismus |
|---|---|

organisch	• anhaltende Amenorrhoe • absolute Sterilität • **Atrophie von Schleimhäuten und Bindewebe** (z. B. Colpitis atrophicans, Pruritus vulvae Vaginitis, Inkontinenz, Senkung des Beckenbodens, Dyspareunie, Mamma-Involution) • Osteoporose • Arterosklerose • Herz-Kreislauf-Erkrankungen • Androgenisierung
Prophylaxe und Therapie	Substitution von Hormonen (lokal bzw. systemisch

! Keine Hormonsubstitution bei **schwerer Leberfunktionsstörungen** oder **hormonabhängigen Tumoren!**

1.9.2 Gynäkologische Erkrankungen in Postmenopause und Senium

Lichen sclerosus et atrophicus · Colpitis senilis

Lichen sclerosus et atrophicus (Kraurosis vulvae, Vulvadystrophie)

Definition: Involution und Atrophie des äußeren Genitales · Epidemiologie
Ätiologie: Östrogenmangel
Klinik: atrophische Hautveränderungen
Diagnose: Anamnese · Untersuchung
Therapie: Hormontherapie · Kortisontherapie · Antihistaminika

Definition	Der Lichen sclerosus et atrophicus ist gekennzeichnet durch altersbedingte Involution und Atrophierung des äußeren Genitales
Epidemiologie	selten, Verlauf meist chronisch-progredient
Ätiologie	Östrogenmangel bei Erschöpfen der Ovarienfunktion
Klinik	• atrophische Hautveränderungen der Vulva/Vagina • Stenosierung des Introitus vaginae • Dyspareunie • Pruritus • Schmerzen • Infektionen
Diagnose	• Anamense • Untersuchung
Therapie	• lokale Hormontherapie (Östrogensubstitution) • lokale Kortisontherapie • ggf. Antihistaminika

> **Colpitis senilis (Alterskolpitis)**
>
> **Definition:** altersbedingte vaginale Entzündung
> **Ätiologie:** mangelnder Östrogeneinfluss · Scheidenmilieu
> **Klinik:** Pruritus · Schmerzen
> **Diagnose:** Anamnese · Untersuchung
> **Therapie:** Hormontherapie

Definition	Bei der Colpitis senilis handelt es sich um eine altersbedingte vaginale Entzündung
Ätiologie	Durch mangelnden Östrogeneinfluss auf das Vaginalepithel kommt es zur Atrophie und Alkalisierung des Scheidenmilieus. Diese Konstellation begünstigt Infektionen.
Klinik	• Pruritus • Schmerzen
Therapie	lokale Hormontherapie (Östrogen)

1.10 Sexualleben der Frau
M. Gerstorfer

1.10.1 Sexueller Reaktionszyklus

> Erregungsphase · Plateauphase · Orgasmusphase · Rückbildungsphase

Erregungsphase	• **psychische** (Erinnerungen, Phantasien etc.) und **physische Reize** (Stimulation der erogenen Zonen) führen zu sexueller Erregung und somit zur **Vorbereitung auf den Geschlechtsverkehr** • verstärkte **Berührungsempfindlichkeit der Brüste,** insbesondere der Mamillen und Erektion der Mamillen • gesteigerte **Hautdurchblutung** und **Schweißsekretion** • **Anspannung der Uterusmuskulatur,** der Uterus senkt sich leicht beckenwärts • **Blutfüllung** und **Anschwellen** der **Klitoris,** der **Labia majora** und **minora** (Parasympathikuswirkung) • Die **Bartholin-Drüsen** der Scheide sondern ein schleimig-flüssiges **Transsudat** ab, um die Scheide auf die Penetration vorzubereiten (**Transsudation**).

> ! Zu den **erogenen Zonen** der Frau zählen v.a. die Genital- und Analregion, die Oberschenkelinnenseite sowie Brust und Brustwarzen.

Plateauphase	• Erreichen eines bestimmten Erregungsgrades, der vom Orgasmus abgelöst wird, Dauer individuell sehr verschieden • Ausbildung der **orgastischen Manschette** aus der Muskulatur der Scheide, des Uterus und der Labien. Diese stimuliert durch ihre Verengung das männliche Glied. • Anstieg von Atem- und Herzfrequenz sowie Blutdruck
Orgasmusphase	• **Höhepunkt des sexuellen Reaktionszyklus** (und wohl auch der Kohabitation), in der Regel von kurzer Dauer

1 Geschlechtsspezifische Entwicklung und ihre Störungen

- **Rhythmische Kontraktionen der orgastischen Manschette** (v.a. der Muskulatur des Beckenbodens und des Uterus)
- **sympathisch** vermittelt

Rückbildungsphase (Refraktärphase)

- **Rückkehr** der Organe **in den Ausgangszustand**
- vermehrte Schweißproduktion am ganzen Körper mit genereller Muskelentspannung

> ! Bei der Frau kann der sexuelle Reaktionszyklus variieren, indem z.B. die **Erregung auf der Plateauphase stagniert** oder es ohne Refraktärphase zu **mehrfachen Orgasmen** kommt. Beim Mann ist die Variationsbreite geringer, und nach dem Orgasmus kommt es in der Regel zu einer **absoluten Refraktärphase.**

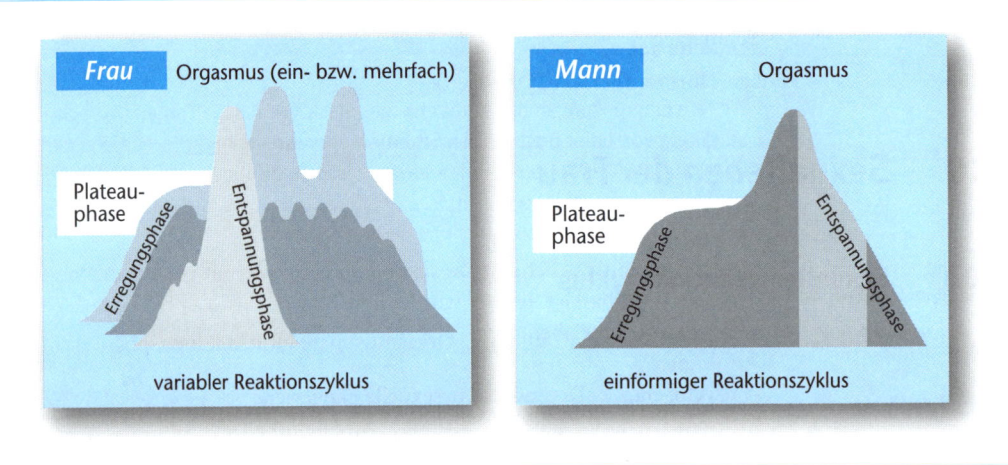

Abb. 1.13: Sexuelle Reaktionszyklen von Mann und Frau, Schema [3]

1.10.2 Sexualverhalten in den verschiedenen Lebensphasen

Kleinkind-/Kindesalter · Pubertät · während Schwangerschaft · nach Geburt · nach gynäkologischen Operationen

Kleinkind-/Kindesalter
Kinder lernen am Beispiel der Eltern die jeweilige Geschlechterrolle kennen, das Sexualleben wird in dieser Phase gebahnt.

Pubertät
beginnende Loslösung von den Eltern. Erste sexuelle Erfahrungen werden gemacht, die Geschlechterrolle festigt sich endgültig.

während Schwangerschaft
Das sexuelle Verlangen der Frau geht meist im ersten Drittel der Schwangerschaft, bedingt durch Übelkeit und Vorbereitung auf die Schwangerschaft, etwas zurück. Im zweiten Drittel jedoch nimmt die sexuelle Appetenz i.d.R. zu.

nach Geburt
Oft verspüren Frauen erst 3–4 Monate nach der Geburt wieder das Verlangen nach Geschlechtsverkehr, dies ist wohl mit erhöhtem Ruhebedürfnis zu erklären.

nach gynäkologischen Operationen
Je nach Operation kann es zu Störungen des Sexuallebens kommen. Man sollte deshalb als Arzt genau auf die Ängste der Patientinnen eingehen. Bei größeren Operationen, die mit Verlust von Geschlechtsorganen einhergehen, sollte die Pati-

1.10.3 Störungen des Sexualverhaltens

sexuelle Funktionsstörungen · abnorme Formen des Sexualverhaltens

Bei der Frau gibt es eine Vielzahl sexueller Störungen, die größtenteils nicht somatisch, sondern psychisch bedingt sind. Eine genaue Anamneseerhebung und körperliche Untersuchung ist unabdingbar.

sexuelle Funktionsstörungen
- **primäre Sexualstörung:** besteht in der Regel lebenslang bzw. seit dem Beginn der sexuellen Funktionsfähigkeit
- **sekundäre Sexualstörung:** tritt erst nach einiger Zeit der normalen sexuellen Funktion auf

> ! Weitere Eingrenzungsmöglichkeiten ergeben sich durch die Frage, ob die Störung **abhängig von einer bestimmten Situation** oder **durchgängig** (d. h. die ganze Zeit über) auftritt. Des weiteren sollte erfragt werden, ob die Störung **abhängig** oder **unabhängig vom Partner** auftritt.

Alibidinie (früher Frigidität)
- **Definition: völliges Fehlen von sexuellem Interesse** mit vollständig fehlender sexueller Erregbarkeit. Früher wurde diese Störung als „Gefühlskälte der Frau" (Frigidität) beschrieben.
- **Ätiologie:**
  - **psychisch:** z. B. Depressionen, sexuelle Langeweile
  - **organisch:** z. B. chronische Schmerzen, Malignome, Hypotonie
  - **Medikamente:** Chemotherapeutika, Sedativa, Antihypertensiva (v. a. β-Blocker)
- **Therapie:** Ausschluss und ggf. Behandlung der organischen oder medikamentösen Ursachen, ggf. Psychotherapie

Vaginismus
- **Definition: psychogener Abwehrreflex**, führt durch spastische Kontraktionen der Beckenbodenmuskulatur und der Muskulatur des unteren Scheidendrittels zum Verschluss des Scheideneingangs
- **Ätiologie:** wird häufig durch **Sexualangst** oder **somatische Ursachen** (z. B. Narbenkontrakturen) hervorgerufen
- **Therapie:** Behandlung der somatischen Ursachen, ggf. Psychotherapie

Dyspareunie (Algopareunie)
- **Definition: schmerzhafter vaginaler Koitus,** häufig mit Brennen, Jucken und Krämpfen verbunden
- **Ätiologie:**
  - **organisch:** Endometriose im Bereich der Scheide, Entzündungen der Vulva und/oder Vagina (häufig bakteriell oder Pilze), atrophische Veränderungen im Alter und nach einer Entbindung
  - **psychisch:** verminderte Libido, Ekel („mit dem Körper Nein sagen")
- **Therapie:** Behandlung der organischen Ursachen, Verordnung von Gleitcremes, bei psychischen Ursachen Psychotherapie

> Bei der antibiotischen bzw. antimykotischen Therapie einer Entzündung sollte unbedingt der **Partner mitbehandelt werden** werden.

Anorgasmie
- **Definition:** Ausbleiben des Orgasmus bei normaler Libido
- **Ätiologie:** selten organisch, eher psychosoziale Faktoren (z. B. Paarkonflikte, Schamgefühl)
- **Therapie:** ggf. Behandlung organischer Ursachen, Psychotherapie

> Die meisten sexuellen Funktionsstörungen sind psychischer Natur, trotzdem sollte man immer **organische Ursachen** ausschließen.

abnorme Formen des Sexualverhaltens

Als abnorm werden meist jene Sexualpraktiken bezeichnet, die außerhalb einer bestimmten gesellschaftlichen Norm liegen. Diese Normen unterliegen aber einem steten Wandel. Bis vor etwa 25 Jahren waren staatlich anerkannte **homosexuelle Lebensgemeinschaften** noch undenkbar, in der heutigen Zeit sind sie aber durchaus gesellschaftlich anerkannt. Die **Päderastie** war in einigen Ländern des Altertums und des fernen Ostens eine normale sexuelle Variante, im mitteleuropäischen Kulturkreis steht sie jedoch unter Strafe. Als **krankhafte Variante des Sexualverhaltens** ist aber eindeutig jede Praktik zu bezeichnen, die anderen körperlichen oder seelischen Schaden zufügt oder aus einem krankhaften Motiv heraus entsteht.

Sadismus/ Masochismus
- **Definition:** Die sexuelle Befriedigung wird erreicht, indem man jemanden **körperlich oder psychisch quält** (Sadist) oder **selbst Opfer von Qualen** wird (Masochist).
- **Therapie:** Wenn beide Partner ausdrücklich mit diesem Sexualverhalten einverstanden sind und ein gewisser strafrechtlicher und persönlicher Rahmen nicht gesprengt wird, ist eine Therapie nicht unbedingt nötig. Sadistische Angriffe **gegen den Willen des Partners** dagegen müssen in jedem Fall strafrechtlich verfolgt werden. Im extremen Fall sollte eine Psychotherapie oder stationäre psychiatrische Therapie erwogen werden.

Nymphomanie
- **Definition:** exzessiver Sexualtrieb bei Frauen mit **akutem Befriedigungszwang** (entspricht der Satyriasis beim Mann)
- **Therapie:** psychosziale Betreuung, ggf. psychiatrische Behandlung

Exhibitionismus
- **Definition:** krankhafte Neigung, die eigenen **Geschlechtsteile Unbeteiligten gegenüber zu entblößen**
- **Therapie:** ggf. Psychotherapie

Voyeurismus
- **Definition:** sexuelle Erfüllung wird durch das **Betrachten von nackten Menschen,** z. T. auch nur von kopulierenden nackten Menschen, erreicht.
- **Therapie:** ggf. Psychotherapie

2 Familienplanung

B. Emmert

2.1 Demographische und geschichtliche Faktoren

Bevölkerungsentwicklung · Historie der hormonellen Kontrazeption

Bevölkerungsentwicklung

Vergangenheit
: In der Vergangenheit war die Familiengemeinschaft auf die Versorgung der einzelnen Angehörigen ausgelegt. Eine hohe Kinderzahl sicherte das Einkommen (durch Mithilfe der Kinder z. B. in der Landwirtschaft) und die Versorgung der Eltern im Alter. Da die durchschnittliche Lebenserwartung früher gering war, besaß die Alterspyramide eine Dreieckform mit vielen Kindern in der Basis und wenigen alten Menschen an der Spitze.

Industrieländer
: Durch die fortschreitende soziale Entwicklung ist trotz der höheren Lebenserwartung die Versorgung der Eltern auch ohne Kinder gesichert. In Deutschland und in anderen Industrieländern stehen zunehmend der hohe Lebensstandard und das Prinzip der Selbstverwirklichung einem Kinderwunsch entgegen. Dort werden aktuell immer weniger Kinder geboren, während die Anzahl immer älter werdender Menschen ansteigt.

Entwicklungsländer
: In 3.-Welt-Ländern ist die Verhütung (Kontrazeption) noch wenig verbreitet. Das liegt daran, dass einerseits die Kinder immer noch die Altersversorgung der Eltern sicherstellen, andererseits sorgt der starke Einfluss von Religionsgemeinschaften (z. B. die römisch-katholische Kirche) für eine ablehnende Haltung gegenüber Verhütungsmaßnahmen. In diesen Ländern führen die abnehmende Sterberate und die steigende Geburtenrate zur Bevölkerungsexplosion. Die Folge ist z. B. Nahrungsmittelknappheit.

 Es besteht ein direkter Zusammenhang zwischen **gezielter Familienplanung** und **höherem sozialem Niveau** bzw. **besserem Ausbildungsstand**.

Historie der hormonellen Kontrazeption

- **1951:** Carl Djerassi („Vater der Pille") meldet das Patent auf einen oral aktiven Progesteron-Abkömmling an
- **1960:** Zulassung der Pille als erste hormonelle Verhütungsmethode in den USA
- **1961:** Die Berliner Schering AG bringt mit Anovlar® die erste Pille in der BRD auf den Markt
- **1965:** VEB Jenapharm bringt Ovosiston® in der DDR auf den Markt
- **1969:** Entwicklung der ersten Dreimonatsspritze
- **70er Jahre:** Die Pille ist in Deutschland fest etabliert
- **1979:** Entwicklung der 3-Stufen-Pille
- **Heute:** ca. 80 Millionen Frauen nehmen die Pille ein

2 Familienplanung

2.2 Schwangerschaftsverhütung

2.2.1 Beratung und Kontrolle

Rolle des Arztes · Indikation · Pearl-Index · Life-Table-Analysis

Rolle des Arztes
- Anamnese und Voruntersuchung
- genetische Beratung bei erblich bedingter Erkrankung der Eltern
- Beratung bei der Auswahl der passenden Verhütungsmethode (z.B. Zuverlässigkeit, Vor-/Nachteile und Risiken)
- regelmäßige Kontrolluntersuchungen bei Schwangerschaftsverhütung

Indikation
medizinisch
- bestehende **Erkrankung der Mutter** (z.B. Niereninsuffizienz), die z.B. durch schwangerschaftsbedingte Hypervolämie, körperliche Belastung und Hypertonie exazerbieren kann.
- **erblich bedingte Erkrankung** der Mutter oder des Partners

Kontrolle der Kinderzahl
- sozioökonomische Aspekte (z.B. Erhaltung eines hohen Lebensstandards)
- Lebensgestaltung (z.B. geplante Elternschaft, Trennung von Sexualität und Mutterschaft)
- Familiensituation (z.B. beide Partner erwerbstätig, Singles)

! Eine gezielte Beratung soll die Zahl der Schwangerschaftsabbrüche vermindern.

Pearl-Index
Prinzip

beschreibt die **Zuverlässigkeit** einer Verhütungsmethode anhand der Anzahl ungewollter Schwangerschaften in 100 sog. Frauenjahren

! **100 Frauenjahre** = 1200 Anwendungsmonate = 100 Frauen, die die Methode 1 Jahr lang angewendet haben.

Verhütungsmethode	Pearl-Index
keine Verhütung	85–90
natürlich	
• Coitus interruptus	10–38
• Kalender-Methode (Knaus-Ogino)	15–35
• Billings-Methode	1–15
• Temperaturmethode	3
• symptothermale Methode	1
mechanisch/lokalchemisch	
• Scheidenspülung	31
• Scheidendiaphragma	10–20
• Spermizide	3–21
• Scheidendiaphragma + Spermizid	4–10
• Femidom	1–14
• Kondom	2–12
• Portiokappe	6
• Intrauterinpessar	0,9–3,0

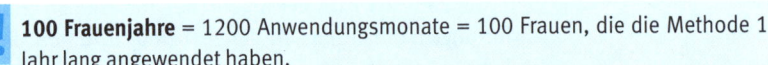

2.2 Schwangerschaftsverhütung

Verhütungsmethode	Pearl-Index
operativ	
• Tubenligatur	0,2–0,5
• Vasektomie beim Mann	0,1–0,15
hormonell	
• Minipille	0,2–3,0
• kombinierte Präparate	0,5–0,8
• Sequenz-/ Stufenpräparate	0,3–0,9
• Pille danach	0,1

Tab. 2.1: Zuverlässigkeit verschiedener Verhütungsmethoden

Life-Table-Analysis

Prinzip — Beschreibt die **praktische Verwendbarkeit einer Verhütungsmethode,** da nicht nur der theoretische Schutz, sondern auch beeinflussende Faktoren berücksichtigt werden. Die Aussage bezieht sich auf den Anteil von Frauen, der bei Anwendung einer bestimmten Verhütungsmethode über einen bestimmten Zeitraum **nicht schwanger** geworden ist.

berücksichtigte Faktoren
- Häufigkeit des Geschlechtsverkehrs
- individuelle Fehler in der Anwendung
- Dauer der Anwendung
- Anzahl der stattgehabten Zyklen

2.2.2 Kontrazeptionsmethoden

nichthormonelle Kontrazeption · hormonelle Kontrazeption

Nichthormonelle Kontrazeption

natürlich · mechanisch · lokalchemisch · operativ

Die Kontrazeptionsmethoden der Frau und des Mannes werden nebeneinander abgehandelt, da diese teilweise in Kombination verwendet werden.

natürlich

Temperaturmethode
– Prinzip
- **Messung der Basaltemperatur:** Nach Temperaturanstieg kann keine Konzeption mehr eintreten.
- Methode weit verbreitet, da einfach anwendbar

– Pearl-Index: 3

Billings-Methode
– Prinzip
- Selbstbeobachtung: Einschätzung des Ovulationszeitpunktes anhand der **Beschaffenheit des Zervixschleims** (Spinnbarkeit)
- Methode aufgrund der leichten Anwendbarkeit weit verbreitet, aber relativ unsicher

– Pearl-Index: 1–15

2 Familienplanung

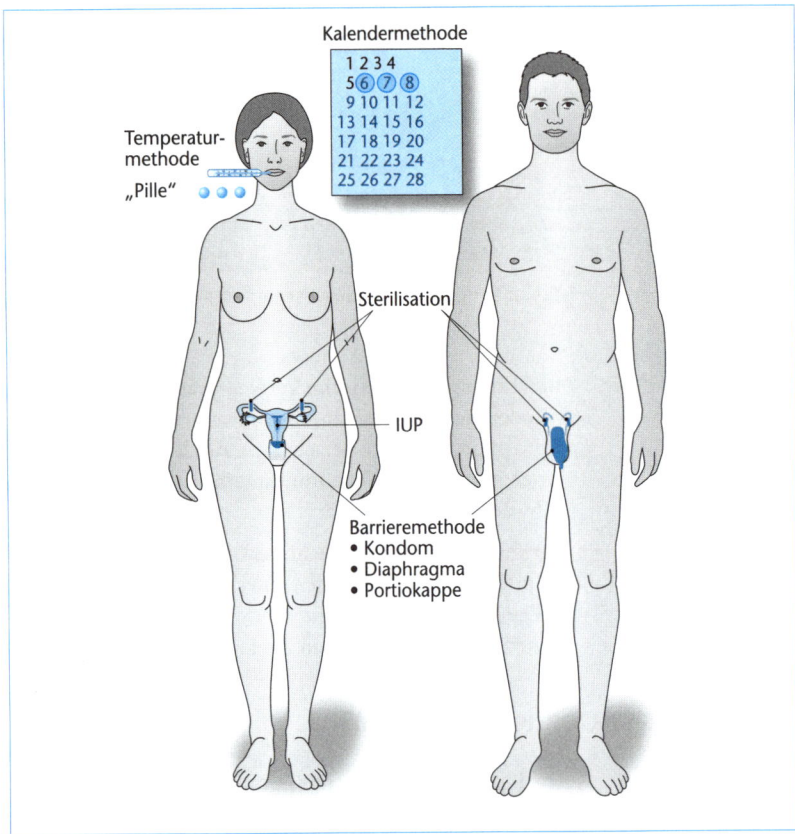

Abb. 2.1: Ansatzpunkte gebräuchlicher Verhütungsmethoden [4]

symptothermale Methode
- Prinzip
  - Kombination aus Temperatur- und Billings-Methode
  - Methode weit verbreitet, da einfach anwendbar
- Pearl-Index   1

Knaus-Ogino-Methode (Kalendermethode)
- Prinzip
  - **Berechnung der fertilen Tage** unter Berücksichtigung von gemessener Zykluslänge und üblicher Lebensdauer der Spermien
  - Methode weit verbreitet, da einfach anwendbar
- Pearl-Index   15–35

	Berechnung nach Knaus	**Berechnung nach Ogino**
• erster fruchtbarer Tag	kürzester Zyklus − 17 Tage	kürzester Zyklus − 18 Tage
• letzter fruchtbarer Tag	längster Zyklus − 13 Tage	längster Zyklus − 11 Tage
• fertile Phase bei konstantem 28-Tage-Zyklus	11.–15. Zyklustag	10.–17. Zyklustag

Tab. 2.2: Berechnung der fruchtbaren Tage nach Ogino und Knaus

2.2 Schwangerschaftsverhütung

 Die Zeit der Abstinenz ist **bei Knaus 3 Tage kürzer,** geht aber mit etwas geringerer Sicherheit einher.

Coitus interruptus
– Prinzip
- **Unterbrechung des Geschlechtsverkehrs** kurz vor der Ejakulation durch Herausziehen des Penis aus der Vagina
- Methode weit verbreitet, aber unzuverlässig (häufiges Versagen, wenn der Penis zu spät aus der Scheide gezogen wird)

– Pearl-Index 10–38

Stillen
- regelmäßiges und häufiges **Stillen** bewirkt Erhöhung des Prolaktinspiegels → Amenorrhoe und Anovulation
- unzuverlässige, aber besonders in Entwicklungsländern weit verbreitete Verhütungsmethode

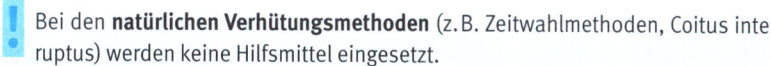 Bei den **natürlichen Verhütungsmethoden** (z. B. Zeitwahlmethoden, Coitus interruptus) werden keine Hilfsmittel eingesetzt.

mechanisch

Kondom (Präservativ)
- **Gummimembran** wird vor dem Geschlechtsverkehr über den erigierten Penis gestreift
- Methode weit verbreitet, da gleichzeitig Schutz vor Infektionskrankheiten

– Kontraindikationen Unverträglichkeit eines Geschlechtspartners gegen Inhaltsstoffe
– Pearl-Index 2–12

 Versagen durch Zerreißen bei grobem Umgang mit dem Kondom, z. B. durch spitze Gegenstände, lange Fingernägel oder Zähne

Femidom
– Prinzip
- großes „**Kondom für die Frau**" mit Spermizidbeschichtung wird in die Scheide eingelegt
- Methode bietet Schutz vor Infektionskrankheiten, ist aber noch wenig verbreitet
- Versagen durch fehlerhafte Platzierung

– Kontraindikationen Unverträglichkeit eines Geschlechtspartners gegen Inhaltsstoffe
– Pearl-Index 1–14

Bei der Verwendung eines Kondoms bzw. Femidoms besteht neben dem **Konzeptionsschutz** auch ein bedingter **Infektionsschutz** vor sexuell übertragbaren **Krankheiten** (z. B. HIV, Hepatitisviren)

Scheidendiaphragma
– Prinzip
- **gummiüberzogener Metallring bedeckt die Portio und fast das gesamte vordere Scheidengewölbe,** wird vor dem Geschlechtsverkehr in die Scheide eingelegt und verbleibt bis 6–8 Stunden postkoital
- Methode weit verbreitet, Versagen durch fehlerhaftes Platzieren bzw. zu frühes Entfernen

– Kontraindikationen Entzündungen, anatomische Variationen am Implantationsort
– Pearl-Index 10–20

2 Familienplanung

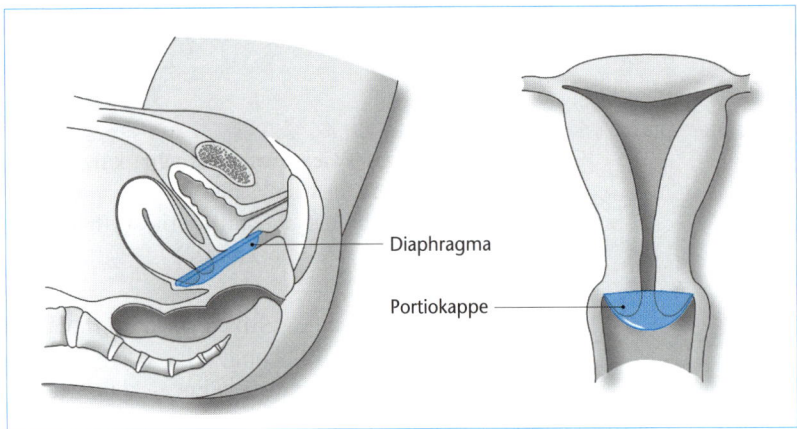

Abb. 2.2: Scheidendiaphragma und Portiokappe

Portiokappe
– Prinzip
- **kleine Kunststoffkappe bedeckt nur die Portio**, Einbringen nach der Menstruation und Verbleib für ca. 2 Wochen
- Methode wenig verbreitet (muss vom Arzt eingesetzt werden)
- Versagen durch fehlerhaftes Plazieren bzw. zu frühes Entfernen

– Kontraindikationen Entzündungen, anatomische Variationen am Implantationsort
– Pearl-Index 6

Intrauterinpessar (IUP, Spirale)
– Prinzip
- Spirale aus reinem Kunststoff bzw. mit **Kupferdrahtumwicklung** oder **Gestagenbeschichtung** wird vom Arzt in das Cavum uteri eingelegt, Verbleib für 3–5 Jahre. Wirkmechanismus durch mechanische Irritation des Endometriums, ggf. in Kombination mit Kupfer- bzw. Gestagenabgabe
- Methode gut akzeptiert, kann aber zu Komplikationen wie Entzündungen, Blutungen und Schmerzen führen

– Kontraindikationen uterine Entzündung, Myome, anatomische Variationen am Implantationsort
– Pearl-Index 0,9–3

lokalchemisch

Spermizide
– Prinzip
- Einbringen einer spermiziden Substanz (z. B. in Form von Ovula, Cremes, Spray oder getränkten Schwämmen) **10 Minuten vor dem Geschlechtsverkehr**
- einfache Methode, wegen Unsicherheit wenig verbreitet

– Kontraindikationen Unverträglichkeit der Geschlechtspartner gegen Inhaltsstoffe
– Pearl-Index 3–21

> Die **Kombination mechanischer und chemischer Kontrazeptiva** bewirkt eine größere Zuverlässigkeit.

Scheidenspülung
– Prinzip
- **Ausspülen der Vagina** nach dem Geschlechtsverkehr unter Verwendung von Detergenzien
- einfache Methode, wegen Unsicherheit wenig verbreitet

2.2 Schwangerschaftsverhütung

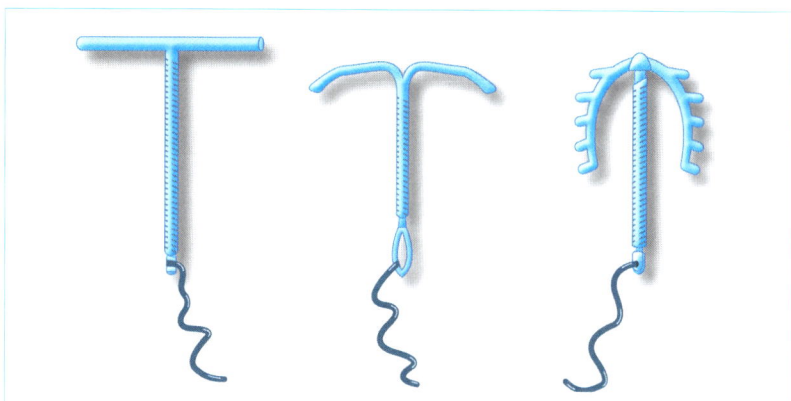

Abb. 2.3: Intrauterinpessare

– Kontraindikationen Unverträglichkeit der Geschlechtspartner gegen Inhaltsstoffe
– Pearl-Index 31

! Da Spermien sich nach der Ejakulation **nur sehr kurze Zeit in der Vagina aufhalten,** hat diese Verhütungsmethode eine hohe Versagerquote!

operativ
Sterilisation der Frau
– Prinzip
- **Durchtrennung** der Tuben, **Tubenligatur** oder **Koagulation** der Tuben
- Risiko möglicher intraoperativer Komplikationen (OP-Risiko)
- bei definitiv abgeschlossener Familienplanung häufig angewendete, aber irreversible Methode

– Kontraindikationen allgemeine OP-Kontraindikationen, Adipositas permagna
– Pearl-Index 0,2–0,5

Vasektomie beim Mann
– Prinzip
- **Kontinuitätsunterbrechung des Ductus deferens** durch Ligatur, Teilresektion oder Koagulation
- Sicherheit erst nach Auftreten einer Azoospermie nach 2 bis 3 Monaten
- geringes OP-Risiko, da Eingriff in Lokalanästhesie durchführbar
- sehr geringe Akzeptanz aus (unbegründeter) Angst vor Potenzproblemen

– Kontraindikationen allgemeine OP-Kontraindikationen
– Pearl-Index 0,1–0,15

Hormonelle Kontrazeption

oral · nichtoral · Nebenwirkungen · Kontraindikationen

Synthetische Derivate der natürlichen weiblichen Geschlechtshormone, werden meist als Östrogen-Gestagen-Kombinationen in Tablettenform verabreicht (zur besseren oralen Verfügbarkeit sind diese mit **Äthyl- und Methylgruppen** substituiert)

orale Kontrazeptiva
1-Phasen-Präparat (Kombinationspräparat)

2 Familienplanung

– Prinzip	• **alle Tabletten enthalten die gleiche Menge Östrogen und Gestagen** • zentrale Hemmung von FSH und LH → Ovulationshemmung • Beeinflussung von Endometrium und Zervixschleim → Fertilitätshemmung • negativer Einfluss auf Tubenmotilität • **Schutz beginnt mit dem ersten Tag der Einnahme**
– Einnahmeschema	• Einnahme ab 1. Blutungstag, danach täglich zur selben Zeit • Einnahmedauer 21 Tage, Einnahmepause 7 Tage • nächster Einnahmebeginn nach 28 Tagen

> ! Bei der **Mikropille** handelt es sich um ein **1-Phasen-Präparat** mit einem **Ethinylöstradiol-Anteil** von max. 35 µg pro Tablette.

– Pearl-Index	0,5–0,8

2-Phasen-Präparat (Sequenzpräparat)

– Prinzip	• größere **Annäherung an den physiologischen Zyklusablauf** als bei der Kombinationsmethode • **1. Phase:** 1.–11. Tag reines Östrogen → Hemmung der FSH-Freisetzung • **2. Phase:** 12.–21. Tag Östrogen-Gestagen-Kombination → vorzeitige Endometriumumwandlung, Hemmung der Spermienpenetration • **normophasisches Sequenzialverfahren:** 2. Phase beginnt vor der Ovulation
– Einnahmeschema	siehe Kombinationspräparate
– Pearl-Index	0,3–0,9

Stufenpräparate (abgestufte Kombinationspräparate)

– Prinzip	• Durch stufenweise zunehmende Gestagenmenge weitere **Annäherung an den physiologischen Zyklusablauf** • **2- bzw. 3-Stufen-Modelle:** 1. Stufe enthält geringe Dosis Gestagen, die in der 2. und ggf. nochmals in der 3. Stufe erhöht wird • **Stufendauer** wie bei Sequenzpräparaten 11 + 10 Tage, bei 3-Stufen-Präparaten je 7 Tage • beim 3-Stufen-Modell wird der Östrogenanteil in der 3. Stufe erniedrigt • Hemmung der Spermienpenetration schon in der ersten Phase
– Einnahmeschema	• siehe Kombinationspräparate
– Pearl-Index	0,3–0,9

Minipille

– Prinzip	• **niedrig dosiertes reines Gestagen** • verminderte Viskosität des Zervixschleims, Hemmung der Spermienpenetration • **keine Ovulationshemmung**
– Einnahmeschema	• Beginn der Einnahme am 1. Blutungstag • durchgehende Einnahme ohne Pause (28 Tage) • Einnahme zum gleichen Zeitpunkt ist extrem wichtig!

2.2 Schwangerschaftsverhütung

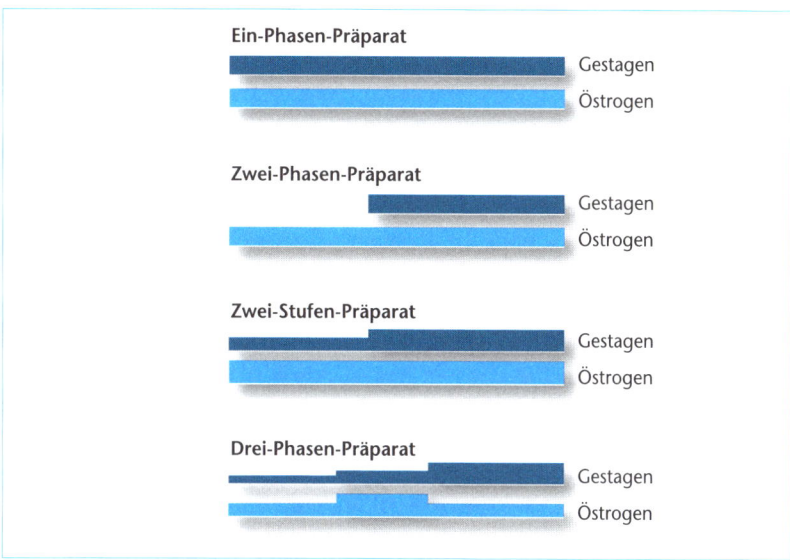

Abb. 2.4: orale Phasen- und Stufenpräparate, Schema

 Bei der **Minipille** handelt es sich um ein **reines Gestagenpräparat**.

– Pearl-Index	0,2–3,0
Postkoitalpille („Pille danach")	
– Prinzip	• hoch dosierte **Östrogen-Gestagen-Kombination:** z. B. 0,05 mg Ethinylöstradiol und 0,25 mg Levonorgestrel • Veränderung des Endometriums und anschließende schwache Hormonentzugsblutung → Verhinderung der Einsiedlung der befruchteten Eizelle (Nidation bzw. Implantation)
– Einnahmeschema	1. Tablette bis **spätestens 48 Stunden nach Geschlechtsverkehr,** 2. Tablette im Abstand von 12 Stunden
– Sicherheit	in 98–99 % der Fälle

 Die **Postkoitalpille** ist kein Kontrazeptivum im eigentlichen Sinn, da sie interzeptiv wirkt (Nidationshemmer). **Schwangerschaftsverhütung mit Nidationshemmern** gilt jedoch nicht als Schwangerschaftsabbruch, da diese Verhütungsmethode noch vor der Nidation greift.

nichtorale Kontrazeptiva

Depotpräparat	
– Prinzip	• **intramuskuläre Injektion von Gestagenen** („Dreimonatsspritze") • Nebenwirkungen: Gewichtszunahme, Libidoverlust, depressive Verstimmung, Kopfschmerz, Blutungsstörungen
– Pearl-Index	0,2–0,4
Hormonimplantat	
– Prinzip	• **Implantation des stäbchenförmigen Präparates** an der Innenseite des Oberarms

2 Familienplanung

	• kontinuierliche Freisetzung von Gestagen
	• Wirksamkeit ca. 3 Jahre
– Pearl-Index	0,2–3
Nebenwirkungen hormoneller Kontrazeptiva	• Gewichtszunahme • Libidoverlust • Depression • Übelkeit/ Erbrechen • Kopfschmerz • Blutungsstörung bei hohen Dosen

> ! Nach einer Geburt sollte die **Pille erst nach dem Abstillen** wieder eingenommen werden, da sonst die Laktation vermindert werden kann

Kontraindikationen

absolute Kontraindikationen	relative Kontraindikationen
• vorausgegangene Thrombosen • Hypertonie > 160/95 mmHg • pulmonale Hypertonie • Alter > 35 Jahre + > 20 Zigaretten/Tag • schwere Migräne • Gerinnungsstörungen • Adipositas permagna (BMI > 40) • Pankreaserkrankungen • Leberschäden • Erkrankungen der Gallenblase • exazerbierter Diabetes mellitus • östrogenbildende Tumoren	• Thrombophlebitis/ Varikosis • Hypercholesterinämie • Alter > 40 Jahre • Epilepsie • Adipositas (BMI ≤ 40) • Porphyrie • familiäre Cholezystolithiasis • insulinpflichtiger Diabetes mellitus (IDDM) • Z. n. Gestationsdiabetes

Tab. 2.3: Kontraindikationen hormoneller Kontrazeptiva

> ! **Bei Frauen über 40 Jahren** sollte wegen des **erhöhten Risikos vaskulärer Komplikationen** die Verschreibung der Pille sorgfältig bedacht werden!

3 Schwangerschaft

B. Emmert

3.1 Konzeption, Implantation und Embryonalentwicklung

3.1.1 Konzeption

Definition · Voraussetzungen · Eizellen · Spermien · Befruchtung

Definition
Geschlechtsverkehr, der zur **Befruchtung der Eizelle** führt

Voraussetzungen
- regelrechte **anatomische Verhältnisse**
- regelmäßiger Zyklus mit regelrechter **Hormonausschüttung**
- **Zeitpunkt** (Konzeptionsopimum während periovulatorischer Phase)

Eizellen

Follikelreifung

siehe auch Kap. 1.5
- Heranwachsen zunächst mehrerer Follikel
- Selektion eines sprungreifen Follikels (**Graaf-Follikel**)
- Anwachsen des Graaf-Follikels (Durchmesser bis 25 mm)
- kurz vor Ovulation: Eihügel mit der Eizelle löst sich und schwimmt frei in der Follikelhöhle
- unmittelbar vor Ovulation **Vollendung der 1. Reifeteilung** (Meiose 1): diploider Chromosomensatz → **haploider Chromosomensatz**

Ovulation

Follikelsprung in Zyklusmitte (**14. Tag p. m.**):
- Ruptur des Ovars und Freisetzung der Eizelle
- Ausschwemmen der Eizelle aus der Follikelhöhle und Andocken an den Fimbrientrichter (chemotaktisch gesteuerter Eiabnahmemechanismus)

Eizellenaufbau
- **Nucleus:** Zellkern im Inneren der Eizelle
- **Ooplasma:** umgibt Zytoplasma
- **Zona pellucida:** umgibt Ooplasma
- **Corona radiata** (Follikelepithelzellen): umgibt Zona pellucida

Spermien

Spermienreifung
- **Fetalperiode:** Urkeimzellen in den Tubuli seminiferi durchlaufen **Mitose → diploide Spermatogonien**
- **Vermehrungsperiode:** während Pubertät sprunghafte Zunahme der Spermatogonien
- **Wachstumsperiode:** Vergrößerung der Spermatogonien und schrittweise Entwicklung zu **Spermatozyten 1. Ordnung** (= primäre Spermatozyten)
- **1. Reifeteilung:** Spermatozyten 1. Ordnung durchlaufen **Meiose 1 → Spermatozyten 2. Ordnung** (= sekundäre Spermatozyten)
- **2. Reifeteilung:** Spermatozyten 2. Ordnung durchlaufen **Meiose 2 →** je 4 **haploide Spermatiden**
- **weitere Differenzierung:** Spermatiden durchlaufen eigentliche Spermatogenese → **reife Spermien**

3 Schwangerschaft

> Die Spermienreifung läuft ab der Wachstumsperiode in ca. **64 Tagen** ab.

Spermatozoen-aszension
- nach Ejakulation erreichen von ursprünglich **ca. 200–400 Mio.** (entspricht ca. 4 ml Ejakulat beim gesunden Mann) lediglich ca. 500 Spermien die Ampulle des Fimbrientrichters
- **Kapazitation:** zum Durchdringen der Eizellenhüllen notwendiger Reifungsprozess während Aszension, ausgelöst durch **Fertilisin** (= Glykoprotein der Eizelle)

> Die **Oozyte** ist nach der Ovulation **12 Stunden**, der **Spermatozyt** nach der Ejakulation **2–3 Tage befruchtungsfähig**.

Spermienaufbau
- **Kopf:** besteht aus Kern und Akrosomenkappe (Kappe enthält Enzyme, die zum Eindringen in die Eizelle dienen)
- **Hals** mit Mittelstück
- **Schwanz** in Zytoplasmahülle
- Schwanzfaden

Befruchtung (Fertilisation)

Definition Vereinigung von Spermium und Eizelle

Ablauf findet im ampullären Trichterteil statt:
- **Akrosomreaktion:** mehrere kapazitierte Spermien haften an Corona radiata und lösen diese sowie z. T. die Zona pellucida auf
- **Imprägnation:** einzelnes Spermium dringt in Eizelle ein
- **Alteration:** durch Verhärtung der Zona pellucida wird Eindringen weiterer Spermien verhindert (**Polyspermiebarriere**)
- Kontakt mit dem Spermatozoon löst **2. Reifeteilung (Meiose 2)** der Eizellchromosomen aus → Chromatiden
- **Konjugation:** 12 h nach Ovulation Verschmelzen beider haploider Gametenkerne (Oozyt und Spermatozoon), Entstehung einer **Zygote** mit **diploidem Chromosomensatz**

> Die **eigentliche Befruchtung** geschieht durch die Verschmelzung von Oozyt und Spermatozoon zu einer diploiden Zygote.

3.1.2 Entwicklung und Transport der befruchteten Eizelle

Blastozystenbildung · Transport

> Es gibt 2 Möglichkeiten zur Angabe der Schwangerschaftsdauer:
> - **post conceptionem** (= p. c., meist in der Embryologie verwendet) beschreibt den Zeitraum ab Konzeption
> - **post menstruationem** (= p.m., meist in der Klinik verwendet) beschreibt den Zeitraum ab dem 1. Tag der letzten Regelblutung. **Folglich ist dieser Zeitraum 2 Wochen länger**

3.1 Konzeption, Implantation und Embryonalentwicklung

Blastozystenbildung

Blastomer
- Zeitpunkt: **ca. 30 h p. c.**
- erste mitotische Zellteilung (Furchung) in **2 Blastomere**

Morula
- Zeitpunkt: **3. Tag p. c.**
- Zellteilungen in bis zu **16 Blastomere**

> Die Blastomere sind in diesem Zustand noch **omnipotent,** d.h., aus jedem Blastomer kann sich ein kompletter Embryo entwickeln. Kommt es zu diesem Zeitpunkt zu einem Auseinanderfallen der Morula, können **eineiige Zwillinge bzw. Mehrlinge** entstehen.

- während weiterer Entwicklung wandert die Morula durch den Eileiter Richtung Uterus
- Erreichen der Uterushöhle in 12- bis 16-Zell-Stadium

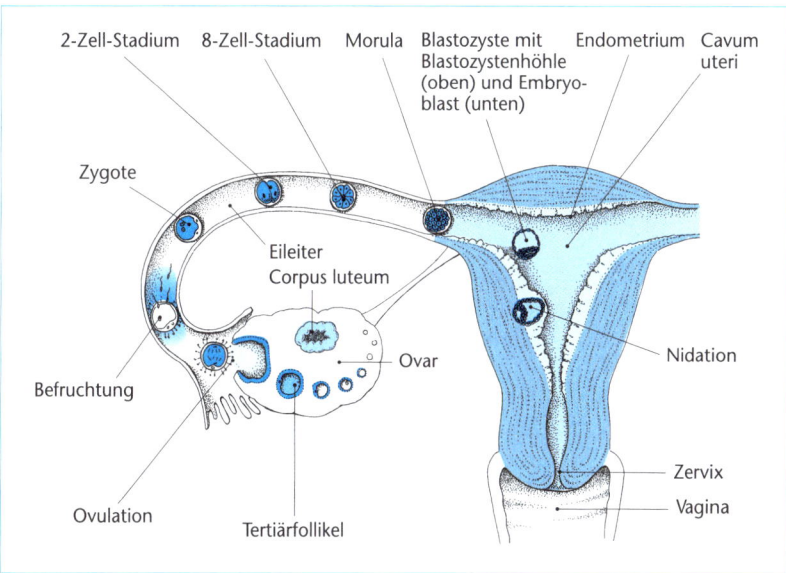

Abb. 3.1: Entwicklung der Eizelle bis zur Nidation [3]

Blastozyste
- Zeitpunkt: **4. Tag p. c.**
- Entstehung durch funktionelle Aufteilung der Zellen: Aufspaltung in **Trophoblast** und **Embryoblast**, dazwischen Bildung eines flüssigkeitsgefüllten Hohlraums
- Blastozyste ist von **Zona pellucida** umgeben

– Trophoblast
- außen gelegene Zellschicht, umgibt die Blastozystenhöhle
- Weiterentwicklung zu **Plazenta** und **Chorion** (s. Kap. 3.2.1)

– Embryoblast
- innen gelegener, wandständiger Zellhaufen
- Weiterentwicklung zum Embryo (s. Kap. 3.1.4)

Auflösung der Zona pellucida
- Zeitpunkt: **4.–5. Tag p. c.**
- Eröffnen der Zona pellucida kurz vor der Implantation
- Freisetzen der Blastozyste (**hatching**) → Implantation

| Transport | Transportmechanismus der befruchteten Eizelle:
• Zilienbewegung
• Sekretströmung
• wellenförmige Muskelkontraktion der Tubenwand |
|---|---|

Entwicklungsstadium	Entwicklungszeitraum (p. c.)		Transport	
2-Zell-Stadium	12–36 h			
4-Zell-Stadium	40–48 h	1.–3. Tag	Tubenpassage	
8-Zell-Stadium	48–62 h			
32-Zell-Stadium (Morula)	60–72 h			
Blastozyste	4. Tag		Eintritt ins Uteruslumen	
Trophoblastendifferenzierung	5.–6. Tag		Nidationsbeginn	

Tab. 3.1: Entwicklung und Transport der befruchteten Eizelle (p. c. = post conceptionem)

 Wenn der Tubentransport der Morula zum Uterus gestört wird, kann eine **Extrauteringravidität** (EU) entstehen. Dies ist häufig der Fall bei Verwachsungen (z. B. durch vorangehende Tubeninfektion, Z. n. OP im kleinen Becken), aber auch bei Tubenmotilitätsstörung. Die Einnistung der Morula erfolgt dann in der **Tube** selbst, im **Douglas-Raum** oder im **Mesenterium**.

3.1.3 Implantation und Plazentation

Implantation (Nidation)

Definition · Ablauf

Definition	**Einwachsen des Trophoblasten** in Kompakta- und Spongiosaschicht des Endometriums am **5.–12. Tag p. c.**

 Implantationsort der Blastozyste ist meist im **oberen Bereich** des Uterus (häufiger an der Hinter- als an der Vorderwand). Selten kann es auch zur Implantation in der Cervix uteri oder am inneren Muttermund kommen. In diesem Fall entwickelt sich eine **Plazenta praevia.**

Ablauf	
Endometriuminvasion	• Zeitpunkt: **5.–6. Tag p. c.**
• Anlagerung des Trophoblasten an Endometriumoberfläche
• Eindringen des Trophoblasten ins **Endometriumepithel**
• weiteres Eindringen bis ins **Uterusstroma**
Blastozystenimplantation	• Zeitpunkt: **bis 7. Tag p. c.**
• **Implantation der Blastozyste** in die oberflächliche Uterusschleimhaut
• **Entwicklung von Chorionzotten** (prävillöses Stadium)
Trophoblastenausdehnung	• Zeitpunkt: **8.–10. Tag p. c.**
• **weitere Ausdehnung** des Trophoblasten in der Uteruswand
• Keim liegt direkt unter dem Uterusschleimhautepithel
• Schleimhautdefekt nach Implantation noch sichtbar (**Koagelbildung**)

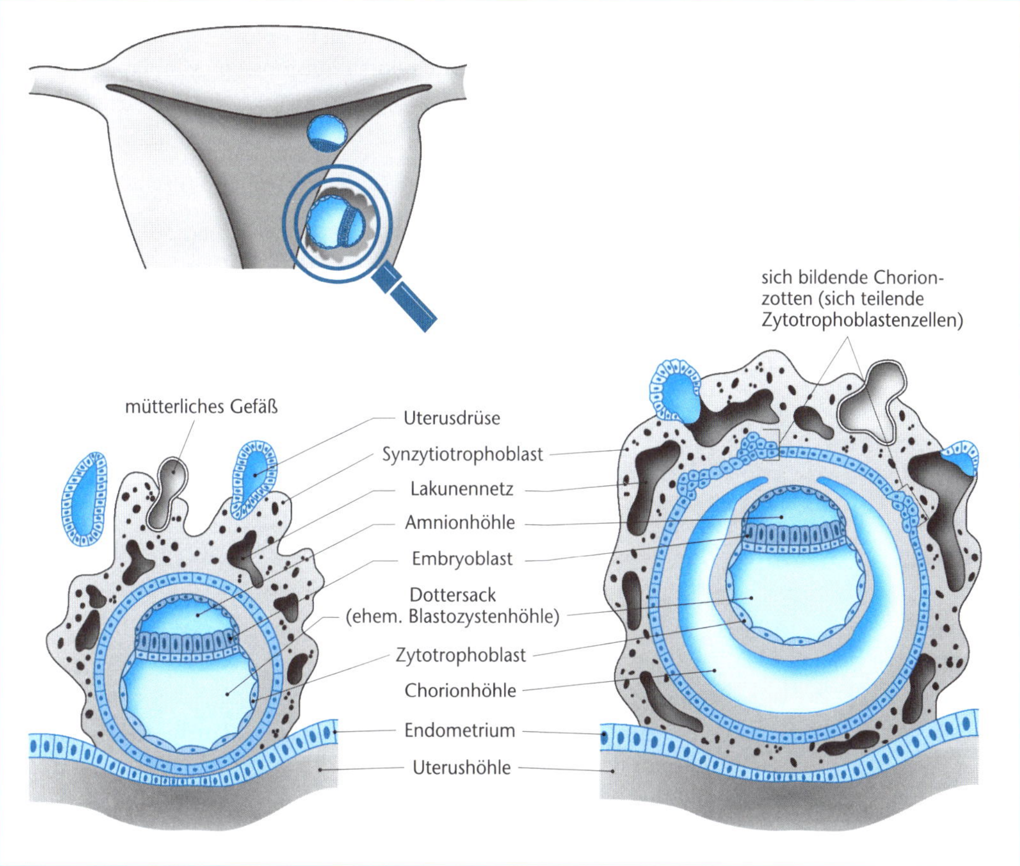

3.1 Konzeption, Implantation und Embryonalentwicklung

Abb. 3.2: Implantation und Plazentation

Defektverschluss	• Zeitpunkt: **12. Tag p. c.** • vollständiger Verschluss des Uterusschleimhautdefektes

> Bei **Störungen der Implantation** kommt es nicht zur Schwangerschaft, das befruchtete Ei wird mit der nächsten Regelblutung ausgestoßen. Dieser Effekt wird bei der **oralen Kontrazeption** genutzt.

Plazentation

Definition · Ablauf

Definition	Bildung und Reifung der Plazenta am **9.–14. Tag p. c.**
Ablauf	
Trophoblasten-auflockerung	• Zeitpunkt: **9. Tag p. c.** • Auflockerung des Synzytiotrophoblasten
Zottenentwicklung	(siehe auch Kap. 3.2.1) • Zeitpunkt: **13.–14. Tag p. c.**

- Entstehen der **Primärzotten** durch Proliferation des Zytotrophoblasten
- Weiterentwicklung zu **Sekundärzotten** durch Einsprossung von Mesenchym
- Weiterentwicklung zu **Tertiärzotten** durch Einsprossung von Kapillaren (Vaskularisation)

3.1.4 Entwicklung des Embryos

Definition · allgemeine Entwicklung · Keimblattentwicklung

Definition

Die **Embryonalperiode** dauert von der **2. bis zur 9. SSW,** in diesem Zeitraum entwickeln sich die Organe aus den Keimblättern sowie die Körperform des späteren Säuglings.

> Am Ende der Embryonalperiode ist die **Organogenese abgeschlossen,** anschließend folgt meist nur noch ein Größenwachstum der Anlagen.

allgemeine Entwicklung
- Entstehung der Körperform durch kraniokaudale Krümmung und Abfaltung vom Dottersack
- Ausweitung der Amnionhöhle, sie umgibt den Embryo jetzt vollständig

Keimblattentwicklung

siehe auch Kap. 3.2.1

zweiblättrige Keimscheibe
- Zeitraum: **4.–15. Tag p. c.**
- aus dem Embryoblast entstehen 2 Zellschichten (**zweiblättrige Keimscheibe**):
  - **Ektoderm**: kleidet den primären Dottersack aus
  - **Endoderm**: bildet in der 2. SSW die Amnionhöhle

dreiblättrige Keimscheibe
- Zeitraum: **3. SSW**
- Ausbildung von **Primitivstreifen**, die in **Primitivknoten** enden
- Ektodermzellen wandern entlang des Primitivstreifens und bilden die **intraembryonale Mesodermschicht**
- Ausbreitung des Mesoderms zwischen Ektoderm und Endoderm

> Die Keimblattenwicklung findet **zeitgleich mit der Implantation** des Trophoblasten in die Uterusschleimhaut statt.

äußeres Keimblatt (Ektoderm)	inneres Keimblatt (Endoderm)	mittleres Keimblatt (Mesoderm)
hieraus entwickeln sich: • Nervensystem (ZNS und PNS) • sensorische Epithelien von Ohr, Nase, Augen • Epidermis mit Haaranalgen und Drüsen (Schweiß- und Milchdrüsen) • Hypophyse • Zahnschmelz	hieraus entwickeln sich: • Gastrointestinaltrakt • Respirationstrakt • Harnblase • Tonsillen • Schilddrüse • Nebenschilddrüse • Thymus • Leber • Pankreas	hieraus entwickeln sich: • quergestreifte Muskulatur • Knorpel und Knochen • subkutanes Bindegewebe • Stütz- und Bewegungssystem • Blutgefäß- und Lymphsystem • Urogenitalsystem

Tab. 3.2: Hauptursprung der Organe aus den Keimblättern

3.1.5 Embryopathien

Definition · Ätiologie/Klinik · Diagnose/Therapie

Definition

Bei Embryopathien handelt es sich um **Störungen in der Embryonalphase.** Diese Störungen finden in der **2.–9. SSW** und damit vor Abschluss der Organogenese statt. Die Folge sind Krankheitsbilder mit schweren Organmissbildungen. Schädigungen vor der 2.–3. SSW führen meist zum Abort.

Ätiologie/Klinik

Die klinischen Erscheinungsformen sind sehr unterschiedlich, daher sind hier nur die wichtigsten Beispiele ausgewählt:

pränatale Infektionen
– HIV-Infektion
– Rötelnembryopathie

viral oder bakteriell, z. B.:
- Mikrozephalie
- kraniofaziale Dysmorphie
- niedriges Geburtsgewicht
- geistige Retardierung
- Augenstörungen und Schwerhörigkeit
- Herzfehler

Stoffwechselerkrankungen
– Diabetes mellitus

- Makrosomie (Geburtsgewicht > 4000 g)
- Polyhydramnion
- Vermehrt Schulterdystokie bei Geburt durch Markosomie
- Gefahr der postpartalen Hypoglykämie

– Schilddrüsenerkrankungen, z. B. Hyperthyreose

- Tachykardie
- Unruhe

chemisch-physikalische Noxen
– Alkoholembryopathie

- Minderwuchs
- Mikrozephalie mit geistiger Retardierung und Übererregbarkeit
- kraniofaziale Auffälligkeiten
- Herzfehler
- Anomalien der Genitalien und Gelenke

– Hydanthoin-Barbiturat-Embryopathie

- Minderwuchs
- Mikrozephalie mit statomotorischer und geistiger Retardierung
- kraniofaziale Dysmorphie
- Ptosis

– Vitamin-A-Embryopathie
– ionisierende Strahlung

- Hydrozephalus / Mikrozephalus
- Anotie / Mikrotie
- Leukämien
- Multiple Fehlbildungen

Diagnose/Therapie

- pränatale Diagnostik (siehe Kap. 4)
- Diagnostik der Mutter
- Therapie ist meist nur symptomatisch möglich!

3.2 Entwicklung der Plazenta und des Feten

3.2.1 Plazenta

Lokalisation · Entwicklung · Aufbau · Funktion · Nabelschnur · Plazentakreislauf · Plazentaschranke · Plazentaanomalien

Lokalisation	an der ursprünglichen **Implantationsstelle der Blastozyste**: im **Fundus uteri** bzw. an der Vorder- oder Hinterwand des **Corpus uteri**
Entwicklung	Die Plazentaentwicklung findet in der **2. SSW (7.–12. Tag p. c.)** statt
Trophoblastendifferenzierung	Zeitraum: ab **7. Tag p. c.** • nach vollständigem Eindringen des Trophoblasten (Trophoblasteninvasion) in das Endometrium Differenzierung in **2 Zellschichten**:
– Zytotrophoblast	• **innen liegend** • umgibt Blastozyste • mitotisch sehr aktiv, bildet ständig Zellen neu
– Synzytiotrophoblast	• **außen liegend** • entsteht durch Verschmelzung von Zytotrophoblastzellen mit dem Endometrium • vielkernige zusammenhängende Protoplasma-Masse ohne erkennbare Zellgrenzen (**Synzytium**) • bildet **Zotten- und Lakunensystem** (s. u.)
Amnionhöhle	• Zeitraum: ab **8. Tag p. c.** • weitere Ausdehnung des Trophoblasten • Auftreten von Spalträumen zwischen Embryoblast und sich ausdehnendem Trophoblast → Bildung der **Amnionhöhle** • Herauslösen von Zellen aus dem Zytotrophoblasten → Zellen wachsen entlang der Innenfläche der Blastozyste → Ausbilden einer vollständigen Membran und damit Ausbildung eines zweiten Hohlraumes (= **primitiver Dottersack**)
Lakunenbildung	• Zeitraum: **9.–12. Tag p. c.** • ab 9. Tag p. c. **Auflockerung des Synzytiotrophoblasten**: Es bilden sich **Vakuolen**, die sich zu **Lakunen** aufweiten. Diese sind mit mütterlichem Blut gefüllt, das die Keimscheibe bzw. den zukünftigen Embryo durch Diffusion erreicht und diesen ernährt (**uteroplazentarer Kreislauf**). • Umwandlung des Endometriums zum **mütterlichen Plazentateil** • Umwandlung des Trophoblasten zum **Chorion villosum** • ab 12. Tag p. c. zunehmendes **Zusammenfließen der Lakunen** im Synzytiotrophoblasten zu einem **Lakunensystem** → schwammähnliches Aussehen des Synzytiotrophoblasten → **Vorstufe des intervillösen Raumes** der Plazenta
deziduale Umwandlung	• Zeitpunkt: **12. Tag p. c.** • Vergrößerung der den Keim umgebenden Stromazellen der Uterusschleimhaut • Einlagerung von **Glykogen** und **Lipoiden** • zunehmendes Übergreifen dieser Veränderungen auf gesamtes Endometrium
Zottenbildung	• Zeitraum: ab **3. SSW** • durch balkenartige Proliferation des Zytotrophoblasten entstehen zuerst **Primärzotten**, durch Einsprossung von Mesenchym **Sekundärzotten**, die sich ca.

3.2 Entwicklung der Plazenta und des Feten

am 20. Tag nach Einsprossung von Gefäßen in sog. **Tertiärzotten** umwandeln. Diese sind mit der Nabelschnur verbunden.
- Umwandlung vom primitiven in den **sekundären Dottersack,** Bildung der **Eihäute** durch Verklebung von Chorion und Amnion
- Zusammenfließen der interstitiellen Maschenräume des extraembryonalen Mesoderms zu einem großen Hohlraum und Bildung des **extraembryonalen Coeloms**. Dieses umgibt Amnionhöhle und Dottersack mit Aussparung der Berührungsstelle des Amnions mit dem Trophoblasten → **Haftstiel**.
- Spaltung des extraembryonalen Mesoderms in 2 Schichten:
  - **Splanchnopleura**
  - **Somatopleura** → bildet mit Trophoblast das Chorion

Chorion

> **Chorion** = vollständige Hülle des Embryos mit Amnionhöhle und Dottersack.
> **Chorionsack:** entsteht aus dem extraembryonalen Coelom, in ihm schwimmt der Embryo

- Zeitraum: ab **8. Woche p. c.**
- gesamte Chorionoberfläche ist mit Zotten bedeckt (**Chorion villosum**)
- durch weitere Ausdehnung des Chorions **Degeneration der Zotten**, die mit der **Decidua capsularis** verbunden sind → **Chorion laeve** (glattes Chorion)
- gleichzeitig **Vermehrung und Verzweigung** der Zotten, die mit der **Dezidua basalis** verbunden sind → **Chorion frondosum** (Zottenchorion)
- Weiterentwicklung der Dezidua basalis
- Entstehung von **Plazentasepten**

> Chorion frondosum = **kindlicher Plazentateil** (Placenta fetalis)
> Dezidua basalis = **mütterlicher Plazentateil** (Placenta materna)

weiteres Wachstum
- **14. Woche p. c.:** Abschluss des Strukturaufbaus
- **20. Woche p. c.:** Durchmesser 10 cm
- **5. Monat p. c.:** Abschluss der Dickenzunahme

Aufbau

Morphologie der **reifen Plazenta** zum Geburtszeitpunkt:
- rund-ovale flache Scheibe
- schwammartige Konsistenz
- Durchmesser ca. 20 cm
- Dicke ca. 3 cm
- Gewicht ca. 500 g, abhängig vom Gewicht des Kindes

Placenta fetalis
- vom **Chorion** wachsen die sog. **Zottenbäume** (**Tertiärzotten**) in einen Hohlraum zwischen Chorion und Dezidua basalis (**intervillöser Raum**) ein
- dieser Hohlraum ist mit **mütterlichem Blut** gefüllt (**Placenta haemochorialis**)
- Zotten dienen der Diffusion, haben ausgereift eine **Gesamtoberfläche von ca. 10–15 qm**

Placenta materna
- von der Basalplatte gehen **Septen** Richtung Choriondecke ab, ohne diese ganz zu erreichen
- auf diese Art entstehen ca. **10–30 Untereinheiten** (sog. **Kotyledonen**), die jeweils mehrere Zottenbäume enthalten und untereinander in Verbindung stehen
- Verbindung zwischen Choriondeckplatte und Dezidua basalis wird gesichert durch sog. **Haftzotten**

3 Schwangerschaft

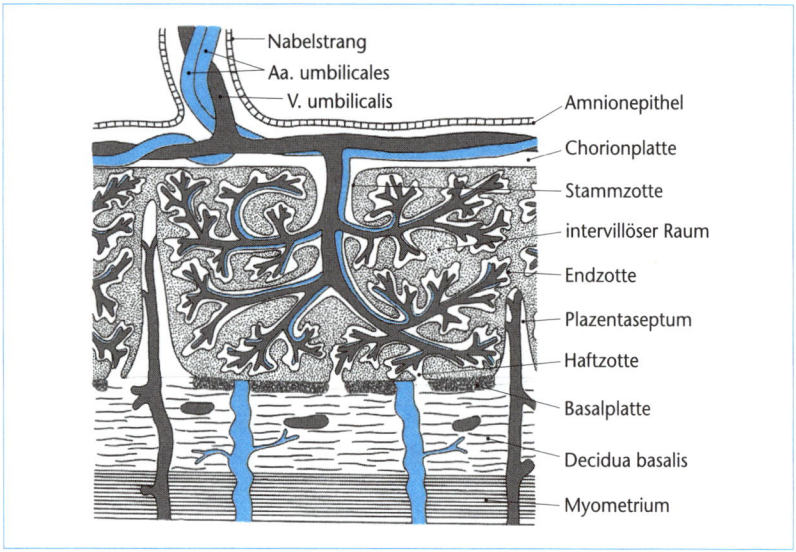

Abb. 3.3: Aufbau der Plazenta [1]

Funktion	Die Plazenta hat mehrere Funtionen:
Ernährung	• Sauerstoff • Nahrungsstoffe
Ausscheidung	• CO_2 • Stoffwechselprodukte
Hormonproduktion	

– Humanes Choriogonadotropin (HCG)	• Bildungsort: **Trophoblast**
	• Wirkung:
	  – Umwandlung des Corpus luteum menstruationis in das **Corpus luteum graviditatis**
	  – **Erhalt des Corpus luteum** bis zur 10. SSW
	  – Stimulation der mütterlichen Schliddrüsenhormonproduktion
	  – Stimulation der Leydig-Zwischenzellen beim männlichen Fetus

– Humanes Plazentalaktogen (HPL = HCS)	• Bildungsort: **Synzytiotrophoblast**
	• Verlauf: kontinuierlicher Anstieg ab 10. SSW
	• Wirkung:
	  – Strukturgleich mit STH der Hypophyse
	  – Freisetzung von Fettsäuren der Mutter
	  – **Förderung der Mammagenese**
	  – Stimulation der fetalen Erythropoese

– Östrogen	• Bildungsorte: **Tertiärfollikel, Corpus luteum, Plazenta** • Verlauf: kontinuierlicher Anstieg während gesamter Schwangerschaft

– Progesteron	• Bildungsorte: **Corpus luteum graviditatis, Plazenta**
	• Verlauf: kontinuierlicher Anstieg während gesamter Schwangerschaft
	• Wirkung:
	  – **Erhalt der Schwangerschaft**
	  – Proliferation des Brustdrüsengewebes
	  – Immunprotektion

3.2 Entwicklung der Plazenta und des Feten

Austauschmechanismen	
– passiv	Austausch **kleinerer Moleküle** (z.B. Glucose und Harnstoff) • Diffusion • erleichterte Diffusion • Diapedese
– aktiv	Austausch **größerer Moleküle** (z.B. Proteine und Hormone) • enzymatisch • Pinozytose
Barrierefunktion	Die **Plazentaschranke** besteht aus dem Endothel und der Basalmembran der kindlichen Blutgefäße und der **Synzytiumschicht**. Es besteht also keine direkte Verbindung **zwischen mütterlichem und klindlichem Blut**.

 Während der Schwangerschaft besteht für das Kind eine sog. **Leihimmunität**, da die mütterlichen **IgG-Antikörper** aufgrund ihrer geringen Größe durch die Plazentaschranke diffundieren können.

Nabelschnur (Funiculus umbilicalis)	• Ansatz im Zentrum der Plazenta • Entstehung aus der Verbindung zwischen Amnion und Trophoblast = **Haftstiel** (siehe Kapitel 3.2.1)
Aufbau	Morphologie der **reifen Nabelschnur** bei der Geburt: • Länge ca. 50 cm, Dicke ca. 1–2 cm • meist spiralige Form • **Insertio centralis**: Ansatzstelle der Nabelschnur in der Mitte der Plazenta • 2 **Umbilikalarterien (Aa. Umbilicales)**: vom Fetus kommend, enthalten sauerstoffarmes Blut • 1 **Umbilikalvene (V. umbilicalis)**: von der Plazenta kommend, enthält sauerstoffreiches Blut • **Wharton-Sulze**: umgibt als bindegewebige Schutzschicht die Nabelschnur
Funktion	• Verbindung zw. Mutter und Fetus • Die Nabelschnurgefäße enthalten **ausschließlich fetales Blut**: Die **Umbilikalvene** transportiert sauerstoff- und nährstoffreiches Blut von der Mutter zum Kind, die **Umbilikalarterien** sauerstoff- und nährstoffarmes Blut vom Kind zur Mutter.
Nabelschnurabgangsanomalien	• **Insertio lateralis**: Nabelschnuransatz an der Seite • **Insertio marginalis**: Nabelschnuransatz am Plazentarand • **Insertio velamentosa**: Nabelschnuransatz an den Eihäuten

 Bei allen Nabelschnurabgangsanomalien kann es zur **fetalen Hypoxie** kommen!

Plazentakreislauf	
mütterliches Blut	**Spiralarterien der Decidua basalis** → Übertritt in den **intervillösen Raum** → Erreichen der **Choriondecke** → Rückkehr zur **Decidua basalis** → **Kotyledonen** → **Deziduavenen** → mütterliches Gefäßsystem
kindliches Blut	**Umbilikalarterien** → Stammarterien → Kapillaren in den Zotten und damit Hineinreichen in die **Kotyledonen** → indirekter Stoffaustausch mit dem mütterlichen Blut

Plazentaanomalien	- **Placenta bipartita**: zwei Plazenten
- **Placenta succenturiata**: Plazenta mit mehreren kleinen Nebenplazenten
- **Placenta accreta**: bis ins Myometrium reichende Zotten
- **Placenta increta**: Zotten wachsen ins Myometrium ein
- **Placenta percreta**: Zotten der Plazenta wachsen durch das Myometrium bis in die Serosa des Uterus und teilweise in Nachbarorgane
- **Placenta membranacea**: Ausbreitung der Plazenta über ein großes Areal des Chorions
Klinik	Bei Placenta accreta, increta und percreta kommt es zur **verzögerten bzw. ausbleibenden Plazentalösung**
Therapie	- Versuch der **manuellen Plazentalösung**
- operative Entfernung

3.2.2 Insuffizienz der fetomaternalen Einheit

> **Definition:** Mutter-Kind-Plazenta-Regelkreis gestört · Synonym · Epidemiologie
> **Ätiologie/Pathogenese:** chronische/akute Plazentainsuffizienz
> **Klinik:** Wachstumsretardierung · Atemdepression · intrauteriner Fruchttod
> **Diagnose:** Hypoxiezeichen
> **Therapie:** Ursachenbeseitigung · Tokolyse · Bettruhe · Prognose

Definition	**Störungen des Regelkreises** zwischen Mutter, Kind und Plazenta bezeichnet man als Insuffizienz der fetomaternalen Einheit.
Synonym	**Plazentainsuffizienz**
Epidemiologie	0,5 % der gesunden Schwangeren
Ätiologie/ Pathogenese/ Klinik	- Ursache auf mütterlicher oder fetaler Seite
- tritt akut oder chronisch auf

		chronische Plazentainsuffizienz	akute Plazentainsuffizienz
Dauer		Tage bis Monate	wenige Stunden
mütterliche Ursachen			
	• Vorerkrankungen	Diabetes mellitus Anämie Nikotin-, Drogenabusus	
	• schwangerschaftsbedingt	Multiparität Gestose Rhesusinkompatibilität	Vena-cava-Kompressionssyndrom vorzeitige Plazentalösung Placenta-praevia-Blutung
fetale Ursachen		Nabelschnurprobleme	Nabelschnurprobleme (Umschlingung, Knoten, Gefäßverletzung)
Klinik		Störung der Trophoblastenreifung Wachstumsretardierung	Atemdepression intrauteriner Fruchttod

Tab. 3.3: Merkmale der chronischen und akuten Plazentainsuffizienz

Diagnose	**Hypoxiezeichen des Kindes:** • Tachykardie/ Bradykardie • Oszillation < 2/min. im CTG • fehlende Akzelerationen im CTG • DIP II im CTG
Therapie	• Ursachenforschung und -beseitigung • Tokolyse • absolute Bettruhe
Prognose	Findet die Therapie zu spät oder gar nicht statt, kommt es zur **fetalen Hypoxie mit kindlichen Folgeschäden**, im weiteren Verlauf zum **intrauterinen Fruchttod**.

3.2.3 Fruchtwasser

> **Definition:** Bildung durch Amnionepithel/fetale Nieren · Synonym
> **Zusammensetzung:** Inhaltsstoffe · Aussehen · Fruchtwassermenge · Produktion/Resorption · Fruchtwassermenge
> **Funktion:** Schutz · Wärmeregulation
> **Störungen des Fruchtwassers:** Polyhydramnion · Oligohydramnion · Fruchtwasserverfärbung

Definition	Die Leibesfrucht wird vollständig von Fruchtwasser umgeben, sodass sie darin schwimmt.
Synonym	Liquor amnii, Amnionsflüssigkeit
Zusammensetzung	
Inhaltsstoffe	• Wasser • Proteine (500 mg/dl) • Glukose (22 mg/dl) • Enzyme • Harnstoff (23 mg/dl) • Fette • fetale Talgdrüsensekrete • fetale Epithelzellen • Vermixflocken (Käseschmiere) bei fortgeschrittener Schwangerschaft
Aussehen	❗ Fruchtwasser ist eine **klare Flüssigkeit,** die durch die fetale Bilirubinausscheidung **gelblich-weiß** gefärbt ist. Gegen Ende der Schwangerschaft färbt sich das Fruchtwasser durch die Vermixflocken **weißlich-trübe.**
Produktion	• bis zur 12. SSW aus **mütterlichem Plasma-Ultrafiltrat** • danach aus **fetaler Urinausscheidung**
Resorption	• über fetalen Atem- und Verdauungstrakt (Schlucken) • über Eihäute und Plazenta
	❗ Durch die ständige Fruchtwasserproduktion und -resorption kommt es am Ende der Schwangerschaft **alle 3–5 Stunden** zu einem **kompletten Austausch** des Fruchtwassers.

Fruchtwassermenge	• kontinuierliche Volumenzunahme im Lauf der Schwangerschaft • **Mengenmaximum** um die 36. SSW • Volumenabfall um ca. 100 ml/ Woche nach 36. SSW

Gestationsalter	Fruchtwassermenge (in ml)
10. SSW	30
20. SSW	400–500
36. SSW	1000–1500
40. SSW (Geburt)	800–1000

Tab. 3.4: Fruchtwassermenge in Abhängigkeit vom Gestationsalter

Funktion	• Schutzfunktion:
	  – Schutz vor Austrocknung
	  – Schutz vor Verwachsungen mit dem Amnion
	• Gewährleistung der freien Beweglichkeit (Leibesfrucht schwimmt frei)
	• Förderung der Entwicklung des Bewegungsapparates und der Lungen
	• Wärmeregulation
	• Nährstoff- und Stoffwechseltransport

Störungen des Fruchtwassers

Polyhydramnion

– Definition	vermehrte Fruchtwassermenge (> **2000 ml**) durch gestörte Produktion bzw. Resorption

– Ätiologie/ Pathogenese	• fetal:
	  – **fetale Schluckstörung** (z. B. durch Ösophagusatresie)
	  – **fetale Fehlbildungen** (z. B. Dysraphien)
	  – Akzeptor bei feto-fetalem Transfusionssyndrom
	  – intrauterine Infektionen
	  – Blutgruppenunverträglichkeit
	• mütterlich:
	  – Mehrlingsschwangerschaft
	  – mütterlicher Diabetes mellitus

– Klinik	**vermehrte Beweglichkeit des Kindes** → • Nabelschnurknoten/-umschlingung • Beckenendlage/ Querlage zur Geburt • evtl. Frühgeburtlichkeit durch vorzeitigen Blasensprung
– Diagnose	Sonographie

Oligohydramnion

– Definition	verminderte Fruchtwassermenge (< **400 ml**) durch gestörte Produktion bzw. Resorption

– Ätiologie/ Pathogenese	• fetal:
	  – **fetale Ausscheidungsstörung** (z. B. Nierenaplasie, -agenesie)
	  – intrauterine Infektionen
	  – Übertragung
	  – Chronische Plazentainsuffizienz
	• mütterlich: Mehrlingsschwangerschaft (Donator bei feto-fetalem Transfusionssyndrom)

– Klinik	• verminderte Beweglichkeit des Kindes → • Zwangshaltung des Fetus → Hakenfuß, Schiefhals

– Diagnose Sonographie

Fruchtwasser-
verfärbung
- **grünlich gelb bis gelbbraun:** Übertragung mit Beimengung von Mekonium
- **grün:** Mekoniumbeimengung bei kindlicher Hypoxie
- **gelblich bis braun:** M. haemolyticus fetalis durch Produkte des Hämoglobinabbaus

3.2.4 Fetalentwicklung

Definition · Entwicklung

Definition Die **Fetalperiode** erstreckt sich von der **9. SSW bis zur Geburt.**

Entwicklung Die Fetalperiode ist v. a. gekennzeichnet durch **Größenwachstum** und **Ausreifung der angelegten Organsysteme.**

Gestationsalter	Fetalentwicklung
3.–5. Monat	Längenwachstum
ab 5. Monat	Kindsbewegungen Lanugobehaarung
6.–7. Monat	Fetus lebensfähig
8.–9. Monat	Gewichtszunahme

Tab. 3.5: Entwicklungsschritte während der Fetalperiode

3.2.5 Fetopathie

Definition: Störung nach 9. SSW · Epidemiologie
Ätiologie/Pathogenese: Infektionen · Stoffwechselstörungen · Blutgruppenunverträglichkeit
Klinik: CMV · Toxoplasmose · mütterlicher Diabetes mellitus · mütterliche Hyperphenylurie
Diagnose: Sonographie · Amniozentese
Klinik: abhängig von Grunderkrankung

Definition Störung in der Fetalperiode, d.h. nach Abschluss der Organreifung und damit **nach der 9. SSW**

Ätiologie/Pathogenese
- **Infektionen** (z. B. Viren, Bakterien, Protozoen)
- **Stoffwechselstörungen** (z. B. mütterlicher Diabetes mellitus)
- **Blutgruppenunverträglichkeit** (z.B Rhesusinkompatibilität)

Klinik Symptomatik hängt von Ursache ab:

CMV
- Hepatosplenomegalie
- Thrombozytopenie
- Sepsis
- hämolytische Anämie
- Mikrozephalus, Hydrozephalus
- periventrikuläre Verkalkungen
- Meningitis

Toxoplasmose	• Chorioretinitis • Krämpfe • Sepsis • Hepatomegalie • Ikterus • interstitielle Pneumonie • Chorioretinitis • Mikroophthalmus • intrazerebrale Verkalkungen
mütterlicher Diabetes mellitus	• Makrosomie • Knochenfehlbildungen (Os-sacrum-Aplasie, doppelseitiger Femurdefekt) • Hypoglykämie • Ateminsuffizienz
mütterliche Hyperphenylurie	• Mikrozephalie • geistige Retardierung
Diagnose	• **Sonographie** (Nachweis von Veränderungen) • Amniozentese
Therapie	abhängig von Grunderkrankung: • Meiden von Noxen • gute Einstellung von Stoffwechselkrankungen (z. B. durch Diät) • Antibiotikatherapie bei Infektionen

3.3 Trophoblastenerkrankungen, ektope Schwangerschaft, Fehlgeburt

3.3.1 Pathologische Entwicklung der Frühschwangerschaft

> **Definition:** Störung im ersten Trimenon
> **Ätiologie/Pathogenese:** Infektionen · Trauma · fetale Fehlbildung · Noxen
> **Klinik:** „alles oder nichts" · schwere Missbildungen
> **Diagnose:** Sonographie · Amniozentese
> **Klinik:** abhängig von Grunderkrankung

Definition Störung der regelrechten Schwangerschaftsentwicklung im ersten **Trimenon (d. h. bis 12. SSW)**

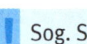 Sog. Störungen der Frühschwangerschaft umfassen **Embryopathien** und bis **zum Ende der 12. SSW auftretende Fetopathien.**

Ätiologie/ Pathogenese
- Infektion
- Trauma
- fetale **Fehlbildung**
- Einwirkung von **Noxen** (z. B. Medikamente)

3.3 Trophoblastenerkrankungen, ektope Schwangerschaft, Fehlgeburt

Klinik
- Störungen im ersten Trimenon werden vom Körper in den meisten Fällen nach dem „**Alles-oder-nichts-Prinzip**" beantwortet, d. h., die Frucht stirbt bei pathologischen Veränderungen ab.
- Überlebt das Kind, führen Schädigungen im ersten Trimenon zu **schweren Missbildungen** der Organe und des Körpers, da im ersten Trimenon die Anlage der Organe erfolgt.

Diagnose
- Sonographie
- Amniozentese

Therapie
abhängig von Grunderkrankung:
- Absetzen bzw. Meiden der Noxe
- Antibiotikatherapie bei Infektionen

3.3.2 Trophoblasttumoren

Blasenmole · destruktive Blasenmole · Chorionkarzinom

Bei gestörter Plazentaanlage und -entwicklung kann es zur **abnormen Proliferation der Trophoblasten** kommen. Die Folge sind Trophoblasttumoren wie die Blasenmole und das Chorionkarzinom.

Blasenmole

> **Definition:** blasenartige Entartung der Chorionzotten · Synonym · Epidemiologie
> **Äthiologie / Pathogenese:** defekte Keimanlage · persistierender pathologischer Trophoblast · partielle / vollständige Blasenmole
> **Klinik:** vaginale Blutung · Gestosezeichen
> **Diagnose:** Sonographie · β-HCG-Erhöhung · Histologie · Differentialdiagnose
> **Therapie:** Wehenunterstützung · Kürettage · Hysterektomie · OP-Komplikationen

Definition
blasenartige (hydrophische) Entartung der Chorionzotten der Plazenta

Synonym
Mola hydatidosa, Traubenmole

Epidemiologie
- **1 / 1500 Geburten**
- erhöhtes Risiko in Indien und China
- Altersgipfel vor 20. und nach 40. Lebensjahr

Ätiologie / Pathogenese
Aufgrund einer defekten Keimanlage kommt es zum Persistieren eines **pathologischen Trophoblasten:**
- blasige, traubenförmige Umwandlung der Chorionzotten
- fehlende oder verminderte Vaskularisierung mit gestörtem Sauerstoffaustausch
- Absterben des Embryos

komplette Blasenmole
- **gesamte Trophoblastanlage betroffen**
- Embryonalanlage findet nicht statt oder stirbt ab
- enthält keine embryonalen oder fetalen Gewebeanteile

partielle Blasenmole
- **Teil der Trophoblastanlage betroffen**
- Embryo und normale Zotten neben blasig umgewandeltem Gewebe vorhanden

3 Schwangerschaft

> Bei der **partiellen Blasenmole** ist manchmal die Austragung der Schwangerschaft und die Geburt eines lebenden Kindes möglich.

Klinik	- **vaginale Blutung** und ggf. Bläschenabgang - Luteinzysten der Ovarien in der Sonographie - Überproduktion von gondadotropem Chorionhormon - Hyperemesis - Gestosezeichen - für Gestationsalter zu großer Uterus
Diagnose	
Untersuchung	- lokaler Druckschmerz - Blutdruckmessung: Gestosezeichen
Labor	**β-HCG-Erhöhung** im Serum
apparativ	- Sonographie: **Luteinzysten** sichtbar - Kürettage: **histologische** Diagnosesicherung
Differentialdiagnose	destruktive Blasenmole
Therapie	
medikamentös	- **Wehenunterstützung:** Oxytocin-/Prostaglandingabe
operativ	- Kürettage - Ultima ratio: Hysterektomie bei andauernder Blutung
OP-Komplikationen	- Uterusperforation - Entstehung eines Corionkarzinoms auf zurückbleibendem Blasenmolengewebe

> Durch das stark aufgelockerte Uterusgewebe ist bei der Kürettage das Risiko einer **Uterusperforation mit lebensbedrohlichen Blutungen** sehr hoch!

Destruktive Blasenmole

> **Definition:** benignes invasives Chorionempitheliom · Synonym
> **Ätiologie/Pathogenese:** invasives/metastasierendes Trophoblastwachstum · Risikogruppe
> **Klinik:** Uteruskonsistenz · fehlende Rückbildungstendenz · anhaltende vaginale Blutung · β-HCG-Wert ↑
> **Diagnose:** β-HCG-Wert ↑ · Sonographie · Abrasio
> **Therapie:** Zytostatika

Definition	**benignes**, aber **invasiv wachsendes** Chorionepitheliom, das metastasieren kann.
Synonym	Corionepitheliom, invasive Blasenmole
Ätiologie/Pathogenese	Trophoblasten wachsen in Endometrium ein → **Einbruch in Blutbahn** → Metastasierung besonders in Lunge, Leber, Gehirn, Skelett
Risikogruppe	- im Anschluss an eine nichtinvasive Blasenmole - nach Abort - nach Extrauteringravidität - nach normaler Schwangerschaft

Klinik	- **Uteruskonsistenz** (großer, weicher Uterus) - fehlende bzw. zu geringe **Rückbildungstendenz** - anhaltende **vaginale Blutung** - hochpathologisch erhöhter **β-HCG-Wert** - Symptome durch Metastasen
Diagnose	- β-HCG-Wert - Sonographie - Abrasio - Metastasensuche
Therapie	Zytostatika

Chorionkarzinom

> **Definition:** maligner Trophoblastzelltumor · Synonym · Epidemiologie
> **Ätiologie/Pathogenese:** Ursachen · Risikofaktoren · Low-risk-/High-risk-Tumor · Metastasierung
> **Klinik:** persistierende vaginale Blutung · Komplikationen
> **Diagnose:** β-HCG-Erhöhung · Sonographie · Kürettage · Histologie · Differentialdiagnose
> **Therapie:** abhängig vom Krankheitsstadium · Chemotherapie · Kürettage · Prognose

Definition	Das Chorionkarzinom ist ein **hochmaligner Tumor** aus **entarteten Trophoblastzellen,** der rasch destruierend invasiv ins Myometrium vorwächst.
Synonym	Chorionepithelioma malignum
Epidemiologie	**1 %** aller malignen Genitaltumoren
Ätiologie/Pathogenese	
Ursachen	- **Blasenmole** (ca. 50 %) - **Spontanabort** (ca. 30 %) - nach **normal verlaufener Schwangerschaft** (ca. 20 %)
Risikofaktoren	- Alter der Mutter - vorausgegangene Aborte - Erstgebärende

	low risk	high risk

Metastasen	- keine
	  oder
	- kleines Becken
	  oder
	- Lunge
		- Knochen
		- Leber
		- ZNS

Latenzzeit zwischen Schwangerschaft und Symptomen	< 4–6 Monate	> 6 Monate
β-HCG im Serum	< 1.000.000 IE/l	> 1.000.000 IE/l
Rezidiv nach Therapie	nein	ja

Tab. 3.6: Merkmale eines Low-Risk- bzw. High-Risk-Tumors

Metastasierung	sehr **frühe hämatogene Metastasierung** in Vagina und Lungen
Klinik	• **sehr starke, persistierende vaginale Blutung** nach vorangegangener Blasenmole oder Schwangerschaft • fehlende oder unzureichende Uterusrückbildung
Komplikationen	**hohes Blutungsrisiko** durch Gefäßeinsprossung
Diagnose	• β-HCG-Erhöhung im Serum • **Sonographie** („Schneegestöber-Uterus") • Bildgebung zum Nachweis von Fernmetastasen (Röntgen Thorax, Thorax-CT, Sonographie) • **Kürettage** zur Diagnosesicherung
Differentialdiagnose	> Beim Chorionkarzinom sind im Gegensatz zur destruktiven Blasenmole an Stelle der Zotten **nur noch anaplastische** Zellen vorhanden.
Therapie	hängt vom Krankheitsstadium ab:
keine Metastasen bzw. Low-risk-Tumor	• **Chemotherapie** (Methotrexat-Monotherapie) • Kürettage
High-risk-Tumor	• **Chemotherapie** (Mono- oder Kombinationstherapie bei nachgewiesener Metastasierung) • Kürettage • bei Therapieresistenz/nicht stillbarer Blutung: Hysterektomie
	Zur **Verlaufskontrolle** eignet sich die **Messung des β-HCG-Spiegels** als Tumormarker.
Prognose	• **Low-risk-Tumor:** Heilungsrate 100 % • **High-risk-Tumor:** Vollremission ca. 75 %

3.3.3 Ektope Schwangerschaft

> **Definition:** Implantation außerhalb Cavum uteri · Synonym · Epidemiologie
> **Ätiologie/Pathogenese:** Transporthindernisse · Lokalisation
> **Klinik:** Bauchschmerz · Schock · Komplikationen
> **Diagnose:** Sonographie · β-HCG-Test · Pelviskopie · Differentialdiagnose
> **Therapie:** kurative Pelviskopie·

Definition	Bei der ektopen Schwangerschaft erfolgt die Implantation der befruchteten Eizelle an einem **anderen Ort als dem Cavum uteri**.
Synonym	Extrauteringravidität, **EUG**
Epidemiologie	• ca. 1 % aller ausgetragenen Schwangerschaften weltweit • meist **Tubargravidität** (ca. 99 %, davon die meisten in der **Ampulle**)
Ätiologie/ Pathogenese	Ist das befruchtete Ei bis zu einem bestimmten Entwicklungsstadium (**5.–6. Tag p. c.**) nicht bis ins Cavum uteri gelangt, nistet es sich an der Stelle, an der es sich befindet (meist die Tubarwand), ein.
Transporthindernisse	• **anatomisch** (z.B. Tubenfehlbildungen)

3.3 Trophoblastenerkrankungen, ektope Schwangerschaft, Fehlgeburt

- mechanisch
  - narbige Strikturen (z. B. nach Entzündung, postoperativ)
  - Endometrioseherde
  - vorausgegangene EUG
  - iatrogen (z. B. nach abdomineller OP)
- **funktionell** (z. B. zu geringe Tubenmotilität)
- **exogen** (z. B. Steriliätsbehandlungen, IUP)

Lokalisation
- **Tuben** (meist in Ampulle, selten im Isthmus oder intramural)
- Ovar
- Zervix
- **Peritoneum** (sog. Bauchhöhlenschwangerschaft)

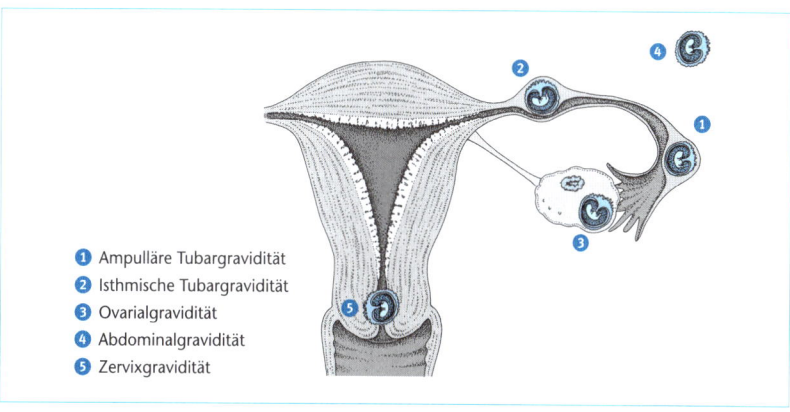

❶ Ampulläre Tubargravidität
❷ Isthmische Tubargravidität
❸ Ovarialgravidität
❹ Abdominalgravidität
❺ Zervixgravidität

Abb. 3.4: Mögliche Lokalisation einer Extrauteringravidität [6]

Klinik

abhängig vom Implantationsort:
- **Bauchschmerzen:** kolikartig, rezidivierend, Stärke bis hin zum Vernichtungsschmerz
- Schmierblutung
- Kreislaufkollaps
- unsichere Schwangerschaftszeichen (z. B. morgendliche Übelkeit)
- Schulterschmerzen

 Jeder **unklare Abdominalschmerz** muss bei einer Frau im gebärfähigen Alter an eine **ektope Schwangerschaft** denken lassen!

Komplikationen
- ampulläre Tubargravidität: **Tubarabort**
- isthmische Tubargravidität: **Tubarruptur**

 Bei **rupturierter EUG** kann es zu starken **Blutungen mit Schocksymptomatik** kommen.

Diagnose

Anamnese
- Ausbleiben der Menstruation
- Unterbauchschmerz
- Symptome der Frühschwangerschaft (z. B. Brustspannen, morgendliche Übelkeit)

3 Schwangerschaft

Untersuchung	• lokaler Druckschmerz • Abwehrspannung
Labor	**β-HCG-Test** (Blut und Urin)
apparativ	Sonographie (vaginal/ abdominal): Nachweis der Extrauterinschwangerschaft
operativ	**Laparoskopie (Pelviskopie):** sicherster Nachweis einer EUG
Differentialdiagnose	zahlreiche Differentialdiagnosen des akuten Abdomens (vgl. Abb. 11.2) • Abort • Appendizitis • Adnexizis • stielgedrehtes Ovar

Therapie	• diagnostisch-kurative **Pelviskopie**
	  – **tubenerhaltende Operation:** weitere Schwangerschaften über diese Tube möglich, aber Rezidivrisiko (30 %)
	  – **radikale Operation:** bei abgeschlossener Familienplanung komplette Entfernung der Tube
	• **Laparotomie:** bei rupturierter EUG und Schocksymptomatik

 Die **Indikation einer radikalen Tubenentfernung** häng von der Lokalisation der Frucht sowie von anderen Faktoren ab (z.B. Alter der Patientin, bestehender Kinderwunsch).

3.3.4 Fehlgeburt

Definition: Beendigung der Schwangerschaft vor der 24. SSW · Synonym · Epidemiologie
Ätiologie/Pathogenese: spontan · artifiziell · Abortformen
Klinik: vaginale Blutung · Fruchtwasserabgang · Fehlen kindlicher Lebenszeichen · sinkender Fundusstand · Komplikationen
Diagnose: β-HCG-Bestimmung · Sonographie · Differentialdiagnose
Therapie: Bettruhe · Sonographie · Tokolyse · Kürettage

Definition	Beendigung der Schwangerschaft **bis zur 24. Schwangerschaftswoche** und/oder mit einem **Fetusgewicht von unter 500 g**.

 • vor der 24. SSW: **Fehlgeburt**
• nach der 24. SSW: **Totgeburt** bzw. **Frühgeburt**

Synonym	Abort
Epidemiologie	• hohe Dunkelziffer • klinisch bekannt **ca. 20 %**
Ätiologie/ Pathogenese spontaner Abort	natürliche Ursache • chromosomale Faktoren • immunologische Faktoren • Uterusfehlbildungen

3.3 Trophoblastenerkrankungen, ektope Schwangerschaft, Fehlgeburt

- Plazentainsuffizienz
- Zervixinsuffizienz
- Myome
- Hyper-/Hypothyreose
- schlechter Allgemeinzustand in Folge von Allgemeinerkrankungen
- endokrinologische Erkrankungen
- Infektionen

artifizieller Abort — künstlich ausgelöst
- iatrogen (z. B. Abtreibung)
- medikamentös (z. B. Zytostatika, Clotrimazol)

 Nikotinabusus steigert das Abortrisiko um das 1,8fache.

Abortformen
- **Abortus imminens:** drohender Abort (vaginale Blutung bei geschlossenem Zervixkanal, intakte Gravidität)
- **Abortus incipiens:** beginnender Abort (zunehmende Öffnung der Zervix, Gravidität irreversibel gestört)
- **Abortus incompletus:** unvollständiger Abort (Fruchtteile schon ausgestoßen und im Zervixkanal sichtbar)
- **Abortus completus:** vollständiger Abort (vollständiges Ausstoßen der Frucht)
- **missed abortion:** verhaltener Abort
- **Abortus febrilis:** fieberhafter bis septischer Abort
- **Abortus habitualis:** habitueller Abort

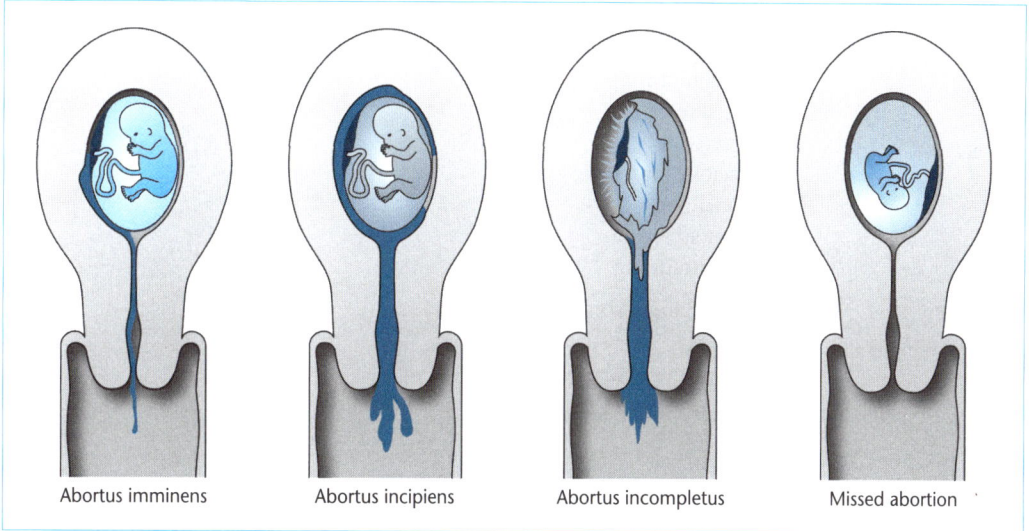

Abb. 3.5: Abortformen [4]

Klinik
- **vaginale Blutung** unterschiedlicher Stärke
- Abgang von Koageln/Gewebeteilen
- kolikartige Unterbauchmerzen
- Kreuzschmerzen

- Fruchtwasserabgang
- Fehlen kindlicher Lebenszeichen
- fehlende Pulsation der Nabelschnur
- sinkender Fundusstand
- Verringerung des Bauchumfanges

 Eine missed abortion geht mit **fehlender Symptomatik** einher.

Komplikationen	- **Dead-fetus-Syndrom** durch Einschwemmen thromboplastischen Materials in die mütterliche Blutbahn → DIC (besonders bei missed abortion) - starke Blutung - Infektion bei offenem Zervixkanal

Diagnose

Anamnese	- Gestationsalter - Blutung?
Untersuchung	- Spekulumeinstellung - Tastuntersuchung der Zervix
Labor	β-HCG-Kontrollen im Verlauf
apparativ	abdominelle/ vaginale Sonographie/ Doppler

 Bei jeder vaginalen Blutung in der Schwangerschaft muss ein **Abort ausgeschlossen** werden!

Differentialdiagnose	- Nidationsblutung - Zervixkarzinom - Varizenblutung - Blasenmole - Abort - vorzeitige Plazentalösung - Verletzungen - Placenta praevia - Polypenblutung

Therapie
erfolgt **abhängig von der Abortform:**

Abortus imminens	- **Bettruhe** - **stationäre Überwachung** - sonographische Kontrollen - Tokolyse
Abortus incipiens/ incompletus/ completus	- Kürettage - **Oxytocingabe** zur Unterstützung der Uteruskontraktur (verbleibende Plazentareste müssen aus dem Uterus entfernt werden) - ggf. Rhesusprophylaxe

! Rhesusnegative Schwangere sollten auch bei einem Abort eine **Rhesusprophylaxe** erhalten.

missed abortion	• Kürettage • präoperative Prostaglandingabe • Oxytocin- oder Prostaglandingabe
Abortus febrilis	• Kürettage • Fiebersenkung • Stabilisierung des mütterlichen Kreislaufs
habitueller Abort	• Kürettage • Beratung in Bezug auf eine erneute Schwangerschaft
Abortprävention	• mäßige körperliche Schonung • Meiden von Noxen • regelmäßige Vorsorgeuntersuchungen wahrnehmen

3.4 Adaptation des mütterlichen Organismus und ihre Störungen

Im Rahmen der Schwangerschaft kommt es zur **Anpassung des mütterlichen Organismus** an die schwangerschaftsbedingt steigende körperliche Belastung, die Geburt und das Stillen.

3.4.1 Gesamtorganismus

Herz-Kreislauf-System · Lunge · Blut · Nieren/Harnwege · Leber/Galle · Stoffwechsel · Schilddrüse · Nebenschilddrüse · Hypophyse · Knochen/Bindegewebe · Haut · Gewicht

Herz-Kreislauf-System
- mit fortschreitender Schwangerschaft **Herzquerlage** durch Zwerchfellhochstand
- **zunehmende Herzleistung:** Tachykardie, starker Puls, gesteigertes Herzminutenvolumen um ca. 30 %, Myokardhypertrophie
- **periphere Gefäßrelaxation** mit gesteigerter Hautdurchblutung und Hitzewallungen

 Folgen der Gefäßerweiterung sind **verminderter Blutrückstrom zum Herz, Varizenbildung, arterielle Hypotonie** und **orthostatische Dysregulation.**

Lunge
- Belastungs-/Ruhedyspnoe
- Hyperventilation

 In der Frühschwangerschaft kommt es durch unbekannte Faktoren und in der Spätschwangerschaft durch zunehmenden Zwerchfellhochstand zur **Belastungs- und Ruhedyspnoe,** die durch Hyperventilation ausgeglichen wird.

Blut
- Hämodilution bis zur physiologischen **Verdünnungsanämie**
- Blutvolumen steigt um ca. **40 %**
- Erythrozytenzahl steigt um ca. **25 %**

3 Schwangerschaft

 Der während der Schwangerschaft erhöhte Eisenbedarf führt zu **Eisenmangelanämie**.

- erhöhte Leukozytenbildung
- **gesteigerte Gerinnungsfaktorenbildung** mit Hyperkoagulabilität

 Aufgrund der **erhöhten Thrombosegefahr** sollten Schwangere viel trinken.

Nieren/Harnwege
- **Dilatation des Harnableitungssystems** (Nierenkelche, Nierenbecken, Harnleiter)
- gesteigerte Nierendurchblutung um ca. **30 %**
- gesteigerter renaler Plasmafluss und glomeruläre Filtration um ca. **30 %**
- physiologische Schwangerschaftsglykosurie bis **150 mg/ 24 h**
- physiologische Schwangerschaftsproteinurie bis **150 µg/ 24 h**

 In dem dilatatierten Harnableitungssystem kommt es zu einer verlängerten Verweildauer des Urins mit erhöhtem Risiko **rezidivierender Harnwegsinfekte**. Folge der gesteigerten Blasendurchblutung und der zunehmenden Platznot im Unterbauch ist **Pollakisurie**.
Die Gewebeauflockerung im Harnröhrenbereich bewirkt eine **Drang-(Urge-)Inkontinenz**.

Leber/Galle
- kontinuierliche Abnahme von Albuminkonzentration, Gammaglobulinen im Serum und Gesamteiweiß im Serum durch Verdünnung des Serums
- **Anstieg der alkalischen Phosphatase** im 2. und 3. Trimenon, Transaminasen und Leberenzyme bleiben stabil
- Anstieg des AFP
- mit zunehmender Größenzunahme des Uterus seitliche Verdrängung der Gallenblase

 Die hormonell bedingte Tonusabnahme bewirkt eine Beeinträchtigung des Galleflusses, woraus eine **intrahepatische Cholestase** mit **idiopathischem Schwangerschaftsikterus** resultieren kann.

Verdaungsstrakt verminderte Speichelbildung

- Die schwangerschaftsbedingte Gewebeauflockerung führt vermehrt zur **Gingivitis**.
- Durch den verminderten Ösophagustonus kommt es häufiger zu **Sodbrennen**
- Die abnehmende Darmmotilität führt oft zu **Obstipation**.
- **Hyperemesis gravidarum:** anhaltender Brechreiz und Erbrechen durch Hormonumstellung

Stoffwechsel
- erhöhter **Sauerstoffbedarf** um ca. **20–30 %**
- erhöhter **Grundumsatz** um ca. **20 %**
- erhöhter **Energiebedarf** um ca. **300 kcal**

3.4 Adaptation des mütterlichen Organismus und ihre Störungen

- erhöhter **Blutglukosespiegel** (cave: Gestationsdiabetes)
- **Hyperinsulinämie** bei verminderter peripherer Insulinwirkung (periphere Insulinresistenz)
- **sekundäre Hyperlipidämie** durch Zunahme der Lipidfaktoren

Bei peripherer Insulinresistenz kann sich aus einem latentem Diabetes mellitus ein **Gestationsdiabetes** entwickeln.
Bei schwangerschaftsbedingter Hyperlipidämie besteht ein erhöhtes Risiko einer **Cholecystolithiasis**.

Schilddrüse
- **relativer Jodmangel** durch vermehrten Jodbedarf > **200 µg/d**
- euthyrote Stoffwechsellage
- erhöhte T3-(= Gesamtthyroxin-), T4-(= Trijodthyronin-) **und TGB-**(= Thyreoglobulin-)**Werte** um ca. 100 %

Während Schwangerschaft und Stillzeit sollte aufgrund der gesteigerten Jodresorption eine **Strumaprophylaxe** mit Kaliumjodid-Tabletten (200 µg/d) durchgeführt werden.

Durch erhöhte Schilddrüsenhormonwerte kann es zum Bild einer **Hyperthyreose** kommen.

Nebenschilddrüse
- erhöhter Parathormonspiegel
- erhöhte intestinale Calciumresorption

Bei erhöhter Calziumresorption kann es in Kombination mit anderen Erkrankungen zur **Hyperkalzinose** kommen mit Einlagerung von Calzium in verschiedene Gewebe.

Hypophyse
- Hypertrophie des Hypophysenvorderlappens
- **Anstieg der Prolaktinsynthese** durch Vermehrung der prolaktinproduzierenden Zellen
- vermehrte Produktion von MSH
- vermehrte Produktion von ACTH
- verminderte Sekretion von Gonadotropin
- verminderte Produktion von Wachstumshormonen

Knochen/Bindegewebe
- Auflockerung und Wassereinlagerung in Fett- und Bindegewebe und Knorpel

Aus den geschwächten Knochenbändern resultieren **Fehlhaltung** und **Gelenkschmerzen**.

Haut
- gesteigerte Durchblutung
- **Hyperpigmentierung**
  - v. a. Brustwarzen, äußeres Genitale
  - Linea fusca (hyperpigmentierte Linie im Bereich der Linea alba)
  - Chloasma uterinum
- **Dehnungsstreifen**

Psyche	• Stimmungsschwankungen • Nervosität • Schlafstörungen • abnorme Essgelüste („Hering mit Schlagsahne")
Gewicht	physiologische Gewichtszunahme um ca. **10–12 kg** bis zum Ende der Schwangerschaft durch: • Wachstum des Feten und der Plazenta • Zunahme des Körperwassers (Fruchtwasser, Plasmavolumen, interstitielle Flüssigkeit

 Durch Hypoalbuminämie und Natriumretention kann es während der Schwangerschaft zur **Ödembildung** kommen.

Organ	Veränderungen
Herz-Kreislauf-System	Herzquerlage Frequenz ↑, Pulsstärke ↑, HMV ↑ periphere Gefäßrelaxation
Lunge	Atemfrequenz ↑ Atemwiderstand ↑ Hyperventilation
Blut	Verdünnungsanämie Hb ↓, HKT ↓, Thrombozyten ↓, Gesamteiweiß ↓ Blutvolumen ↑, Erythrozyten ↑, Leukozyten ↑, Gerinnungsfaktoren ↑
Nieren/Harnwege	Dilatation von Nierenbecken/-kelchen und Harnleitern Durchblutung ↑, glomeruläre Filtration ↑ Glucosurie, Proteinurie
Leber/Galle	AP ↑, AFP ↑
Stoffwechsel	Glucosespiegel ↑ Glucosurie
Schilddrüse	T3 ↑, T4 ↑, TGB ↑
Nebenschilddrüse	Parathormonspiegel ↑
Hypophyse	Prolaktinsynthese ↑, MSH-Produktion ↑, ACTH-Produktion ↑ Gonadotropin-Sekretion ↓
Knochen/Bindegewebe	Auflockerung
Haut	Durchblutung Hyperpigmentierung
Gewicht	Gewicht ↑, Körperwasser ↑ Ödembildung

Tab. 3.7: Schwangerschaftsbedingte Veränderungen des Organismus

3.4.2 Genitalorgane und Brustdrüse

> **Vulva/Vagina:** Varizen · Hyperpigmentierung · Navikularzellen und Cluster im Abstrich
> **Mamma:** Volumenzunahme · Hyperpigmentierung der Brustwarzen · Milchbildung
> **Uterus:** Hypertrophie · Hyperplasie · gesteigerte Durchblutung · Gewichtszunahme · Braxton-Hicks-Kontraktionen
> **Zervix:** Verkürzung · Aufweichung · Muttermundöffnung
> **Ovarien:** Schwangerschaftshormonproduktion

Vulva/Vagina
- verstärkte Durchblutung, Gewebeauflockerung und Dehnbarkeit
- Varizenbildung
- **verstärkte Pigmentierung** der Vulva
- durchblutungsbedingte livide Verfärbung des Introitus und der Vaginalschleimhaut
- Verdickung des Scheidenepithels
- Nachweis von **Navikularzellen und Clustern** im Vaginalabstrich
- Längenzunahme der Scheide
- vermehrte Fluorbildung

Mamma
- **Volumenzunahme**
- **Spannungsgefühl**
- Hyperpigmentierung der Brustwarze und der Areola mammae
- Proliferation der Milchdrüsen und dadurch Verdrängung des Fettgewebes
- bereits während Schwangerschaft prolaktininduzierte **Milchbildung** (sog. Kolostrum)

Uterus
- **Myometriumhypertrophie**
- Muskel- und Bindegewebshyperplasie
- **Gewichtszunahme von ca. 60 g** am Beginn der Schwangerschaft auf **ca. 1500 g** am Ende
- gesteigerte Durchblutung
- Verlängerung des Isthmus
- niedriger Uterustonus durch Progesteronwirkung
- Uteruskontraktionen

> Bei fortgeschrittener Schwangerschaft treten über größere Uterusareale intermittierend sog. **Braxton-Hicks-Kontraktionen** auf.
> **Physiologische Uteruskontraktionsfrequenz:**
> - bis 28. SSW 3 Kontraktionen/h
> - bis 32. SSW 5 Kontraktionen/h

Zervix
- Bei fortgeschrittener Schwangerschaft und Annäherung an den Geburtszeitpunkt zunehmende **Verkürzung und Aufweichen der Zervix**
- **Eröffnen** des inneren und äußeren Muttermundes

Ovarien

Bildung von **Schwangerschaftshormonen** (s. Kap. 3.2.1)

3.4.3 Störungen der Adaptation

> Gestose · Fluor · Varicosis · Anämie · (Hyper-)Emesis · Pruritus gravidarum

Gestose	schwangerschaftsbedingte Adaptationsstörungen in Form von **schwangerschaftsinduzierter Hypertonie**
Fluor	vermehrter **Ausfluss** aus dem äußeren Genitale (z. B. durch Infektion, Östrogenmangel, sexuelle Erregung)
Varicosis	**Gefäßerweiterung** im Bereich der Extremitäten und des Genitale durch Zunahme des intravasalen Volumens
Anämie	**Verminderung des Hb** durch relativen Eisen- und Folsäuremangel
(Hyper-)Emesis	häufiges, starkes **Erbrechen** (besonders im 1. Trimenon)
Pruritus gravidarum	starker **Juckreiz**, ausgelöst durch idiopathischen Schwangerschaftsikterus (besonders im 3. Trimenon)

3.5 Risikofaktoren in der Schwangerschaft

3.5.1 Hypertensive Erkrankungen in der Schwangerschaft (HES)

> Einteilung · Gestationshypertonie/Präeklampsie · HELLP-Syndrom

Einteilung	Von **Hypertonus** allgemein spricht man bei einem wiederholt gemessenen (Zeitabstand 6 h) Blutdruck > **140/90 mmHg**. Hypertensive Erkrankungen **in der Schwangerschaft** können schwangerschaftsbedingt sein oder unabhängig davon bestehen:
	• **schwangerschaftsinduzierte transiente Hypertonie:**
	  – ohne Proteinurie (**Gestationshypertonie**)
	  – mit Proteinurie (**Präeklampsie**, früher EPH-Gestose)
	• **vorbestehende schwangerschaftsunabhängige Hypertonie:**
	  – chronisch primär oder sekundär ohne Proteinurie
	  – chronisch primär oder sekundär mit Proteinurie (**Pfropfpräeklampsie** bzw. **-gestose**)

Gestationshypertonie / Präeklampsie

> **Definition:** schwangerschaftsinduzierte Hypertonie ohne/mit Proteinurie
> **Ätiologie/Pathogenese:** genetisch · Ungleichgewicht im Prostaglandinsystem · chronische Erkrankungen · Thrombophilie
> **Klinik:** Kopfschmerz · Schlafstörungen · Ohrensausen · Herzklopfen
> **Diagnose:** Labor
> **Therapie:** Überwachung · Blutdrucksenkung · Anfallsprophylaxe

Ätiologie / Pathogenese	• genetische Disposition (Mutter an Präeklampsie oder Eklampsie erkrankt) • Ungleichgewicht zwischen Prostaglandin E1 und Prostazyklin einerseits und Thromboxan andererseits

3.5 Risikofaktoren in der Schwangerschaft

- thrombophile Gerinnungsstörungen
- Primaparität
- chronische Erkrankungen
- niedriger sozialer Status
- Vasospasmus-Neigung
- immunologische Störungen

Klinik
- Vasokonstriktion bis hin zu generalisierten Vasospasmen
- Kopfschmerz, besonders morgens
- Schlafstörungen
- Schwindel
- Ohrensausen
- Herzklopfen
- Belastungsdyspnoe
- Agitiertheit
- Präkordialschmerz
- bei Präeklampsie zusätzlich Proteinurie (> 0,3 g/l in 24 h)

Komplikationen
– HELLP-Syndrom s. u.
– Eklampsie zusätzliches Auftreten **neurologischer Symptome:**
- **zerebrale Störungen** (Blutungen, Ödeme)
- **zerebrale tonisch-klonische Krämpfe**
- Retinopathia eclamptica gravidarum
- Lungenödem
- gesteigerter Hämatokrit
- Glomeruloendotheliose
- erhöhter Harnsäurespiegel bei normaler Nierefunktion und Retentionswerten
- Thrombozytopenie
- Thromboseneigung
- Hypoperfusion des intervillösen Raumes der Plazenta
- fetale Wachstumsretardierung

Diagnose
Untersuchung engmaschige Überwachung des Blutdruckes

Labor
- Harnsäure im Serum
- Kreatinin und Harnstoff im Serum
- Hämoglobin und Hämatokrit
- Gerinnungswerte
- Leberwerte (GOT, GPT, Bilirubin, LDH) im Serum
- Elektrolyte im Serum
- Protein im Urin

Therapie
- stationäre Überwachung
- Anfallsprophylaxe
- Blutdrucksenkung
- Stabilisierung der Nierenfunktion
- Intensivüberwachung
- schnellstmögliche Entbindung

3 Schwangerschaft

HELLP-Syndrom

Definition: Hämolyse · Transaminasen/Bilirubin ↑ · Thrombozyten ↓
Ätiologie/Pathogenese: Präeklampsie
Klinik: Bauchschmerz · Übelkeit · Krankheitsgefühl · Komplikationen
Diagnose: Labor
Therapie: Sectio

Definition

Komplikation der Präeklampsie

> **HELLP = H**ämolyse, **E**rhöhung von Transaminasen und Bilirubin (**e**levated **l**iver function test), Thrombozytopenie (**l**ow **p**latelets)

Ätiologie/Pathogenese

Präeklampsie

Klinik

- starkes **Krankheitsgefühl**
- starker **Bauchschmerz**
- Übelkeit

Komplikationen

- Gehirnblutung
- Leberruptur

Diagnose
Labor

- Thrombozyten < **100 000**/µl
- GOT, GPT, LDH, Bilirubin und D-Dimer erhöht
- Haptoglobin erniedrigt

Therapie

Beendigung der Gravidität durch Sectio caesarea

3.5.2 Diabetes mellitus

Einteilung · Gestationsdiabetes

Einteilung
Kohlenhydratverwertungsstörung führt zu erhöhten Blutzuckerwerten:
- **vorbestehender Diabetes mellitus**
  - Typ 1: absoluter Insulinmangel
  - Typ 2: relativer Insulinmangel durch Insulinresistenz
- **Gestationsdiabetes**: erstmaliges Auftreten in der Schwangerschaft

Gestationsdiabetes

Definition: erstmalig während Schwangerschaft
Ätiologie/Pathogenese: schwangerschaftsbedingt
Klinik: Glukosurie · postprandiale Hyperglykämie · Komplikationen
Diagnose: Labor
Therapie: Diät · Insulin · Prognose

Definition

erstmaliges Auftreten des Diabetes **in der Schwangerschaft**

Ätiologie/ Pathogenese	durch Schwangerschaft bzw. Stillzeit bedingte Kohlenhydratverwertungsstörung
Klinik	• Glucosurie • postprandial Hyperglykämie

Komplikationen	• mütterlich:
	  – **Hypoglykämie** (durch verstärkte Insulinwirkung im 1. Trimenon)
	  – **Ketoazidosen mit Hyperglykämie** (besonders in der Spätschwangerschaft bei schlechter Blutzuckereinstellung)
	  – vermehrt Harnwegsinfektionen
	  – häufiger Präeklampsie, Eklampsie
	  – Verschlechterung einer vorbestehenden Retinopathie oder Niereninsuffizienz
	• fetal:
	  – **erhöhte Fehlgeburtsrate** (Embryopathia/Fetopathia diabetica)
	  – **intrauterine Wachstumsretardierung** („small für date baby", durch gestörte Plazentadurchblutung)
	  – Polyhydramnion (durch fetale Polyurie)
	  – **Makrosomie** (durch resultierenden fetalen Hyperinsulinismus)
	  – postpartale Hypoglykämie

Diagnose	• Uringlukosetest • oraler Glucosetoleranztest (OGTT)
Therapie	• Diät • ggf. Insulinsubstitution
Prognose	meist Normalisierung der Blutzuckerwerte nach der Geburt

3.5.3 Blutgruppeninkompatibilität

> **Definition:** M. haemolyticus neonatorum bzw. fetalis
> **Ätiologie/Pathogenese:** beschleunigter Erythrozytenabbau durch Ak-Anlagerung
> **Klink:** hämolytische Anämie · Ödeme · Aszites · Komplikationen
> **Diagnose:** Blutgruppenbestimmung · Sonographie
> **Therapie:** Entbindung · intrauterine Transfusion

Definition	Unverträglichkeit mütterlicher und fetaler Blutgruppeneigenschaften bis hin zum **M. haemolyticus neonatorum bzw. fetalis**
Ätiologie/ Pathogenese	Ablagerung **mütterlicher Antikörper** an **fetalen Erythrozyten** → beschleunigter Erythrozytenabbau
Rhesuskonstellation	• **Mutter Rh-negativ, Kind Rh-positiv** • vorangegangener Kontakt des mütterlichen Organismus mit mit Rh-Antigen (z. B. durch Entbindung, Interruptio, Bluttransfusion) • bei aktueller Schwangerschaft diaplazentare Einschwemmung von Antikörpern
AB0-Konstellation	• Mutter und Kind besitzen unterschiedliche Blutgruppen • selten • milder Verlauf durch rasches Abfangen der fetalen Erythrozyten

Klinik	- fetaler Ikterus durch Hämolyse
- hämolytische Anämie
- Ödeme
- Perikarderguss
- Pleuraerguss
- Aszites
- Herzinsuffizienz
Komplikationen	- **Erythroblastosis fetalis**: reaktiv gesteigerte Blutbildung bei Blutverlust → Vermehrung unreifer Erythrozyten
- **Hydrops fetalis**: generalisierte Ödeme, Aszites, generalisiertes Plazentaödem
Diagnose	- **Bestimmung der Blutgruppe** beider Eltern und des Kindes
- indirekter Coombstest
- **Sonographie:** Nachweis von Lebervergrößerung, Hautödem, Aszites, Herzvergrößerung
- **Amniozentese** mit Bilirubinbestimmung und fetaler Blutgruppenbestimmung
- Nabelschnurpunktion
Therapie	- stationäre Überwachung
- **intrauterine fetale Bluttransfusion** mit Spenderblut der Blutgruppe 0 Rh-negativ
- Austauschtransfusion
- ggfl. postpartale Phototherapie des Kindes bei Ikterus
- Einleitung der **Entbindung**

3.5.4 Andere vorbestehende Erkrankungen

Nierenerkrankungen · endokrine Erkrankungen · Herzerkrankungen · Anämie · Gerinnungsstörungen · Vena-cava-Kompressionssyndrom

Nierenerkrankungen	- z.B. chronische Niereninsuffizienz
- Verschlechterung der Erkrankung durch zusätzliche Volumenbelastung
endokrine Erkrankungen	- z.B. Hypo-/Hyperthyreose
- diffuse Vergrößerung der Schilddrüse
- Zunahme der TBG-Konzentration (Östrogeneinfluss)
- erhöhter Jodbedarf → relativer Jodmangel
Herzerkrankung	- z.B. Herzfehler, AV-Block Grad I
- Verschlechterung der Symptomatik durch gesteigertes intravasales Volumen sowie körperliche Belastung
Anämie	- z.B. Eisenmangelanämie
- Verschlechterung der Symptomatik durch Verdünnungseffekt bei gesteigertem intravasalen Volumen sowie schwangerschaftsbedingte Eisenmangelanämie und Folsäuremangel
Gerinnungsstörungen	- z.B. Thrombose
- bei Thrombose 3fach erhöhte Thrombosegefahr

3.5 Risikofaktoren in der Schwangerschaft

Vena-cava-Kompressionssyndrom

> **Definition:** Druck des Uterus auf die Vena cava → Schocksymptomatik
> **Klinik:** Schock · Hypotonie · Hypoxie des Kindes
> **Therapie:** Linksseitenlage der Patientin

Definition	Auftreten einer **Schocksymptomatik durch Druck des Uterus auf die Vena cava** und damit fehlender Rückstrom zum Herzen
– Epidemiologie	ca. 45 % aller Schwangerschaften
Klinik	• Schocksymptomatik mit Blässe, Tachykardie, Kaltschweißigkeit • Hypotonie • evtl. Anfallsgeschehen • Hypoxie des Kindes mit Bradykardie
Therapie	Umlagerung der Patientin, am besten in Linksseitenlage

> ❗ Die Symptomatik tritt **innerhalb von Minuten** nach Einnahme der Rückenlage auf und verschwindet fast **unmittelbar nach Umlagerung** wieder.

3.5.5 Andere in der Schwangerschaft auftretende Erkrankungen

> Infektionen · Pyelonephritis gravidarum · akutes Abdomen

Infektionen

- **schwangerschatfsrelevante Erreger:** STORCH-Komplex (**S**yphilis, **T**oxoplasmose, andere (**o**ther) Bakterien/Protozoen/Pilze, **R**öteln, **C**ytomegalie, **H**erpes simplex)
- Hepatitis
- Masern
- Mumps
- Varizellen
- Gonorrhoe
- Chlamydieninfektion
- CMV
- Candidainfektion

Pyelonephritis gravidarum

> **Definition:** bakterielle Nierenbeckenentzündung
> **Ätiologie/Pathogenese:** Zystitis · Harnwegsinfekt
> **Klink:** Fieber · Miktionsbeschwerden · Nierenlagerklopfschmerz
> **Diagnose:** Urin-/Blutuntersuchung · Sonographie
> **Therapie:** supportiv · Antibiotika

Definition	akute bakterielle Entzündung des Nierenbeckens
Ätiologie/Pathogenese	Entwicklung aus einer Zystitis oder einem Harnwegsinfekt
Klinik	• hohes **Fieber** • Flankenschmerz

- Miktionsbeschwerden
- klopfschmerzhaftes Nierenlager

Diagnose
- Urinuntersuchung
- Blutuntersuchung (Entzündungswerte)
- Sonographie (gestautes Nierenbecken)

Therapie
- Bettruhe
- viel trinken
- Antibiose

Akutes Abdomen
siehe Kap. „Notfälle in der Schwangerschaft"

3.5.6 Mehrlings-Schwangerschaft

Komplikationen
- Missverhältnis
- Blutungen in vorherigen Schwangerschaften
- stattgehabte Frühgeburt
- stattgehabte Übertragung
- Oligohydramnion/Polyhydramnion

3.5.7 Exogene Faktoren

Noxen · allgemein

Noxen
- Alkohol
- Nikotin
- Drogen
- Strahlung
- Medikamente
- Koffein

allgemein
- chromosomale Störungen
- Alter des Vaters > 50 Jahre
- familiäre Belastung (in Form von Fehlbildungen, Erkrankungen)
- psychosoziale Störungen

3.5.8 Drohende Frühgeburt

Ätiologie · Klinik

Ätiologie
- uterofetoplazentare Insuffizienz
- vorzeitige Wehentätigkeit
- Zervixinsuffizienz

Klinik
- vaginale Blutung
- vorzeitige Wehen
- vorzeitiger Blasensprung
- vorzeitige Plazentalösung

3.6 Schwangerschaftsspezifische Notfälle

3.6.1 Blutungen

Placenta praevia · vorzeitige Plazentalösung

Placenta praevia

> **Definition:** aberrante Plazentalage mit Verlegung des inneren Muttermundes
> **Einteilung:** Placenta praevia totalis · Placenta praevia partialis · Placenta praevia marginalis
> **Klinik:** schmerzlose vaginale Blutung
> **Diagnose:** abdominelle Sonographie
> **Therapie:** stationäre Überwachung · Bettruhe · Tokolyse · Geburt durch Sectio

Definition	**aberrante Lage der Plazenta** mit teilweiser oder vollständiger Verlegung des inneren Muttermundes
Einteilung	
– Placenta praevia totalis	• **vollständige Verlegung** des gesamten Muttermundes • geburtsunmögliche Situation
– Placenta praevia partialis	• **teilweise Verlegung** des Muttermundes • je nach Lage evtl. vaginale Geburt möglich
– Placenta praevia marginalis	• **Heranreichen des Plazentarandes** an den Muttermund, allerdings ohne Verlegung
Klinik	**schmerzlose vaginale Blutung** in der Spätschwangerschaft
Diagnose	abdominelle Sonographie
Therapie	• stationäre Überwachung • absolute Bettruhe • Tokolyse • evtl. Forcieren der Lungenreifung • je nach Lage der Plazenta Sectio

Vorzeitige Plazentalösung

> **Definition:** Ablösung der Plazenta vor der Geburt · Synonym
> **Ätiologie/Pathogenese:** Präeklampsie · intrauterine Druckänderungen · Trauma
> **Klinik:** Unterbauchschmerz · lokaler Druckschmerz · vaginale Blutung · Schock

Definition	**Ablösung der Plazenta** vollständig oder teilweise vor der Geburt
Synonym	Ablatio placentae
Ätiologie/Pathogenese	• Präeklampsie • intrauterine Druckänderungen • Traumata • retroplazentares Hämatom anderer Genese

Klinik	• plötzlicher starker Unterbauchschmerz • lokaler Druckschmerz über dem Uterus • vaginale Blutung • Schock von Mutter und/oder Kind
Therapie	• Intensivüberwachung • absolute Bettruhe • evtl. Notfallsectio • Forcierung der Lungenreifung

3.6.2 Amnioninfektionssyndrom

> **Definition:** Infektion des Amnions
> **Ätiologie/Pathogenese:** aszendierende Infektion aus der Zervix
> **Klinik:** Fieber · Sepsis · Koagulopathie · Komplikationen
> **Diagnose:** CRP und Leukozyten · Temperatur · CTG
> **Therapie:** Antibiose · Geburtseinleitung

Definition	Infektion des Amnions meist durch vaginale Keime
Ätiologie/Pathogenese	• aus der Cervix **aszendierende Infektion** • meist durch **in der Vagina vorkommende Keime** (Streptokokken Gruppe B, Staphylokokken, Enterokokken, E. coli, Anaerobier)
Klinik	• Fieber • Sepsis • Koagulopathie
Komplikationen	vorzeitige Wehen
Diagnose	• CRP im mütterlichen Blut • Leukozyten im mütterlichen Blut • Temperatur • CTG
Therapie	• Penicillin oder Cephalosporine • Einleitung der Geburt

3.6.3 Intrauteriner Fruchttod

> **Definition:** intrauterines Absterben des Fetus nach dem 6. SSM
> **Ätiologie:** Hypoxie · fetale Infektion · fetale Fehlbildung
> **Klinik/Diagnose:** fehlende Kindsbewegungen · fehlende kindliche Herzaktivität
> **Therapie:** Geburtseinleitung

Definition	intrauterines Absterben des Fetus **nach dem 6. SSM**
Ätiologie:	• Hypoxie (z.B. Plazentainsuffizienz) • fetale Infektionen • fetale Fehlbildungen

Klinik/Diagnose	• fehlende Kindsbewegungen • Abnahme der kindlichen Größenparameter in der Sonographie • fehlende kindliche Herzaktivität
Therapie	Einleitung der Geburt

3.6.4 Embolien

Lungenembolie · Fruchtwasserembolie

Lungenembolie

Definition: Verschleppung eines Thrombus in das venöse Blutsystem
Klinik: stechender Brustschmerz · Tachykardie · Schock · Dyspnoe
Therapie: Bettruhe · Sauerstoffgabe · intensivmedizinische Überwachung

Definition	**Verschleppung eines Thrombus über die Venenstrombahn in die Lunge** und dort Verlegung eines oder mehrerer Gefäße
Klinik	• plötzlich einsetzender stechender Brustschmerz • Tachykardie (manchmal das einzige Symptom) • Schock • Dyspnoe • Blässe
Therapie	• Bettruhe • Sauerstoffgabe • Analgosedierung • zentral-venöser Zugang • stationäre intensivpflichtige Überwachung

Fruchtwasserembolie

Definition: Einschwemmen von Fruchtwasser in das venöse Blutsystem
Klinik: Dyspnoe · Tachypnoe · Tachykardie · Schock
Diagnose: Nachweis von Amnionzellen in den Lungengefäßen
Therapie: Intubation · Volumensubstitution

Definition	Einschwemmen von **Fruchtwasser** über venöse Gefäße und **Verlegung von pulmonalen Gefäßen** durch Bestandteile des Fruchtwassers
Klinik	• Dyspnoe • Tachykardie • Tachypnoe • Zyanose • Schock • evtl. Krämpfe

 Die Symptomatik tritt **während oder kurz nach dem Geburtsvorgang** auf!

Diagnostik	sicherer Beweis nur durch **Nachweis von Amnionzellen in Lungengefäßen**

| Therapie | - Intubation und Beatmung
- Volumensubstitution
- evtl. Katecholamingabe
- evtl. kardio-pulmonale Reanimation |
|---|---|

3.7 Betreuung von Risikoschwangerschaften

> mehr Aufmerksamkeit · häufigere Untersuchungen · umfassende Aufklärung

- Die Begleitung einer Risikoschwangerschaft erfordert **mehr Aufwand** und **Aufmerksamkeit** als bei einer unkomplizierten Schwangerschaft.
- Die Schwangere sollte in kürzeren Abständen zur **Vorsorge-** bzw. **Kontrolluntersuchung** gehen.
- Wichtig ist auch eine **umfassende Aufklärung** über die **Risikofaktoren**, die **Behandlungsmöglichkeiten** und zu beachtenden **Verhaltensregeln** der Mutter. Der Arzt sollte bemüht sein, durch ein Vertrauensverhältnis zur Patientin ihre **Compliance** aufrechtzuerhalten bzw. zu verbessern.

3.7.1 Spezielle Überwachungsmethoden

Eine **möglichst frühzeitige Erkennung von Problemen in der Risikoschwangerschaft** ist die beste Möglichkeit, die Gesundheit von Mutter und Kind zu bewahren. Methoden:
- vermehrte Vorsorgeuntersuchungen
- vermehrte Ultraschalluntersuchungen
- Amniozentese
- fetale Blutabnahme
- Amnioskopie

3.7.2 Konsequenzen

- **stationäre Aufnahme** bei akuter Gefährdung von Mutter und/oder Kind (z. B. schwere Gestationshypertonie, Blutungen, pathologisches CTG)
- **frühzeitige Entbindung,** wenn konservative Therapie nicht erfolgreich bzw. möglich:
  - rascheres Abklingen schwangerschaftstypischer Erkrankungen
  - bessere kindliche Entwicklungschancen bei uteriner Minderversorgung (z. B. Plazentainsuffizienz)

3.8 Morbidität und Sterblichkeit

- **Morbidität:** Anzahl der Erkrankungen pro definierter Personenmenge
- **Mortalität:** Anzahl der Todesfälle pro definierter Personenmenge

3.8 Morbidität und Sterblichkeit

3.8.1 Mütterliche Sterblichkeit

Epidemiologie · Risikofaktoren

Epidemiologie
- aktuell **1/50.000 Lebendgeburten** (das entspricht **0,002 %**)
- Zahlen beziehen sich auf den Tod der Mutter in der Schwangerschaft **bis zum 42. Tag p. p.** und auf einen durch die Schwangerschaft induzierten Tod

Risikofaktoren siehe auch Kap. 3.5 und 3.6
- Blutungen
- Gerinnungsstörungen
- Infektionen

3.8.2 Perinatale Mortalität

Epidemiologie · Risikofaktoren

Epidemiologie
- perinatale kindliche Mortalität aktuell in Deutschland bei **6/1000 Geborene** (**0,6 %**)
- Zahlen beziehen sich auf Tot- und Lebendgeborene vom Geburtsablauf **bis zum 7. Tag**

Risikofaktoren
- Frühgeburtlichkeit
- verschiedene **Infektionen**

3.8.3 Morbidität

siehe Kap. 3.5 und 3.6

3.8.4 Prophylaxe

Wichtig in Schwangerschaft und Wochenbett sind:
- ausreichende **Hygiene**
- **Schonung** bzw. angemessene, vorsichtige **körperliche Belastung**
- **ausgewogene Ernährung** mit Ausgleich von Mangelzuständen (z.B. Folsäure für das Neugeborene)
- Beachtung von **Verhaltensregeln** (z.B. richtige Stilltechnik)
- Beobachtung des eigenen Körpers

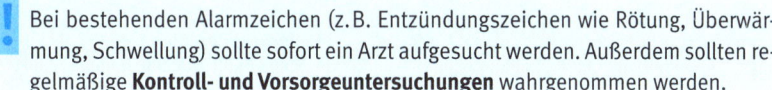

Bei bestehenden Alarmzeichen (z.B. Entzündungszeichen wie Rötung, Überwärmung, Schwellung) sollte sofort ein Arzt aufgesucht werden. Außerdem sollten regelmäßige **Kontroll- und Vorsorgeuntersuchungen** wahrgenommen werden.

4 Ärztliche Betreuung in der Schwangerschaft

B. Emmert

Die ärztliche Betreuung in der Schwangerschaft bietet Schwangeren die Möglichkeit zur **Untersuchung und Beratung.** Um Risiken und Erkrankungen rechzeitig festzustellen bzw. zu behandeln, sollten möglichst frühzeitig die Schwangerschaftsdiagnose gestellt und ggf. invasive pränatale Maßnahmen ergriffen werden.

4.1 Schwangerenbetreuung

Die Schwangerenbetreuung richtet sich nach den **Mutterschaftsrichtlinien** (erstellt vom Bundesausschuss der Ärzte und Krankenkassen) und regelt u. a. den Umfang der **Vorsorgeuntersuchungen** bei problemloser und bei Risikoschwangerschaft.

4.1.1 Untersuchungen

Erstuntersuchung · Vorsorgeuntersuchung · Untersuchungsbefunde · weitere Maßnahmen · Errechnung des Geburtstermins · Risikoschwangerschaft

Erstuntersuchung
Feststellung der Schwangerschaft

Aussagekraft	Symptome
unsichere Schwangerschaftszeichen	• Übelkeit, Erbrechen • Appetitstörungen (Heißhunger, abnorme Gelüste) • Mastodynie • orthostatische Dysregulation mit Schwindelgefühl • vermehrter Speichelfluss • Hyperpigmentation im Gesicht • Pollakisurie • Obstipation
wahrscheinliche Schwangerschaftszeichen	• ausbleibende Zyklusblutung • β-HCG im Serum/Urin nachweisbar • frische Schwangerschaftsstreifen • Anstieg der Basaltemperatur um 0,4–0,6 °C über mind. 16 Tage • Uteruskontraktionen • **Stock-Tuch-Zeichen** (Pschyrembel-Zeichen): tastbar harter Portiokern in der Cervix uteri • **Osiander**-Zeichen: Arterienpulsation am Zervixrand tastbar • **Piskacek**-Zeichen: Ausbuchtung des Uterus an der Nidationsstelle • **Hegar**-Zeichen: Zervix ist im Isthmusbereich besonders weich → leicht komprimierbar

Aussagekraft	Symptome
	• **Gauß**-Zeichen: Vermehrte Beweglichkeit der Zervix bei fixierter Portio durch Auflockerung des Uterusgewebes, besonders im unteren Teil • **Noble**-Zeichen: durch Ausdehnung des unteren Uterussegmentes seitliche Ausladung des Uterus
sichere Schwangerschaftszeichen	• fetale Herzaktionen sonographisch nachweisbar (ab 6. SSW) • fetale Herztöne hörbar (ab 12. SSW) • Fetusbewegungen bzw. -teile spürbar (ab 18. bzw. 20. SSW)

Tab. 4.1: Unsichere, wahrscheinliche und sichere Schwangerschaftszeichen

Anamnese
- aktuelle Schwangerschaft
  - Zeitpunkt der letzten Menstruation
  - Spannungsgefühl der Brüste
  - Unterbauchschmerzen
  - morgendliche Übelkeit
- geburtshilflich
  - vorangegangene Schwangerschaften/Geburten
  - Komplikationen bei vorangegangenen Schwangerschaften/Geburten
  - Sectio bei vorangegangenen Geburten
  - stattgehabte Aborte
  - stattgehabte Abruptio
- allgemein
  - Stoffwechselerkrankungen (z. B. Diabetes mellitus)
  - Herz-Kreislauf-Erkrankungen
  - Gefäßerkrankungen
  - Knochenerkrankungen
  - andere schwere Allgemeinerkrankungen

Primiparität = erste Schwangerschaft
Pluriparität = Multiparität = mehrere stattgehabte Schwangerschaften

Untersuchung
- Feststellung der Schwangerschaft (s. u.)
- Kolposkopie und Zervixabstrich
- Abstrich auf Chlamydien
- Mammapalpation
- Gewicht
- Vitalparameter (Blutdruck, Puls, Temperatur)

Labor
- β-HCG

Die **Bestimmung des β-HCG-Wertes** (z. B. Latex-Test, Hämagglutinationstest) ist aus Serum und Urin möglich, wobei die Konzentration im Urin 3fach höher ist als im Serum.
Schwangerschaftstests aus der Apotheke basieren auf der β-HCG-Bestimmung aus dem Urin. Sie sind auf 50–100 IE/l sensibel und so ca. ab dem 8. Tag p. c. positiv.
β-HCG-Konzentrationsverlauf im Urin:
- bis 12. SSW steiler Anstieg auf Konzentrationsmaximum (> 100.000 IE/l)
- bis 20. SSW langsames Absinken der Konzentration

4 Ärztliche Betreuung in der Schwangerschaft

> - bis 25. SSW Konzentrationsplateau (ca. 50.000 IE/l)
> - bis 30. SSW temporärer Anstieg (ca. 75.000 IE/l)
> - bis 40. SSW kontinuierlicher Abfall (< 50.000 IE/l)
>
> **Falsch-positive Ergebnisse** sind z.B. bei Chorion-Ca. möglich!

- Blutgruppe, Rhesusfaktor
- Lues-Suchtest
- Status der Rötelnimmunität
- HIV- und Hepatitisserologie

> ❗ Eine HIV-Bestimmung darf **nur mit Zustimmung der Patientin** durchgeführt werden.

apparativ
- Sonographie (besonders vaginal, ggf. abdominal)
- CTG (siehe Kap. 5.3.2 Fetus)

 Im Rahmen der Erstuntersuchung sollte auch die **Krebsfrüherkennungsuntersuchung** vollständig durchgeführt werden.

Vorsorgeuntersuchung

Inhalt **jeder** Vorsorgeuntersuchung sind:

Anamnese
- Unterbauchschmerzen
- Wehen
- Fluor
- Blutungen
- andere neu aufgetretenen Beschwerden
- Kindsbewegungen

Untersuchung
- **vaginale Untersuchung:** z.B. Palpation des Fundusstands, Muttermundweite
- **Untersuchung der Geburtslage** (Leopold-Handgriffe)
- **Gewicht** bzw. Gewichtszunahme
- **Vitalparameter:** Blutdruck, Puls, Temperatur

Labor
- Serum: Hämoglobin, Leukozyten, CRP
- Urinstatus

apparativ
- **Sonographie** (besonders abdominal, aber auch vaginal)
- CTG

Untersuchungsabstand

Zeitpunkt	Untersuchungsabstand gemäß Mutterschaftsrichtlinien	Untersuchungsabstand nach Saling
bis 4. Monat (= bis 16. SSW)	4 Wochen	4 Wochen
5.–7. Monat (= 17.–28. SSW)	4 Wochen	3 Wochen
8. Monat (= 29.–32. SSW)	4 Wochen	2 Wochen
9. Monat (= 33.–36. SSW)	2 Wochen	2 Wochen
10. Monat (= 37.–40. SSW)	2 Wochen	1 Woche

Tab. 4.2: Vorsorgeuntersuchungen bei unauffälliger Schwangerschaft

4.1 Schwangerenbetreuung

 Das **Vorsorgeschema nach Saling** ist nach Schwangerschaftsalter gestaffelt:
- die ersten **4** Monate alle **4** Wochen
- die nächsten **3** Monate alle **3** Wochen
- die nächsten **2** Monate alle **2** Wochen
- im **letzten** Monat **jede** Woche

Untersuchungsbefunde
Fundusstand

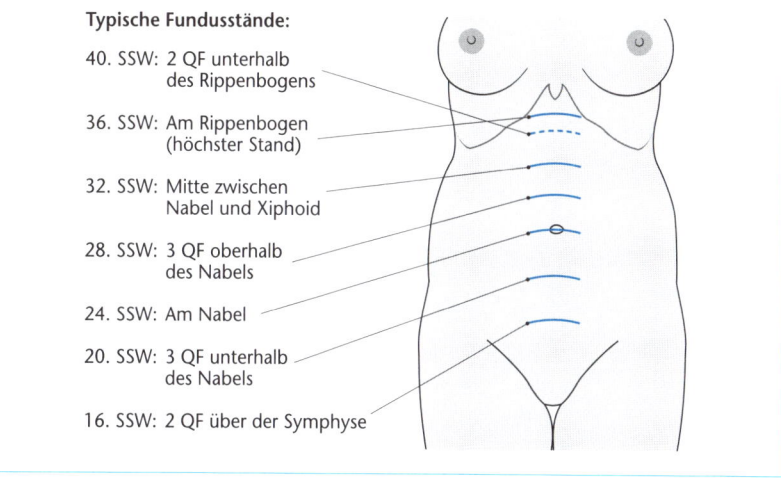

Typische Fundusstände:
- 40. SSW: 2 QF unterhalb des Rippenbogens
- 36. SSW: Am Rippenbogen (höchster Stand)
- 32. SSW: Mitte zwischen Nabel und Xiphoid
- 28. SSW: 3 QF oberhalb des Nabels
- 24. SSW: Am Nabel
- 20. SSW: 3 QF unterhalb des Nabels
- 16. SSW: 2 QF über der Symphyse

Abb. 4.1: Fundusstand während Schwangerschaft [4]

Leopold-Handgriffe	Untersuchung des Fetus **ab 20. SSW** mit entleerter Blase
– 1. Leopold-Handgriff	• Umfassen des Fundus mit beiden Händen • Tasten von **Fundusstand** und Körperteil im Fundus (z. B. Kopf, Steiß)

– 2. Leopold-Handgriff	• Anlegen der Hand seitlich am Uterus
	• Tasten der **Stellung des Rückens**
	  – **Stellung I:** Rücken liegt seitlich links
	  – **Stellung II:** Rücken liegt seitlich rechts
	  – **a-Stellung:** Rücken liegt schräg vorne
	  – **b-Stellung:** Rücken liegt schräg hinten

– 3. Leopold-Handgriff	• Anlegen der Hand am unteren Teil des Uterus oberhalb der Symphysenkante • **Ermittlung des vorangehenden Körperteils** (Poleinstellung: Kopf oder Steiß)
– 4. Leopold-Handgriff	• seitliches Anlegen der Hände entlang der Längsachse des Uterus oberhalb des Leistenbandes (Fingerspitzen zeigen nach kaudal) • **Beurteilung des Höhenstands des vorangehenden Teiles** in Bezug zum Beckeneingang
– 5. Leopold-Handgriff (Zangemeister-H.)	• erfolgt erst während Geburt nach vollständiger Muttermunderöffnung • paralleles flaches Auflegen der Handflächen auf die Symphyse und gleichzeitig auf vorangehenden kindlichen Teil • **Hinweis auf Missverhältnis** zwischen vorangehendem Teil und Beckeneingang

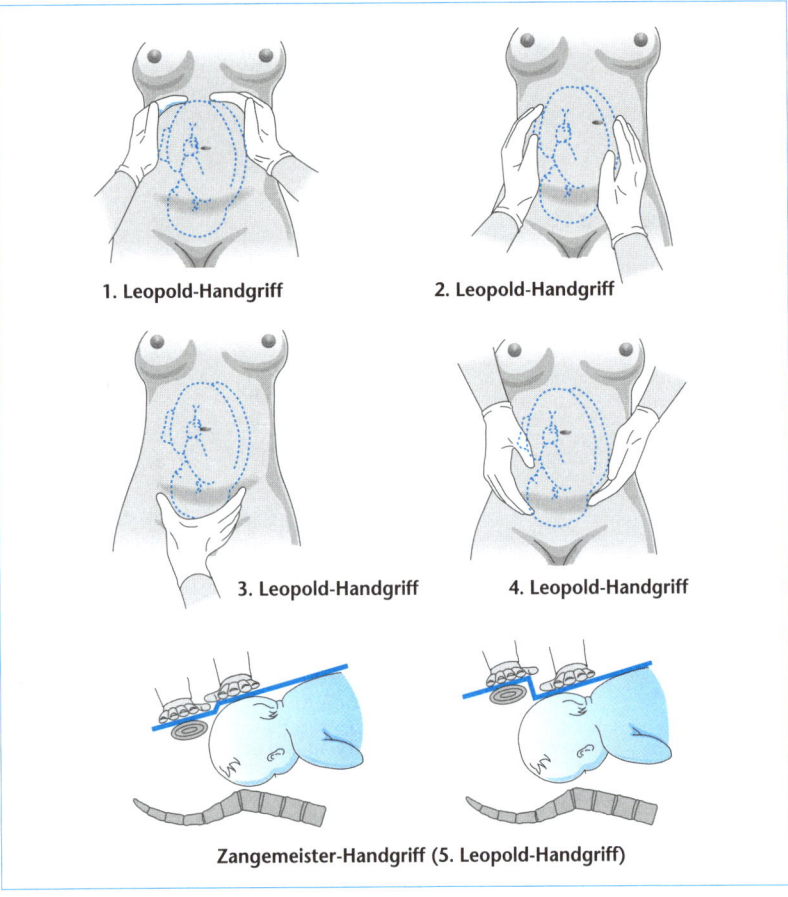

Abb. 4.2: Leopold-Handgriffe [2]

Michaelis-Raute Die Michaelis-Raute dient der Abschätzung der **Beckenverhältnisse**:
- **oberer Punkt:** Grube über Processus spinosus des 4. Lendenwirbels
- **unterer Punkt:** Beginn der Analfurche
- **seitliche Punkte:** Gruben über Spinae iliacae posteriores superiores

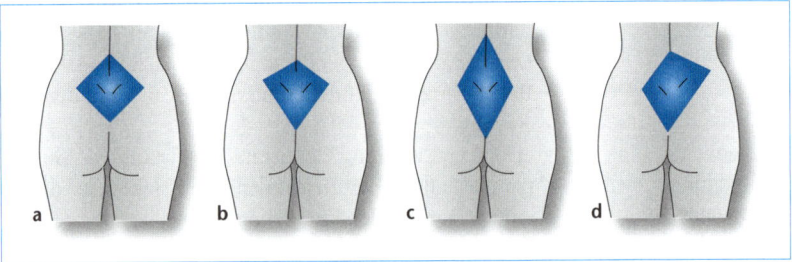

Abb. 4.3: Michaelis-Raute [4]
a: gleichseitige Raute: Normalform
b: Form eines Papierdrachens: plattes Becken
c: längliche Form: enges Becken
d: asymmetrische Form: schiefes Becken

4.1 Schwangerenbetreuung

Beckenmaße	siehe Kap. 5.1.1

weitere Maßnahmen	• 1.–3. **Ultraschallscreening**
	• Wiederholung des Antikörpersuchtests
	• **Rhesusprophylaxe**
	  – Blutgruppenkonstellation: Mutter Rh-negativ, Kind Rh-positiv
	  – Durchführung: Verabreichung von Anti-D-Immunglobulin

Errechnung des Geburtstermins

> **Naegele-Regel bei bekanntem Konzeptionstermin:**
> - Entbindungstermin (ET) = Konzeptionstermin – 7 Tage – 3 Monate + 1 Jahr
> - Mittlere tatsächliche Schwangerschaftsdauer = 267 Tage = **38 Wochen**
>
> **erweiterte Naegele-Regel bei unbekanntem Konzeptionstermin:**
> - ET = 1. Tag der letzten Menstruation + 7 Tage – 3 Monate + 1 Jahr +/- Zahl der vom 28-Tage-Zykus abweichenden Tage
> - Mittlere tatsächliche Schwangerschaftsdauer = 281 Tage = **40 Wochen**

> Das **Gravidarium** ist eine scheibenförmige Berechnungshilfe, auf der anhand des Konzeptionstermins bzw. des ersten Tages der Menstruation die Schwangerschaftsdauer sowie Normwerte verschiedener sonographischer Parameter abgelesen werden können.

Risikoschwangerschaft

Bereits bei der Erstuntersuchung sollte eine **Risikoeinschätzung** für die Schwangerschaft vorgenommen werden. Eine sog. Risikoschwangerschaft liegt vor, wenn Anamnese und die erhobenen Untersuchungsbefunde auf **ein erhöhtes Risiko für Mutter bzw. Kind** schließen lassen.

vorbestehende Risikofaktoren

- **Alter der Mutter** < 18 Jahre oder > 35 Jahre
- **Beckenanomalien**
- **Komplikationen früherer Schwangerschaften**
  - Chromosomenanomalie bei einem vorher geborenen Kind
  - habituelle Aborte
  - frühere Totgeburten
  - frühere Frühgeburten
  - Makrosomie des Kindes bei vorangegangener Schwangerschaft
  - Blutgruppenunverträglichkeit zwischen Mutter und Kind in vorangegangener Schwangerschaft
  - Komplikationen bei früherer Geburt (z.B. Sectio)
- **Uterusfehlbildungen**
  - Myome
  - Z. n. OP (Verwachsungen)
- **Allgemeinerkrankungen**
  - Herzinsuffizienz
  - Schilddrüsenerkrankungen (Hypo-, Hyperthyreose)
  - chronische Hypertonie
  - schwere Epilepsie
  - M. Crohn/Colitis ulcerosa
  - Nierenerkrankungen (z.B. Glomeruloskleritis)
  - Malignome
  - Infektionen (z.B. HIV, Röteln, Hepatitis B)

4 Ärztliche Betreuung in der Schwangerschaft

	– Lungenerkrankungen (z. B. schweres Asthma bronchiale) – Gerinnungsstörungen (z. B. Haemophilie) • Adipositas • Kleinwüchsigkeit
schwangerschaftsbedingte Risikofaktoren	• Zervixinsuffizienz • Mehrlingsschwangerschaft • Blutungen (besonders 2. Schwangerschaftshälfte) • schwangerschaftsinduzierte Hypertonie (SIH) • Rhesusinkompatibilität • intrauterine Wachstumsretardierung

> ! Risikoschwangerschaft ist nicht zwangsläufig mit Erkrankung gleichzusetzen.

4.1.2 Beratung der Schwangeren

> Schwangerschaft/Geburt · Sexualverhalten · körperliche Belastung/Sport · Hygiene · Ernährung · Noxen · Schutzimpfung · Reisen · berufliche Exposition

Ziel der Schwangerenberatung ist die **umfassende Information** von physiologischen schwangerschaftsbedingten Veränderungen über Empfehlungen zur Lebensführung bis hin zum Geburtsablauf und Stillen.

Schwangerschaft/Geburt	• normaler **Schwangerschaftsverlauf** und mögliche Probleme bzw. Komplikationen (z. B. Emesis gravidarum) • Empfehlung regelmäßiger Vorsorgeuntersuchungen • Empfehlung eines **Geburtsvorbereitungskurses** • normaler **Geburtsverlauf** und mögliche Probleme bzw. Komplikationen (z. B. Wehenschwäche) • Stillen
Sexualverhalten	• bei **normaler Schwangerschaft** keine besonderen Vorsichtsmaßnahmen • bei **Zervixinsuffizienz** oder **Abortneigung** Enthaltsamkeit
körperliche Belastung/Sport	
empfehlenswert	• Schwimmen • Gymnastik • Wandern
riskant	• Leistungssport • starke Erschütterungen (z. B. Leichtathletik, Reiten) • sturzgefährdete Sportarten (z. B. Abfahrtski)
Hygiene	In der Schwangerschaft ist auf körperliche Hygiene (besonders auch Zahnhygiene) besonders zu achten, um Infektionen und anderen Erkranungen vorzubeugen.
Ernährung	• **proteinreiche** Kost (70–85 g, z. B. Eier, Fisch, Fleisch) • **kohlenhydratreiche** Kost (30–350 g, z. B. Brot, Müsli) • **fettreduzierte** Kost (bis ca. 20 % der Kalorienzufuhr) • **Eisenzufuhr** (z. B. Grüngemüse, Innereien) • **Kalziumzufuhr** (z. B. Milchprodukte, Bananen)

- **Vitaminzufuhr** (z. B. Obst, Gemüse)
- **Kochsalzrestriktion** (max. 4 g/d, am besten jodiertes Salz)

Substitution Aufgrund der Schwangerschaft besteht bei einigen Substanzen ein **erhöhter Bedarf**, der am besten durch Substitution gedeckt wird:
- Jodid (200 µg/d)
- Folsäure (400 µg//d)

> Die früher ab dem 5. Schwangerschaftsmonat begonnene **kindliche Zahn-Fluorprophylaxe** (Zufuhr über Plazenta) ist aufgrund fraglicher Wirksamkeit **nicht empfehlenswert**.

verbotene Substanzen
- rohe Fleischprodukte (Toxoplasmen)
- rohe Eier (Salmonellen)
- bestimmte wehenfördernde Gewürze

Noxen
– Genussgifte
- Koffein (Eisenfänger, Hypertonieneigung)
- Teein (Hypertonieneigung)
- Alkohol (Alkoholfetopathie, Alkoholembryopathie)
- Nikotin (Mangelentwicklung, Plazentainsuffizienz)
- Drogen

> Um einen kalten Entzug zu vermeiden, sollten z. B. **Opiatabhängige** auf **Methadon** umgestellt werden.

– Strahlenexposition
- Möglichst **keine Röntgenaufnahmen** Schwangerer
- Vermeidung von beruflicher Strahlenexposition
- Folgen: Strahlenembryopathie

– Medikamente Besonders im **1. Trimenon**, aber auch in der restlichen Schwangerschaft und Stillzeit sollte der Einsatz von Medikamenten vermieden werden (siehe auch Lehrbuch Pharmakologie).

Gefahrengruppe	Medikament	embryo- bzw. fetotoxisches Potential
unbedenklich	• Paracetamol • Insulin • Heparin • Penicillin • Cephalosporin • Erythromycin • A-Methyldopa • Dihydralazin • Vitamin D	– – – – – – – – –
strenge Indikationsstellung	• Barbiturate • Benzodiazepine • selektive β1-Blocker	• perinatal kontraindiziert: Floppy-infant-Syndrom, Entzug, Atemdepression • Floppy-infant-Syndrom • keine Wirkung an glatter Muskulatur (Uterus), cave: Wachstumsretardierung

4 Ärztliche Betreuung in der Schwangerschaft

Gefahrengruppe	Medikament	embryo- bzw. fetotoxisches Potential
kontraindiziert	• Zytostatika • Thalidomid • Kumarine • Aminogykoside • Tetrazykline	• multiple Fehlbildungen • Extremitätenfehlbildungen • fetale Blutungen (Warfarinsyndrom) • fetale Nephro- und Ototoxizität • Störung der Knochen- und Zahnentwicklung (gelbe Zähne)
	• ACE-Hemmer • Androgene • Cholramphenicol • Aminoglycoside • Tetracycline	• Nierenversagen, Missbildungen • Maskulinisierung • Grey-Syndrom • ototoxisch • gestörtes Knochenwachstum, gestörtes Zahnwachstum, Anomalien der Extremitäten
	• Gyrasehemmer • Sulfonamide • ASS	• Knorpelschäden • Kernikterus, Hämolyse (G6DH-Mangel) • vorzeitiger Verschluss des Ductus botalli

Tab. 4.3: Indikationsstellung für Medikamente in der Schwangerschaft

Schutzimpfung Da Schutz- und Auffrischimpfungen **mit Lebendimpfstoffen kontraindiziert** sind, sollten diese bei einer geplanten Schwangerschaft möglichst präkonzeptionell durchgeführt werden.

erlaubte Lebend-
impfstoffe

Gelbfieber nur bei Auslandsreisen in Endemiegebiete

> ! Die Gelbfieberimpfung ist die **einzige Lebendimpfung,** die im Notfall in der Schwangerschaft verabreicht werden darf. Die Indikation ist sehr streng zu stellen!

erlaubte Totimpfstoffe
- Polio (n. Salk)
- Influenza
- Tollwut nach Kontakt
- Hepatitis A und B nach Kontakt
- FSME in Endemiegebieten
- Diphtherie nach Kontakt
- Typhus nach Kontakt/in Endemiegebieten
- Cholera nach Chontakt/in Endemiegebieten
- Pneumokokken nach Kontakt
- Meningokokken nach Kontakt

Reisen
- bei normal verlaufender Schwangerschaft keine Bedenken gegen Reisen
- vermieden werden sollten Reisen in Länder mit **starkem Klimaunterschied**
- es sollte auf **ausreichende Pausen** mit Bewegungsmöglichkeit für die Schwangere geachtet werden
- gegen **Flugreisen** ist im Allgemeinen nichts einzuwenden

 Als unbedenklichste Reisezeit hat sich das **2. Trimenon** erwiesen. Reisen sollten möglichst in dieser Zeit geplant werden.

berufliche Exposition
- Strahlen
- Lärm
- infektiöse Stoffe

- Vibration
- Erschütterung
- körperliche Belastung

(siehe auch Beschäftigungsverbot, Kap. 4.2)

4.1.3 Geburtsvorbereitung

Frühschwangerschaft · Spätschwangerschaft

Frühschwangerschaft
- Bauchmassage gegen Schwangerschaftsstreifen

Spätschwangerschaft
- Dammmassage (Gewebevordehnung)
- Geburtsvorbereitungskurse mit gymnastischen Übungen, Entspannungsübungen und psychosomatischer Begleitung (negative Beeinflussung des Schmerzes durch Angst!)
- Aufklärung über Verlauf der Geburt

4.2 Mutterschutzrecht

Informationsgebot · Beschäftigungsverbot · Kündigungsschutz · Mutterschutz · Mutterschaftsgeld · Elternzeit

Ziel des **Mutterschutzgesetzes** vom 17.05.1952 ist der Schutz der Schwangeren vor beruflicher körperlicher Belastung bei gleichzeitigem Kündigungsschutz und Ausgleich finanzieller Nachteile, die bei Arbeitsausfall entstehen:

Informationsgebot
Die Schwangere ist gesetzlich dazu **verpflichtet, ihrem Arbeitgeber die Schwangerschaft mitzuteilen**. Dies sollte so früh wie möglich erfolgen.

Beschäftigungsverbot
Verboten sind alle Tätigkeiten, die die **mütterliche oder kindliche Gesundheit gefährden:**
- Nachtarbeit
- Arbeit im Akkord
- Arbeit mit gesundheitsgefährdenden Stoffen
- Arbeit mit ionisierender Strahlung
- Heben schwerer Lasten

 In der Medizin betrifft das Beschäftigungsverbot besonders viele Bereiche, z. B.:
- keine invasiven Eingriffe/Blutabnahme/Legen von Zugängen (Infektionsgefahr)
- max. 4 h ununterbrochenes Stehen
- keine Nachtschichten
- Meiden von Röntgenstrahlen
- Meiden von Narkosegasen

Kündigungsschutz
besteht ab Beginn der Schwangerschaft **bis 4 Monate post partum** (außer bei zeitlich befristeten Arbeitsverträgen)

4 Ärztliche Betreuung in der Schwangerschaft

Mutterschutz
- Schutzfrist **6 Wochen vor Geburtstermin bis 8 Wochen post partum**
- vor Geburt darf die Schwangere auf ausdrücklichen eigenen Wunsch weiterarbeiten, **nach Geburt** besteht **absolutes Arbeitsverbot**
- bei Frühgeburt oder Mehrlingsschwangerschaft **Arbeitsverbot bis 12 Wochen** post partum

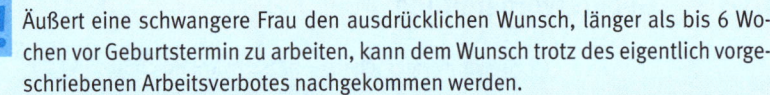
Äußert eine schwangere Frau den ausdrücklichen Wunsch, länger als bis 6 Wochen vor Geburtstermin zu arbeiten, kann dem Wunsch trotz des eigentlich vorgeschriebenen Arbeitsverbotes nachgekommen werden.

Mutterschaftsgeld
- wird während der Schutzfrist gezahlt
- entspricht der **Höhe des Nettogehalts** und wird anteilig von Arbeitgeber und Krankenkasse bezahlt

Elternzeit
- gilt für alle ab 01.01.2001 geborenen Kinder
- löst den alten Begriff **Erziehungsurlaub** ab
- Beurlaubung möglich **bis 3 Jahre post partum**, im Gegensatz zum früheren Erziehungsurlaub kann davon **max. 1 Jahr auch später** (bis 8. Lebensjahr des Kindes) genommen werden
- während dieser Zeit ist Erwerbstätigkeit bis 30 h/Woche zulässig
- während dieser Zeit besteht Kündigungsschutz

4.3 Pränatale Diagnostik und Therapie

genetische Beratung · Sonographie · Amniozentese · Chorionzottenbiopsie · Fetalblutentnahme · Amnioskopie · Mikroblutuntersuchung

Die **pränatale Diagnostik** hat in den letzten Jahren immer mehr an Bedeutung gewonnen, da Sie es ermöglicht, bei Problemen schon vor der Geburt einzugreifen (**pränatale Therapie**).
Trotz des großen Nutzens birgt die Pränataldiagnostik die **Gefahr von Schädigung für Mutter und v. a. für das Kind**, da es sich bei den diagnostischen Maßnahmen fast ausnahmslos um **invasive Methoden** handelt. Daher muss die Indikation zu solch einer diagnostischen Maßnahme sehr streng gestellt werden.

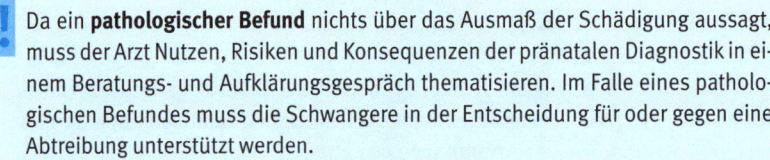
Da ein **pathologischer Befund** nichts über das Ausmaß der Schädigung aussagt, muss der Arzt Nutzen, Risiken und Konsequenzen der pränatalen Diagnostik in einem Beratungs- und Aufklärungsgespräch thematisieren. Im Falle eines pathologischen Befundes muss die Schwangere in der Entscheidung für oder gegen eine Abtreibung unterstützt werden.

genetische Beratung
- indiziert bei Familien mit bekannter genetischer Belastung und bei höherem Alter der Eltern
- Auskunft über Möglichkeit, Nutzen und Risiken der pränatalen Diagnostik

4.3 Pränatale Diagnostik und Therapie

Sonographie

vaginal/abdominal	Beurteilung von **Implantationsort, Vitalität und Alter** des Embryos bereits kurz nach Ausbleiben der Menstruation möglich (vaginal 30 Tage p.m., abdominal ca. 37 Tage p.m.)
Biometrie	**Verlaufskontrolle** des Schwangerschaftsfortschrittes (Wachstum des Kindes) bzw. Diagnostik von **Organschäden** (Nierendysgenesie, Ösophagusatresie): • Durchmesser Fruchtblase • Scheitel-Steiß-Länge • biparietaler Kopfdurchmesser (BPD) • Abdomendurchmesser
fetale Echokardiographie	**Nachweis von Herzaktionen ab ca. 5–6 Wochen p.m.** möglich • Vitalität des Embryos • Herzfehlbildungen
Mehrlingsdiagnostik	• Lokalisation beider Zwillinge • Lage der beiden Placentae • **Biometrie** (wichtig auch zur Diagnostik eines drohenden fetofetalen Transfusionssyndroms)
Fehlbildungsdiagnostik	• Nackendickemessung (Down-Syndrom) • Bestimmung der Fruchtwassermenge (Nierendysgenesie, Ösophagusatresie) • Darstellung der Extremitäten

Amniozentese

Definition	• sonographisch kontrollierte Punktion durch die Bauchdecke • **Gewinnung von Fruchtwasser** aus der Amnionhöhle • Punktionsstelle verschließt sich durch Kontraktion der Muskulatur
Indikation	• **Karyotypisierung** (Bestimmung der Chromosomenkonstellation zur Beurteilung von genetischen Erkrankungen, z.B. Trisomie 21) • Konzentrationsbestimmung von **AFP** (Alpha-Fetoprotein → Neuralrohrdefekt) und **AchE** (Azetylcholinesterase → Dysraphie) • Bestimmung der **Lungenreife** • **Erregernachweis** bei Infektionen • Blutgruppenunverträglichkeit
Komplikationen	• Abort • Blasensprung • Blutung • Infektionen

Chorionzottenbiopsie

Definition	• sonographisch kontrollierte Punktion durch die Bauchdecke • Einführen eines Katheters • **Gewinnung von Material aus den Chorionzotten** der Plazenta durch Aspiration • Verschluss der Punktionsstelle durch Kontraktion der Muskulatur
Synonym	Chorionic Villus Sampling, CVS
Indikation	• **Karyotypisierung** (Bestimmung der Chromosomenkonstellation zur Beurteilung von genetischen Erkrankungen, z.B. Trisomie 21) • **DNA-Analyse** zur Beurteilung von evtl. genetischen Erkrankungen

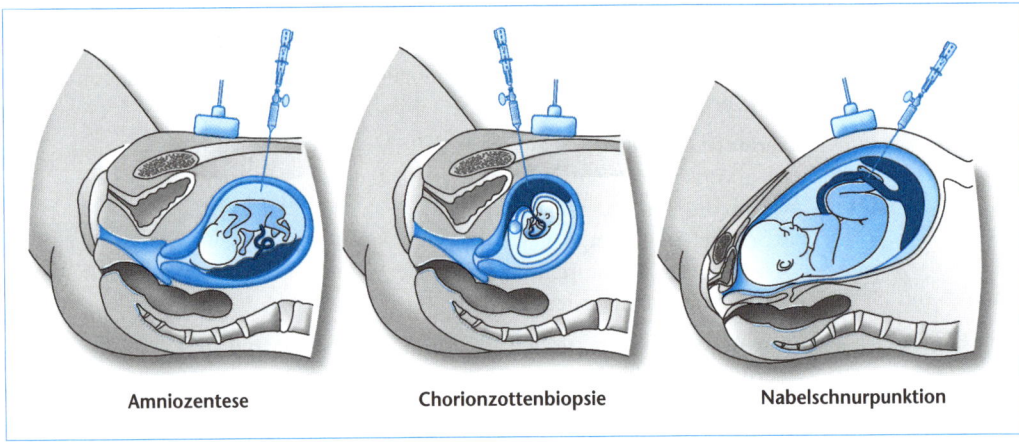

| Amniozentese | Chorionzottenbiopsie | Nabelschnurpunktion |

Abb. 4.4: Amniozentese, Chorionzottenbiopsie und Fetalblutentnahme (Nabelschnurpunktion)

	• Nachweis von Stoffwechselerkrankungen
	• **Erregernachweis** bei Infektionen
Komplikationen	wie bei Amniozentese

Fetalblutentnahme

Definition	• sonographisch gesteuerte Punktion durch die Bauchdecke
	• Punktion der **V. umbilicalis (Nabelschnurpunktion)** oder des **fetalen Herzens**
	• Gewinnung von Fetalblut
	• Verschluss der Punktionsstelle durch Kontraktion der Muskeln
Indikation	• **Karyotypisierung** nach der 20. SSW (s. o.)
	• Bestimmung von Antikörpern bei Infektionen
	• Blutgasanalyse
	• Applikation von Medikamenten
Komplikationen	wie bei Amniozentese

Amnioskopie

Definition	• **transzervikales Einführen** eines Metallrohres mit Kaltlichtquelle
	• Beurteilung des Fruchtwassers

> ❗ Eine Amnioskopie sollte wegen der Infektionsgefahr **nur bei intakter Fruchtblase** durchgeführt werden.

Indikation	• Nachweis von **fetaler Hypoxie** → Grünverfärbung durch Mekoniumabgang
	• Nachweis von **Blutgruppenunverträglichkeit** → Gelbverfärbung
	• Nachweis von **intauterinem Fruchttod** → fleischfarbene Verfärbung
	• bei Übertragung

Mikroblutuntersuchung

Definition	**Entnahme von fetalem Blut aus der Kopfschwarte** bei nicht mehr intakter Fruchtblase

> ❗ Eine Mikroblutuntersuchung wird **nur bei nicht mehr intakter Fruchtblase** durchgeführt.

Indikation	• fetale Bradykardie oder Tachykardie (fetale Hypoxie) • DIP I und II (fetale Hypoxie) • Dezelerationen (fetale Hypoxie)
Beurteilung	siehe CTG-Beurteilung, Kap. 5.3.2

4.4 Konfliktsituationen in der Schwangerschaft

Eine Konfliktsituation in der Schwangerschaft führt häufig zur Überlegung für oder gegen einen geplanten Schwangerschaftsabbruch (z.B. bei Schwierigkeiten, gesundheitlichen Problemen, genetischer Vorbelastung in der Familie, Problemen in der Beziehung). In jedem Fall spielen **Ängste und psychische Reaktionen der Schwangeren** dabei eine entscheidende Rolle. Daher ist es wichtig, die Schwangere in einer Konfliktsituation besonders eingehend zu begleiten.

4.4.1 Beratung

Bei Konfliktsituationen allgemein ist ebenso wie bei einem gewünschten Schwangerschaftsabbruch die Beratung der Schwangeren notwendig. Die Patientin soll in ihrer schwierigen Situation im Hinblick auf **mögliche Hilfestellungen** (z.B. öffentliche Einrichtungen, Frauenhäuser bei Gewalt in der Beziehung) oder evtl. eine Entscheidung für oder gegen einen **Schwangerschaftsabbruch** vom **Arzt**, evtl. auch von einer **Beratungsstelle** unterstützt werden. Diese sollten für eine solche Problematik speziell geschult sein. Dabei sind **soziale, ethische, gesellschaftliche und moralische Aspekte** zu berücksichtigen.

Sollte die Schwangere einen Abbruch der Schwangerschaft in Betracht ziehen, ist es wichtig, sie über mögliche **Komplikationen** und **Konsequenzen** aufzuklären.

4.4.2 Schwangerschaftsabbruch

> Definition · Gesetzeslage · medikamentöse Interruptio · instrumentelle Ausräumung · Saugkürettage · Induktion durch Prostaglandine · operative Methode · Komplikationen

Definition	**künstliche** vorzeitige Beendigung einer Schwangerschaft
Synonym	Interruptio, Abtreibung, induzierter Abort
Epidemiologie	• jährlich werden ca. **130 000** Abtreibungen in Deutschland vorgenommen • ca. 98 % der Abtreibungen erfolgen nach dem Beratungsmodell • ca. 5 % der Abtreibungen werden bei Minderjährigen durchgeführt.

> ❗ Ein Schwangerschaftsabbruch ist in Deutschland **meldepflichtig**. Die Meldung geht **anonym** an das Statistische Bundesamt.

Gesetzeslage	Abtreibungsstrafrecht (§ 218 vom 1.10.1995) • Interruptio ist **für alle Beteiligten** (Schwangere, Arzt, Helfer, Anstifter) **rechtswidrig** und damit strafbar

- **nicht gesetzeswidrig** sind Abbrüche bei tief greifenden Notlagen (**Beratungsregelung**) und bei medizinischer bzw. kriminologischer Indikation (**Indikationsregelung**) unter Einhaltung bestimmter Fristen und Auflagen
- bei Jugendlichen **unter 16 Jahren i**st die Einwilligung der Eltern nötig, ebenso bei durch Vormundschaft **betreuten Frauen**

> **Nidationshemmer** (z. B. Postkoitalpille) **gelten nicht als Schwangerschaftsabbruch,** da diese vor der Einnistung der befruchteten Eizelle wirken.

Beratungsmodell
- **bis zur 12. SSW p. c.**
- auf Wunsch der Schwangeren
- **obligates Beratungsgespräch** 3 Tage vor dem Eingriff

Indikationsmodell
– medizinische Indikation
- **zu jedem Zeitpunkt der Schwangerschaft**
- bei Lebensgefahr der Mutter oder beim Risiko einer schweren Beeinträchtigung des physischen oder psychischen Wohles der Mutter
- **kein Beratungsgespräch** vorgeschrieben

> Seit Streichung der früher geltenden embryopathischen Indikation sind **behindertes und nicht behindertes Leben rechtlich gleichgestellt.** Ist jedoch durch die Schwere der Behinderung des Kindes mit einer Gefährdung der mütterlichen physischen oder psychischen Gesundheit zu rechnen, kann eine medizinische Indikation zur Interruptio vorliegen.

Findet der Schwangerschaftsabbruch zu einem Zeitpunkt statt, zu dem der **Fet** bereits **lebensfähig** ist (ab 22. SSW), ist der durchführende Arzt verpflichtet, das Frühgeborene ggf. zu **reanimieren** und **am Leben zu erhalten.**

– kriminologische Indikation
- **bis zur 12. SSW p. c.**
- bei Schwangerschaft durch sexuelle Straftat
- Indikationsstellung durch Amtsarzt
- **kein Beratungsgespräch** vorgeschrieben

medikamentöse Interruptio
- Zeitraum: **bis 49. Tag p. c.**
- Durchführung:
  - **Progesteronantagonist** (z. B. Mifepristol) → uterine Blutung → Ablösung des Chorions → Absinken des β-HCG-Spiegels → Absterben der Schwangerschaft

Bei der medikamentösen Interruptio besteht eine Misserfolgsrate von ca. 5 %. In diesen Fällen besteht ein besonders **hohes Risiko einer Schädigung des Feten.**
Die häufigste Folge einer misslungenen medikamentösen Abruptio (besonders mit Mifepristol) ist die sog. **Moebius-Sequenz:**
- Hirnnervenstörung
- Fehlbildungen an Kopf und Extremitäten

4.4 Konfliktsituationen in der Schwangerschaft

instrumentelle Ausräumung	• **Zeitraum:** bis 14. SSW • **Durchführung:** Dilatation der Zervix mit Hegarstiften→ Ausräumung mit stumpfer Kürette
Saugkürettage	• **Zeitraum:** bis 14. SSW • **Durchführung:** Dilatation der Zervix mit Hegarstiften → Einführen einer Kanüle → Absaugen des Schwangerschaftsproduktes mit Hilfe eines Vakuums

 Nach einer Saugkürettage muss obligat durch Tasten oder durch transvaginalen Ultraschall die **Leere des Uterus** geprüft werden.

Induktion durch Prostaglandine	• **Zeitraum:** besonders nach dem 1. Trigeminon • **Wirkung:** Aufweichen der Zervix und Induktion von Wehen
operative Methode	• **Zeitraum:** zu jeder Zeit der Schwangerschaft • **Indikation:** Zervixkarzinome, große Myome • **Durchführung:** Hysterotomie oder Hysterektomie
Komplikationen	

Zeitpunkt des Auftretens	Symptomatik
Sofortkomplikationen	• Verletzung durch Instrumente (z.B. Perforation) • Narkosenebenwirkungen (z.B. Übelkeit) • Nebenwirkung von benutzten Medikamenten (z.B. Übelkeit, Erbrechen, Hypotonie) • unvollständige Entfernung des Schwangerschaftsproduktes (Blutungsrisiko!)
Frühkomplikationen	• Infektionen • Nachblutungen • Nahtinsuffizienzen
Spätkomplikationen	• chronifizierende Bauchschmerzen • psychische Beeinträchtigung • Sterilität durch Endometriumverlust bei zu heftiger Kürettage • Plazentainsuffizienz

Tab. 4.4: Komplikationen nach einer Interruptio

5 Geburt

B. Emmert

5.1 Regelhafte Geburt

Der Geburtsverlauf wird von folgenden Faktoren entscheidend beeinflusst:
- **Geburtskanal** (z. B. Anatomie von Becken und Weichteilkanal)
- **Geburtsmechanik** (z. B. Maße und Einstellung des Kindes)
- **Geburtskräfte** (Wehentätigkeit)

5.1.1 Geburtskanal

knöchernes kleines Becken · Weichteilkanal

anatomische Grundlagen s. Kap. 1.2

Knöchernes kleines Becken

Beckenmaße · Beckenebenen · Beckenräume · Beckenmaße · Geburtsweg

Beckenmaße
- Beckenmaße dienen der **Abschätzung von Beckenform und -größe** sowie möglicher Geburtshindernisse
- Durchführung: äußere und innere Messung des knöchernen Beckens (Pelvimetrie) **nach 38. SSW**

äußere Beckenmaße
- Messung mit Beckenzirkel
- nur bedingt Rückschlüsse auf innere Beckenmaße möglich
- abnehmende Bedeutung seit Einführung sonographischer Beckenmessung

– Distantia cristarum
- Definition: **max. Abstand der Cristae iliacae**
- Normwert: **28–29 cm**

– Distantia spinarum
- Definition: **max. Abstand der Spinae iliacae anteriores superiores**
- Normwert: **25–26 cm**

– Distantia trochanterica
- Definition: **max. Abstand der Trochanteren**
- Normwert: **30 cm**

– Conjugata externa
- Definition: Abstand zwischen **oberstem Punkt der Michaelis-Raute und Mitte des Symphysenoberrandes**
- Normwert: **18–21 cm**

innere Beckenmaße
Messung vaginal-sonographisch oder radiologisch

– Conjugata vera obstetrica
- **engster gerader Durchmesser im Beckeneingang** und somit wichtigster gerader (= sagittaler) Durchmesser
- Definiton: kleinster Abstand zwischen Promontorium und Symphysenhinterfläche
- Normwert: **11 cm**

- Conjugata anatomica
  - **gerader Durchmesser**
  - Definiton: Abstand zwischen Promontorium und Symphysenoberrand
  - Normwert: **11,5 cm**
- Conjugata diagonalis
  - **längster gerader Durchmesser** (sog. Hebammendurchmesser)
  - Definiton: Abstand zwischen Promontorium und Symphysenunterkante
  - Normwert: **12,5 cm**

> Die Messung der **Conjugata diagonalis** dient der **Abschätzung der Conjugata vera obstetrica** bei der vaginalen Untersuchung:
> **Conjugata diagonalis − 1,5 cm = Conjugata vera obstetrica**

- Diameter transversa
  - **längster Querdurchmesser des kleinen Beckens** und somit wichtigste Abmessung in der Beckenmitte
  - Definiton: Abstand der beiden **Spinae ischiadicae**
  - Normwert: 13 cm (pathologisch: < 9 cm)

> Der **Diameter transversa** ist **nur indirekt messbar** durch Tasten der Spinae ischiadicae.
> Eine **starke Inklination** (konvergierende oder divergierende Seitenwandneigung im kleinen Becken) führt zur **Verminderung des Beckendurchmessers**.

- Diameter obliqua (schräger Durchmesser)
  - Definiton: Distanz zwischen Articulatio sacroiliaca und der Eminentia iliopubica der Gegenseite
    - **1. schräger Durchmesser:** Messung von rechter Articulatio sacroiliaca aus
    - **2. schräger Durchmesser:** Messung von linker Articulatio sacroiliaca aus
  - Normwert: **12,5 cm**

Beckenebenen

Die Beckenebenen werden in der Geburtshilfe zur **fetalen Höhenstandsdiagnostik** verwendet. Es gibt 2 unterschiedliche Definitionsmöglichkeiten:
- **klassische Beckenebenen:** Lage der Ebenen zueinander entsprechend der Krümmung des Geburtskanals
- **parallele Beckenebenen nach Hodge:** Abstand zwischen den Ebenen laut Definiton jeweils 4 cm

klassische Beckenebenen	Definition
Beckeneingangsebene	auf Höhe der Conjugata vera obstetrica
Beckenweite	auf Höhe der Verbindungslinie zwischen den Mitten von Symphysenhinterwand und 3. Lendenwirbelkörper
Beckenenge	auf Höhe der Verbindungslinie zwischen Symphysenunterkante und Sakrokokzygealgelenk
Beckenausgangsebene	auf Höhe der Verbindungslinie zwischen Symphysenunterkante und Steißbeinkante
parallele Beckenebenen nach Hodge	Definition
obere Schoßfugenrandebene (O-Ebene)	Beckeneingangsebene zwischen Tubercula pubica und Promontorium
untere Schoßfugenrandebene (U-Ebene)	Parallelebene auf Höhe des Symphysenunterrands

klassische Beckenebenen	Definition
Interspinalebene (I-Ebene)	Parallelebene durch die Spinae ischiadicae
Beckenbodenebene (BB-Ebene)	Parallelebene durch das Steißbein

Tab. 5.1: Klassische Beckenebenen und parallele Ebenen nach Hodge

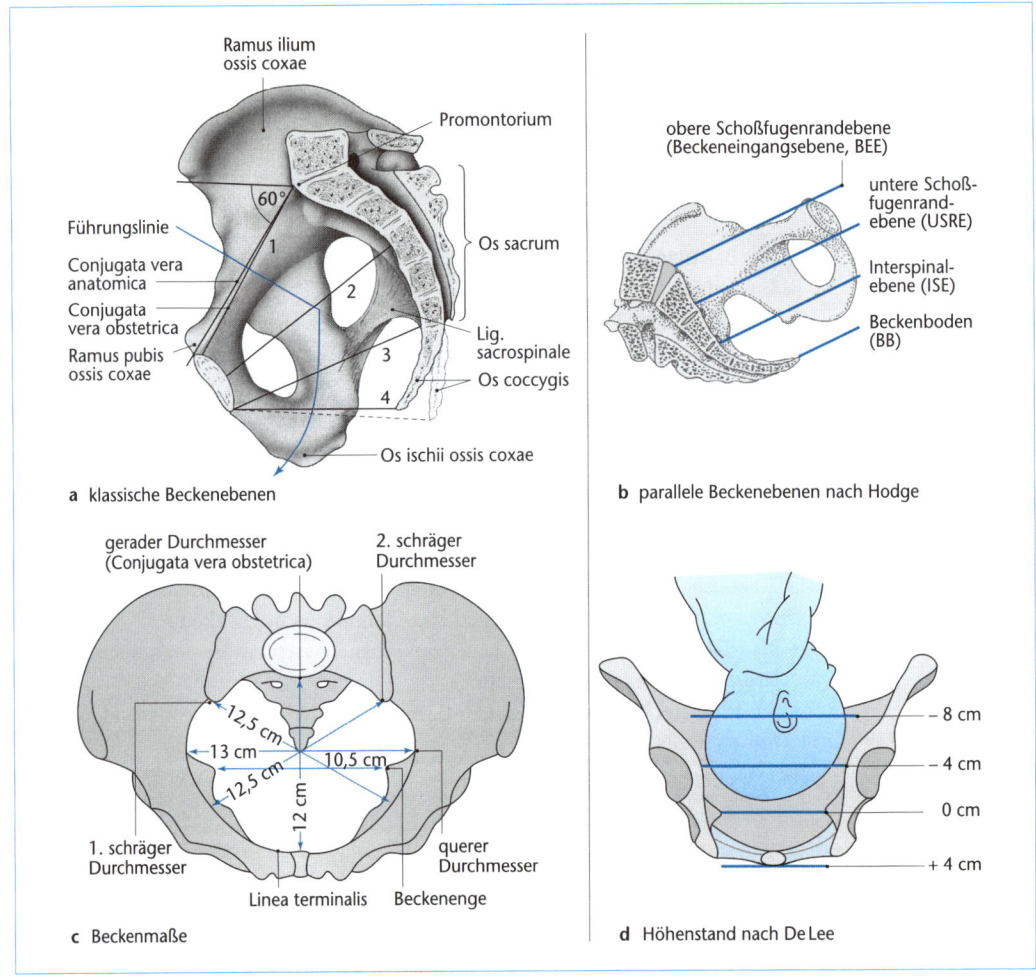

Abb. 5.1: Beckenebenen (a, b), Beckenmaße (a, c) und Höhenstand nach De Lee (d) [4]

Beckenräume — Das kleine Becken lässt sich anhand der klassischen Beckenebenen in **3 geburtshilflich relevante Räume** unterteilen:

Beckeneingangsraum
- Grenzen: Promontorium, Linea terminalis, Symphyse
- Querschnitt: **queroval**

Beckenmitte
- Grenzen: Os sacrum, Spinae ischiadicae, Symphyse
- Querschnitt: **rund**

5.1 Regelhafte Geburt

Beckenausgangsraum	• Grenzen: Os coccygeum, Tubera ischiadica, Os-pubis-Bogen • Querschnitt: **längsoval**
Geburtsweg	• folgt entlang der der sog. **Führungslinie** (gedachte Linie durch alle Mittelpunkte der geraden Durchmesser des kleinen Beckens)

 Verbindet man die **Mittelpunkte der klassischen Beckenebenen,** so erhält man eine **Führungslinie,** die die Krümmung des Geburtskanals berücksichtigt.

• der **Höhenstand nach De Lee** des vorangehenden fetalen Körperteiles in der Führungslinie beschreibt den Fortschritt der Geburt

Weichteilkanal

innerer Anteil · äußerer Anteil

• stark dehnbar (von 2–3 cm auf 10 cm)
• setzt sich aus **2 Anteilen** zusammen:

innerer Anteil	Bestandteile: • unteres Uterinsegment • Cervix • Vagina • Vulva
äußerer Anteil	wird vom **Beckenboden** gebildet (d. h. M. levator ani, M. tranversus perinei profundeus, M. transversus perinei superficialis und M. sphincter ani)

 Bei der Geburt werden die **Vulva** und der **Damm** (Areal zwischen dorsaler Kommissur und ventralem Analbereich) am stärksten beansprucht. Um ein Einreißen des Dammes zu verhindern, wird dieser bei Bedarf eingeschnitten **(Episiotomie).**

5.1.2 Geburtsmechanik

Lage · Stellung · Haltung · Einstellung · Positionsänderung

Für die Geburtsmechanik ist neben der Beschaffenheit des Geburtskanals (s. Kap. 5.1.1) und der Größe des Kindes die **Position des Kindes im Uterus bzw. im Geburtskanal** wichtig. Die Position lässt sich beschreiben durch **Lage, Stellung und Haltung.**

Lage (Situs)	**Längsachse des Kindes** im Uterus im Verhältnis zur **Längsachse der Mutter**

Lageformen	• Längslage
	   – **Schädellage:** Kopf ist führender Teil (= regelrechte Lage)
	   – **Beckenendlage:** Steiß ist führender Teil
	• Querlage
	• Schräglage
	(Lageanomalien s. Kap. 5.2.1)

5 Geburt

vorangehender Teil	Teil des Kindes, das **im Geburtskanal vorangeht** • **große Teile:** Schädel, Rücken, Steiß • **kleine Teile:** Extremitäten

> Unter normalen Bedingungen erfolgt die Geburt aus der Längslage heraus (99 % d. Fälle). Dabei ist in der Regel der Kopf der **führende Teil** (ca. 94 % aller Geburten erfolgen aus der **Schädellage** heraus).
> Das **Tasten von kleinen Teilen** stellt immer eine **abnorme Situation** dar!

Stellung (Positio)	• **Rücken des Kindes** im Verhältnis zur Gebärmutterwand • **Stellung I:** Kindsrücken befindet sich auf der linken Seite der Mutter • **Stellung II:** Kindsrücken befindet sich auf der rechten Seite der Mutter • **a-Stellung:** Kindsrücken zeigt nach ventral (von der Mutter aus gesehen) • **b-Stellung:** Kindsrücken zeigt nach dorsal (von der Mutter aus gesehen)
Haltung (Habitus)	• **Kopfhaltung des Kindes** im Verhältnis zu seinem Rumpf während Durchtritt durch den Geburtskanal • **Flexionshaltung:** Kopf des Kindes ist stark gebeugt, Kinn liegt auf der Brust (= regelrechte Haltung) • **indifferente Haltung:** Kopf des Kindes steht gerade • **Deflexionshaltung:** Kopf des Kindes ist nach hinten geneigt (s. Kap. 5.2.1, Haltungsanomalien)

> Die **Flexionshaltung** stellt die normale Haltung bei vorderer Hinterhauptslage dar.

Einstellung (Praesentatio)	**Beziehung des vorangehenden Teiles zum Geburtskanal,** wird bei Schädellage anhand der **Fontanellen und der Pfeilnaht** identifiziert und ist das Ergebnis aus Lage, Stellung und Haltung des Kindes. Es gibt verschiedene Einstellungsmöglichkeiten:
	• **Hinterhauptslage:** Hinterkopf des Kindes ist der führende Teil
	  – **vordere Hinterhauptslage (vHHL):** Gesicht des Kindes liegt nach hinten (= regelrechte Einstellung)
	  – **hintere Hinterhauptslage (hHHL):** Gesicht des Kindes liegt zur Symphyse
	• **Vorderhauptslage:** vorderer Kopf des Kindes ist der führende Teil
	• **Gesichtslage:** Gesicht des Kindes ist der führende Teil
	• **Stirnlage:** Stirn des Kindes ist der führende Teil
	• (Einstellungsanomalien s. Kap. 5.2.1)

> Die **vordere Hinterhauptslage (vHHL)** stellt die regelrechte Einstellung des vorangehenden Teiles dar.

Positionsänderung	Bei der regelhaften Geburt aus vorderer Hinterhauptslage (vHHL) durchläuft der kindliche Kopf folgende Positionsänderungen:
Tiefertreten	• Veränderung des **Höhenstandes** • Kopf tritt in den querovalen Beckeneingang ein bei **Quereinstellung der Pfeilnaht** und **indifferenter Kopfhaltung**

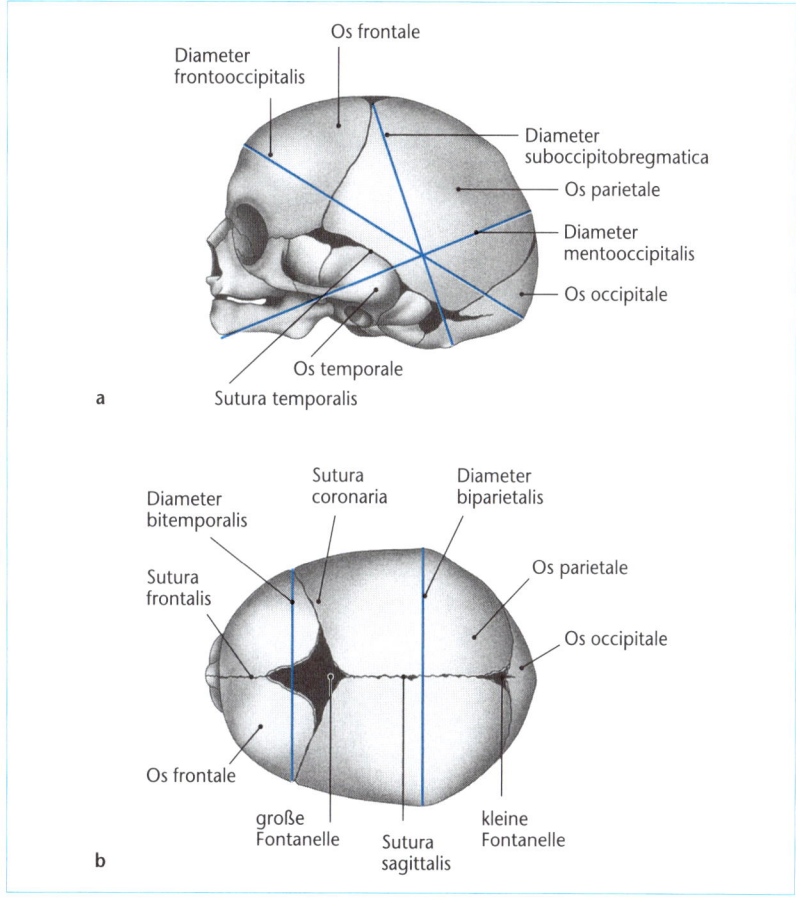

Abb. 5.2: Kindlicher Schädel, Knochen und Kopfdurchmesser in der Seitansicht (a) und von oben (b) [4]

Beugung	• Veränderung der **Haltung** • Kopf wird beim Eintritt in die **runde Beckenmitte** zunehmend **gebeugt**
innere Drehung	• **1. Rotation** • Veränderung der **Einstellung** • beim Eintritt in den **längsovalen Beckenausgang** dreht sich der Kopf in den **geraden Durchmesser**
Streckung	• Veränderung der Kopfhaltung • beim **Austritt aus dem Becken** und am Übergang in den Weichteilkanal zunehmende **Streckung** des Kopfes
äußere Drehung	• **2. Rotation** • die Schultern folgen der Drehung des Kopfes, um im geraden Durchmesser austreten zu können • der Kopf wird dabei **zur Seite gedreht**.

5 Geburt

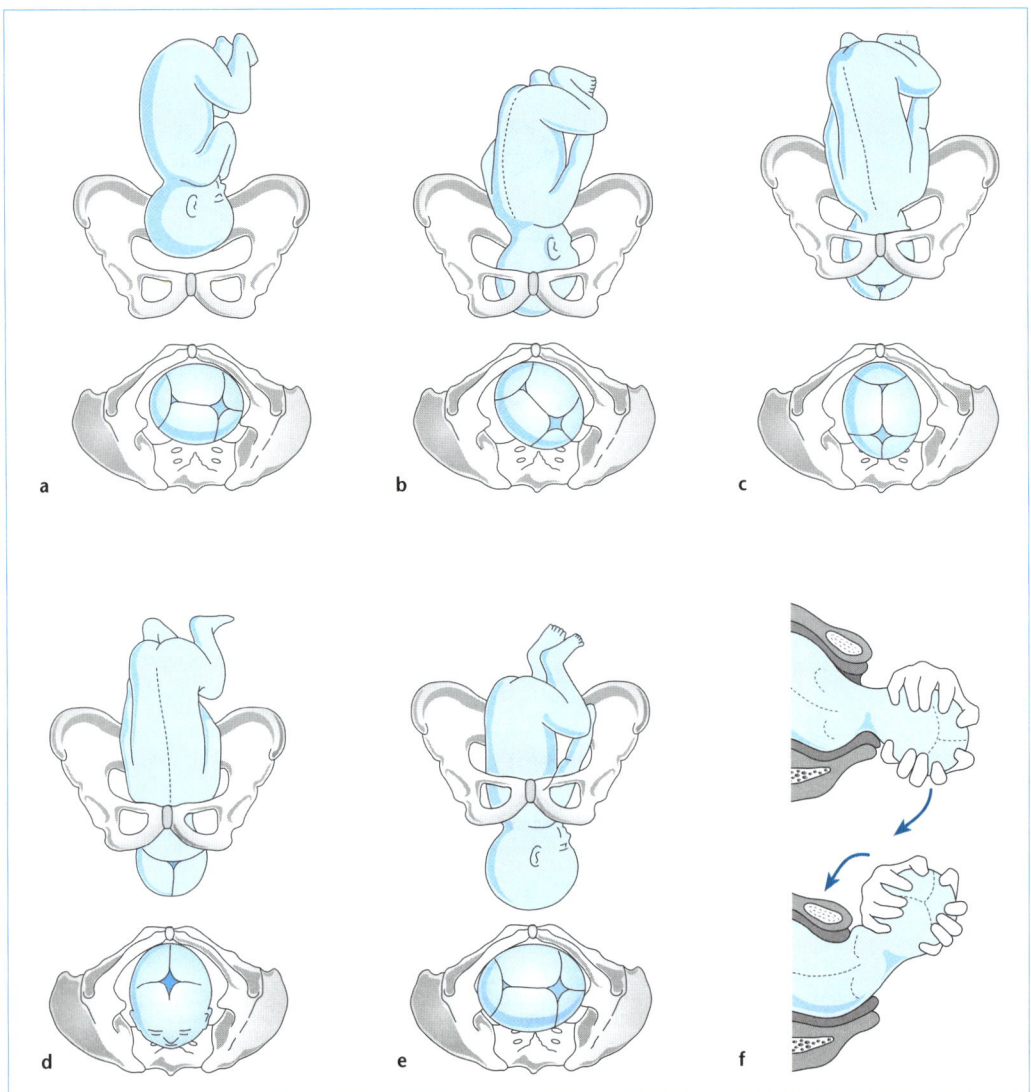

Abb. 5.3: Positionsänderung während der Geburt [6]:
a) Tiefertreten
b) Beugung
c) innere Drehung
d) Streckung
e) äußere Drehung
f) Geburt der Schultern

5.1.3 Geburtskräfte

> Definition · präpartale Kontraktionen · Senkwehen · Vorwehen · Eröffnungswehen · Austreibungswehen · Presswehen · Nachgeburtswehen · Wehen im Wochenbett

5.1 Regelhafte Geburt

Definition
Wehen sind **wellenartige Kontraktionen des Myometriums** zur Austreibung des Kindes.
Man unterscheidet folgende Wehenarten, nach denen auch die Geburtsphasen benannt werden:

präpartale Kontraktionen
- Zeitpunkt: während Schwangerschaft
- **physiologische Kontraktionen** (bedingt durch die **zunehmende Dehnung der Uterusmuskulatur**)
- bis zu **drei leichte Kontraktionen pro Stunde,** nehmen im Schwangerschaftsverlauf an Häufigkeit und Stärke zu

 Es sind zwei Arten von präpartalen Kontraktionen beschrieben:
- **Alvarez-Wellen:** hochfrequente lokale Kontraktionen
- **Braxton-Hicks-Kontraktionen:** unregelmäßige wehenartige Kontraktionen nach der 20. SSW

Senkwehen
- Zeitpunkt: **letzte 3–4 SSW**
- zunehmende Stärke und Frequenz der Kontraktionen bewirken **Senkung des Uterus ins kleine Becken:**
  - Wehendruck < **40 mmHg**
  - Wehenfrequenz **1–3/30 min.**

Vorwehen
- Zeitpunkt: letzte Tage vor der Geburt
- unregelmäßige Kontraktionen bewirken, dass der **kindliche Kopf in das kleine Becken gedrückt** wird:
  - Wehendruck bis **40 mmHg**
  - Wehenfrequenz **1–3/30 min.**
- fließender Übergang zu den Geburtswehen

 Wehen werden ab einem **Druck > 25 mmHg** als **schmerzhaft** empfunden.

Eröffnungswehen
- Zeitpunkt: direkt vor der Geburt, Dauer der Eröffnungsphase **2–12 h**
- zunehmende Kontraktionen dienen der **Eröffnung des Muttermundes** und dem **Tiefertreten** des kindlichen Kopfes bzw. des vorangehenden Teiles:
  - Wehenfrequenz **1/5–20 min**
  - Wehendauer ca. **30–60 sec**
  - Ruhetonus erhöht, Wehendruck bis **50 mmHg**

Austreibungswehen
- Zeitpunkt: im Anschluss an Eröffnungsphase, Dauer der Austreibungsphase **20–50 min**
- hochfrequente Kontraktionen führen zur vollständigen **Eröffnung der Zervix** und **Pressen des Kindes ins kleine Becken:**
  - Wehenfrequenz **1/2–8 min**
  - Wehendauer ca. **30 sec**
  - Wehendruck bis **60 mmHg**

Presswehen
- Zeitpunkt: letzte Geburtsphase nach der vollständigen Eröffnung des Muttermundes, Dauer (ca. **15 sec**) wird durch **aktive Mithilfe** der Gebärenden (Einsetzen der **Bauchpresse**) verkürzt
- reflektorisch zunehmender Wehendruck (bis zu **200 mmHg**) und Kontraktionsfrequenz bewirken **Herauspressen des Kindes**

5 Geburt

 Presswehen sind gekennzeichnet durch einen hohen **intrauterinen Druck** und zusätzlichen Einsatz der **Bauchpresse.**

Nachgeburtswehen
- Zeitpunkt: nach Geburt des Kindes, Dauer ca. **10 min**
- an Stärke und Frequenz **deutlich nachlassende** Kontraktionen dienen der **Austreibung der Nachgeburt** und der **Blutstillung** durch Kontraktion der Uterusmuskulatur

 Bei fehlenden oder zu schwach ausgeprägten Nachgeburtswehen kann es zu **starken Blutungen** und zum **Ausbleiben der Plazentalösung** kommen.

Wehen im Wochenbett
- Zeitpunkt: Postpartalperiode
- leichte unregelmäßige **lokale Kontraktionen** dienen der **Involution (Rückbildung)** des Uterus

 Bei zu **schwachen Wochenbettwehen** besteht die Gefahr einer Subinvolutio uteri, daher werden die Kontraktionen medikamentös unterstützt (z. B. Oxytocin)

5.1.4 Geburtsbereitschaft

Fundussenkung · Kopfeintritt ins Becken · Vorwehen · Zervixreifung · Muttermundöffnung · Zeichenblutung · Blasensprung · Untersuchung

Der Beginn einer Geburt kündigt sich durch verschiedene Signale an:

Fundussenkung Fundus senkt sich ca. in der **40. SSW** vom Rippenbogen ca. **2 Querfinger** breit ab

Kopfeintritt ins Becken bei der Untersuchung (s. Leopoldhandgriffe) findet sich der **Kopf des Kindes** in den letzten Tagen vor der Geburt zunehmend ins **kleine Becken** vorgerückt

Vorwehen in den **letzten Tagen** vor der Geburt treten **niedrigfrequente Wehen** auf (s. Kap. 5.1.3)

Zervixreifung Der **Geburtsfortschritt** wird anhand der **Höheneinstellung** des führenden Kindsteiles und der **Muttermundöffnung** beurteilt. Die Zervix verändert sich von primär **kreuzbeinwärts gerichteter** Lage mit **0 cm** Öffnung bis zuletzt **symphysenwärts gerichteter** Position bei vollständiger Eröffnung von **10 cm.** (s. Kap. 5.1.5.)

Bishop-Score
– Durchführung: dient der Beurteilung der **Zervixreifung**
- Tastuntersuchung der Patientin
- Sonographie (abdominal und vaginal)

– Beurteilung **je höher der Punktewert, desto reifer der Befund.** Bei einem niedrigen Punktewert steht die Geburt noch nicht unmittelbar bevor, die Patientin kann bei Beschwerdefreiheit wieder nach Hause gehen.

Punkte	0	1	2	3
Portiostand	sakral (am Sakrum)	mediosakral	kurz vor der Führungslinie	in der Führungslinie
Portiolänge	≥ 2 cm	1 cm	0,5 cm	verstrichen
Muttermundweite	geschlossen	1 cm	2 cm	3 cm
Stand des vorangehenden Teiles	2 cm über interspinal	Beckeneingang	zwischen oberem und unterem Schoßfugenrand	unter unterem Schoßfugenrand

Tab. 5.2: Bishop-Score

Muttermundöffnung	s. Kap. 5.1.5
Zeichenblutung	Abgang des meist bluttingierten **Schleimpropfes**, der zuvor die Zervix verschlossen hat
Blasensprung	**Abgang von Fruchtwasser** mit oder ohne Wehentätigkeit

 Der Blasensprung bzw. das **Vorhandensein von Fruchtwasser** in der Vagina kann durch den sog. **Amni-Check** nachgewiesen werden. Es handelt sich hierbei um einen Teststreifen, der auf Protein anspricht. Cave: Der Amni-Check ist auch **falsch-positiv bei Blutung.**

Untersuchung	Die vaginale Untersuchung zur Beurteilung der Geburtsbereitschaft umfasst: • Identifizierung des vorangehenden Teiles • Beurteilung des Höhenstandes des vorangehenden Teiles • Beurteilung des Muttermundes • Beurteilung des Geburtskanals • Kontrolle der Intaktheit der Fruchtblase • Stärke und Frequenz der Wehen

5.1.5 Geburtsverlauf

Eröffnungsperiode · Austreibungsperiode · Nachgeburtsperiode · Blutstillungsmechanismen

Die normale Geburt durchläuft **3 Phasen:**

Eröffnungsperiode	Einsetzen **muttermundswirksamer Wehen** mit Auflockerung und zunehmender Dilatation der Zervix bis zur **vollständigen Eröffnung des Muttermundes** (bis 10 cm).

Zervixreifung	• **Lageveränderung** der Cervix von kreuzbeinwärts nach steißbeinwärts
	• **Dilatation** und Erweichung des Muttermundes
	  – passiv durch den Wehendruck
	  – aktiv durch Stoffwechselprozesse im Zervixgewebe (z. B. Prostaglandinfreisetzung)

> Bei **Erstgebärenden** (Erstpara) werden zuerst der innere Muttermund trichterförmig eröffnet und anschließend die Zervix vollständig verkürzt. Erst danach beginnt die Öffnung des äußeren Muttermundes.
> Bei **Multipara** kommt es gleichzeitig zur Eröffnung des Muttermundes und zur Zervixverkürzung. Folglich ist die Eröffnungsperiode kürzer und die Geburt geht etwa doppelt so schnell vor sich.

Latenzphase	• Phase der **Zervixreifung,** größter Teil der Eröffnungsphase • der äußere Muttermund öffnet sich auf max. 2–3 cm • Dauer bei Erstpara ca. **7–8 h,** bei Multipara ca. die Hälfte
Aktivphase	• **vollständige Eröffnung** des äußeren Muttermundes bis auf 10 cm bei steigender Wehenfrequenz • Dauer bei Erstpara ca. **3–4 h**
Blasensprung	Rupturieren der Vorblase (d.h. des Fruchtwasserdepots zwischen kindlichem Kopf und unterem Eipol) bei zunehmendem Pressen der Fruchtblase in den Muttermund (MM) • **rechtzeitiger Blasensprung:** Ruptur bei vollständig eröffnetem MM am Ende der Eröffnungsphase • **vorzeitiger Blasensprung:** Ruptur vor Beginn muttermundswirksamer Wehen bei geschlossenem MM • **frühzeitiger Blasensprung:** Ruptur bei Wehen, aber noch nicht vollständig geöffnetem MM • **verspäteter Blasensprung:** Ruptur in der Austreibungsphase • **hoher Blasensprung:** Ruptur am oberen Pol der Fruchtblase • **zweizeitiger Blasensprung:** sekundäre Ruptur am unteren Pol nach hohem Blasensprung • **falscher Blasensprung:** Erhalt des Amnions bei rupturiertem Chorion
Austreibungsperiode	Periode von **vollständiger Muttermundseröffnung bis zur Geburt des Kindes**
Pressphase	Druck des kindlichen Kopfes auf den Beckenboden löst reflektorisch das Unterstützen der Wehen durch die **Bauchpresse** ein. Dadurch wird der Weichteilkanal maximal gedehnt.
Einschneiden	**Eintreten des Kopfes in die Vulva** (nur während einer Wehe sichtbar)
Durchschneiden	**Durchtreten des Kopfes** durch die Vulva (bleibt auch außerhalb der Wehen sichtbar)

> In der Austreibungsphase besteht für das Kind das größte Risiko:
> • Durch die Presswehen wird die **Durchblutung des Uterus und der Plazenta vermindert.** Die Sauerstoffversorgung des Kindes ist eingeschränkt.
> • Durch den starken Druck auf den kindlichen Kopf wird die **Perfusion der Hirngefäße vermindert.**

> Die Geburtsdauer kann stark variieren. Generell gebären Mulitpara aufgrund der schon erweiterten Geburtswege und der Erfahrung der Mutter schneller als Primipara.

5.1 Regelhafte Geburt

Nachgeburtsperiode
Phase **zwischen Geburt des Kindes und Geburt der Plazenta**
- Dauer ca. **15 min**
- Blutverlust ca. 300 ml
- Die Plazenta produziert und sezerniert **Prostaglandine**, die zu einer **Kontraktion des Uterus** führen. Dadurch verkleinert sich die Anhaftungsfläche der Plazenta, es kommt zur **Ablösung der Decidua spongiosa**

Plazentalösung nach Schulze
- die Plazenta löst sich zuerst im Zentrum
- es entsteht ein **retroplazentares Hämatom** mit geringem Blutverlust
- die Plazenta wird mit der fetalen Seite zuerst geboren

Plazentalösung nach Duncan
- die Plazenta löst sich vom Rand her
- das Blut kann **nach außen ablaufen,** wodurch der Blutverlust höher ist
- der Rand der Plazenta erscheint bei der Ausstoßung zuerst

Plazentalösungszeichen
dienen der Beurteilung, ob die Plazenta sich gelöst hat:
- **Uteruskantenzeichen (Schröder-Zeichen):** Über der Stelle der Plazentalösung ist der Uterus kontrahiert und kantig nach rechts oder links oben verzogen tastbar.
- **Nabelschnurzeichen (Küstner-Zeichen):** Zieht sich bei Druck mit der Handkante zwischen Bauchnabel und Symphyse die Nabelschnur zurück, ist die Plazenta noch nicht gelöst.
- **Vorrücken der Nabelschnur (Ahlfeld-Zeichen):** Nach vulvanaher Markierung der Nabelschnur rückt mit zunehmender Plazentalösung die Markierung weiter.

> ! Die nach der Geburt ausgestoßene Plazenta mit Eihäuten und Nabelschnur bezeichnet man als **Nachgeburt.**

Blutstillungsmechanismen
Der reguläre postpartale Blutverlust beträgt ca. **300 ml.** Die Blutung sistiert durch:
- Komprimieren der Gefäße durch Nachgeburtswehen
- verstärkte Aktivierung der Gerinnung
- Abklemmen der Nabelschnur und damit verbundene Änderung der Hämodynamik

5.1.6 Geburtserleichterung

möglichst **angenehme Atmosphäre** schaffen:
- angenehme Lagerung für die Patientin
- Unterstützung durch den Partner
- Entspannungsübungen
- evtl. homöopathische Präparate zur Unterstützung der Wehen

5.2 Regelwidrige Geburt

5.2.1 Haltungs-, Einstellungs- und Lageanomalien, Mehrlingsgeburt

Haltungsanomalien

> Deflexionslage · hintere Hinterhauptslage · Vorderhauptslage · Stirnlage · Gesichtslage · hoher Geradstand · tiefer Querstand

Deflexionslage — Bei Haltungsanomalien weicht der kindliche Kopf während der Geburt von seiner normalen Flexionshaltung ab. Die ausbleibende Kopfneigung nennt man **Deflexionshaltung**.

Ätiologie
- Missverhältnis
- Frühgeburt
- Mehrlingsschwangerschaften
- fehlende Anpassung an mütterliches Becken

hintere Hinterhauptslage

> **Definition/Diagnose:** kleine Fontanelle führt · Rücken liegt hinten ·
> **Klinik:** Geburtsstillstand · Komplikationen
> **Therapie:** Lagerung · Oxytocin · Episiotomie · Prognose

Definition/Diagnose
- **Leitstelle: kleine Fontanelle**
- Lage des Kindes: Rücken liegt hinten

Klinik
– Komplikationen
Austreibungsperiode meist durch **Geburtsstillstand am Beckenboden** verlängert
- Geburtsstillstand mit drohender Hypoxie des Kindes
- Uterusruptur

Therapie
schrittweises Vorgehen:
- **vaginale Geburt** ist fast immer möglich
- durch **Lagerung der Gebärenden** evtl. Drehung in vordere Hinterhauptslage
- bei Geburtsstillstand **Oxytocin-Infusion**
- Analgesie
- **großer Dammschnitt**
- falls bisherige Maßnahmen nicht erfolgreich bzw. bei Abfall der kindlichen Herzfrequenz: ggfl. Vakuum- oder Zangenextraktion

> Die hintere Hinterhauptslage ist die leichteste Form einer Deflexionslage, eine **vaginale Geburt ist fast immer möglich.**

– Prognose — gut, da mit relativ einfachen Mitteln therapierbar

Vorderhauptlage

> **Definition/Diagnose:** große Fontanelle führt · Rücken liegt hinten
> **Klinik:** Geburtsstillstand in Austreibungsperiode · Komplikationen
> **Therapie:** Spontangeburt möglich · Episiotomie · Zangenextraktion · Prognose

Definition/Diagnose
- **Leitstelle: große Fontanelle**
- Lage des Kindes: Rücken liegt hinten

Klinik – Komplikationen	**meist Geburtsstillstand** in der Austreibungsperiode • Geburtsstillstand mit drohender Hypoxie des Kindes • Gefahr der Uterusruptur
Therapie	schrittweises Vorgehen: • **vaginale Geburt** ist fast immer möglich • durch **Lagerung der Gebärenden** evtl. Drehung in vordere Hinterhauptslage • großer Dammschnitt • Bei **vaginaler operativer Geburt** ist die **Zangenextraktion** das Mittel der Wahl

 Bei Vorderhauptslage ist die **Vakuumextraktion** zu **vermeiden**, da sich durch Ansetzen der Glocke über der großen Fontanelle eine erhöhte Gefahr der Gefäßverletzung ergibt.

– Prognose	gut, da meist durch konservative Methoden therapierbar

Stirnlage

Definition/Diagnose: Stirn führt · Rücken liegt hinten
Klinik: ungünstigste Deflexionslage · komplikationen
Therapie: relative Indikation zur Sectio · Prognose

Definition/Diagnose	• **Leitstelle: Stirn, Augenbrauen und Nasenwurzel sind tastbar** • Lage des Kindes: Rücken liegt hinten
Klinik – Komplikationen	**Geburtsstillstand** • Geburtsstillstand mit Gefahr der Hypoxie des Kindes • Uterusruptur
Therapie	• **Spontangeburt prinzipiell möglich,** aber nur bei kleinem kindlichem Kopf oder sehr geräumigem Becken erfolgreich (30 % der Fälle) • wegen **hoher Mortalität** (bis 10 % der Fälle) **und Morbidität** des Kindes großzügige Indikation zur **sekundären Sectio**
– Prognose	bei rechtzeitigem Erkennen und Eingreifen gut

 Die Stirnlage ist die **ungünstigste aller Deflexionslagen,** da hier das Durchtrittsplanum am größten ist.

Gesichtslage

Definition/Diagnose: Kinn führt · Rücken liegt hinten
Klinik: mentoanteriore Lage · mentoposteriore Lage · Komplikationen
Therapie: Spontangeburt bei mentoanteriorer Lage möglich · mentoposteriore Lage · absolute Indikation zur Sectio · Prognose

Definition/Diagnose	• **Leitstelle: Kinn** • Lage des Kindes: Rücken liegt hinten
Klinik	• bei der häufigen **mentoanteriorer Lage** (Kinn zeigt nach vorne) erfolgt eine protrahierte Geburt • die seltene **mentoposteriore Lage** (Kinn zeigt nach hinten) ist geburtsunmöglich
– Komplikationen	• Geburtsstillstand mit Hypoxiegefahr für das Kind • Gefahr der Uterusruptur

Therapie	• **mentoanteriore Lage:** Spontangeburt ist prinzipiell möglich, die Indikation zur Sectio wird aber wegen hoher Mortalität und Morbidität des Kindes großzügig gestellt • **mentoposteriore Lage:** primäre Sectio ist unumgänglich
– Prognose	bei schnellem Erkennen und Handeln gut, sonst Lebensgefahr für Kind und Mutter

 Die Gesichtslage ist die **ausgeprägteste Deflexionshaltung,** bei der der Kopf am stärksten gestreckt ist.

Einstellungsanomalie

hoher Geradstand · tiefer Querstand

hoher Geradstand

Definition/Diagnose: Kopf verharrt im Beckeneingang in gerader Pfeilnaht
Klinik: Geburtsstillstand in Austreibungsphase · Komplikationen
Therapie: Analgesie · Lagerung · Oxytocin · Sectio · Prognose

Definition	• Kopf des Kindes verharrt im Beckeneingang bei ausreichender Wehentätigkeit • **Lage des Kopfes: gerade Pfeilnaht**
Klinik – Komplikationen	**Geburtsstillstand** in Eröffnungs- oder Austreibungsphase • Geburtsstillstand mit Hypoxiegefahr für das Kind • Gefahr der Uterusruptur
Therapie	• prinzipiell **Spontangeburt** möglich, dabei: • wechselnde Seitenlagerung der Gebärenden (Schaukellagerung) • Analgesie • Oxytocininfusion • bei anhaltendem Geburtsstillstand > 2 h oder Verschlechterung des Kindszustandes **sekundäre Sectio**
– Prognose	bei frühzeitigem Erkennen und Handeln gut, bei anhaltendem Geburtsstillstand steigen Morbidität und Mortalität des Kindes

tiefer Querstand

Definition/Diagnose: Kindskopf verharrt im Beckeneingang in querer Pfeilnaht
Klinik: protrahierte Austreibungsphase · Komplikationen
Therapie: Vakuum-/Zangengeburt · Prognose

Definition	• Kopf des Kindes verharrt im Beckeneingang bei ausreichender Wehentätigkeit • **Lage des Kopfes: quere Pfeilnaht**
Klinik – Komplikationen	**protrahierte Austreibungsphase** • kindliche Hypoxie • Nabelschnurkomplikationen • mütterliche Erschöpfung

Therapie	• prinzipiell **Spontangeburt** möglich, dabei:
	  – Seitenlagerung der Gebärenden
	  – Analgesie
	  – Oxytocininfusion bei sekundärer Wehenschwäche

5.2 Regelwidrige Geburt

– Prognose	• bei Erfolglosigkeit **Vakuum- oder Zangengeburt** bei rechtzeitigem Erkennen und Handeln gut

Lageanomalien

Beckenendlage · Quer- und Schräglage

Beckenendlage

Definition: vorangehender Teil ist Fuß oder Knie · Epidemiologie
Ätiologie: mangelnde Geburtskanalaufdehnung · Mehrlingsgeburt · Polyhydramnion · Uterusfehlbildungen
Klinik: protrahierte Geburt · Hypoxie des Kindes · Komplikationen
Therapie: äußere Wendung · vaginale Geburt ist möglich · einzeitige Entwicklung · nach Bracht · zweizeitige Entwicklung · Prognose

Definition / Diagnose	vorangehender Teil ist **Steiß, Fuß, Knie** oder eine Kombination daraus
– Epidemiologie	5 % aller Geburten
Ätiologie – Risikofaktoren	vorangehende kleine Teile dehnen Geburtskanal weniger auf als der robuste Kopf • Frühgeburten • Mehrlingsgeburten • Polyhydramnion • Placenta praevia • Uterusfehlbildungen • fetale Fehlbildungen

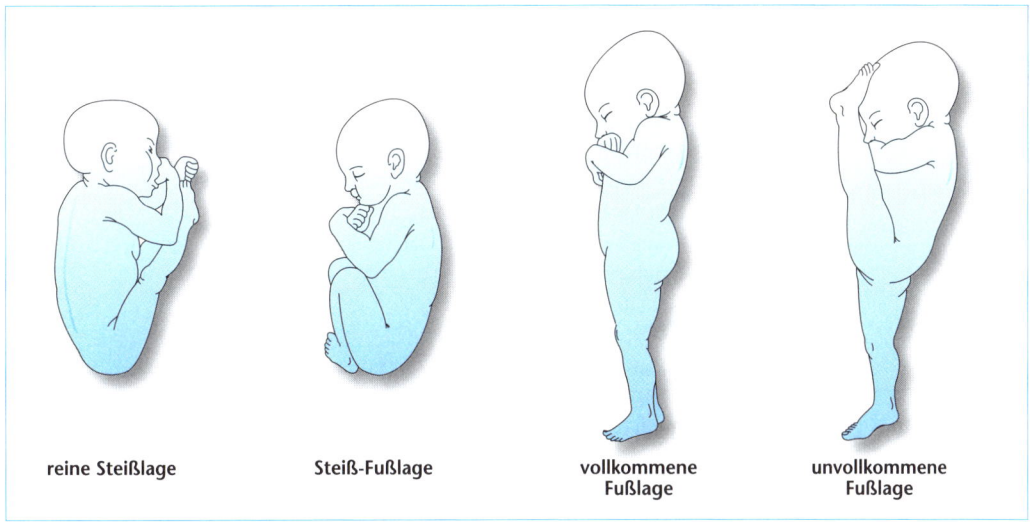

Abb. 5.4: Beckenendlagetypen

Klinik	• **protrahierte Geburt** durch erschwerte Eröffnung der Zervix • Schräglage • Querlage
– Komplikationen	• Vorfall und Komprimierung der Nabelschnur bei Eintritt des Kindes in das kleine Becken → **Hypoxie** und Azidose

5 Geburt

- Wehenschwäche
- vorzeitige Plazentalösung
- **neurologische Schäden** durch Zugbelastung

Diagnose
- vaginale Untersuchung: kein harter Schädel oder Schädelnähte tastbar
- ggf. Fersenzeichen des Fußes

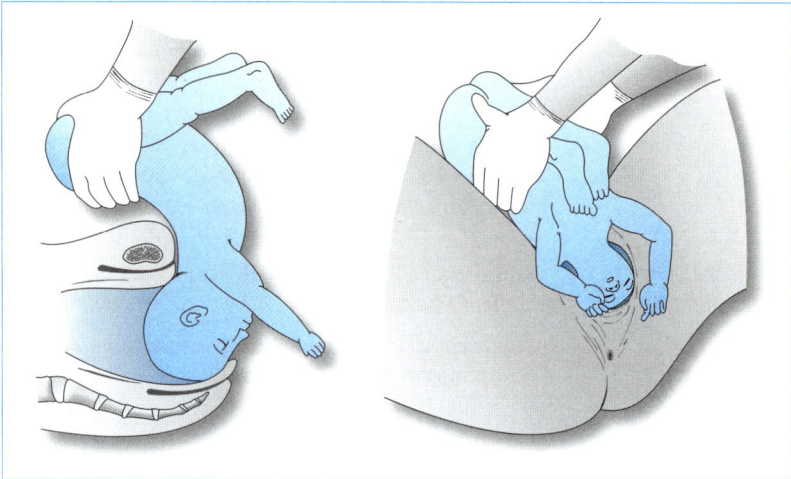

Abb. 5.5: Manualhilfe nach Bracht

Therapie
– äußere Wendung
– vaginale Geburt

Geburtsmodus wird dem mütterlichen und kindlichen Risiko angepasst: nach der 37. SSW Versuch einer **äußeren Wendung** unter Sektiobereitschaft
- Vollendung der 37. SSW
- Ausschluss eines Missverhältnisses
- Ausschluss einer reinen Fußlage
- Ausschluss einer Kopfhyperextension
- Ausschluss weiterer Risiken wie z. B. Diabetes
- Ausschluss einer Kindsgewichts über 3500g
- Ausschluss eines protrahierten Geburtsverlaufs (soweit beurteilbar, z. B. bei unreifem Zervixbefund)
- Ausschluss fetaler Fehlbildungen

– Sectio
bis 36. SSW

> Bei der vaginalen Entbindung bei Beckenendlage ist primär die **einzeitige Entwicklung** nach **Bracht** anzustreben. Gelingt dies nicht, werden zuerst Körper, Schulter und Arme entwickelt (**Lövset-** oder **Bickenbach**-Lösung) und danach der Kopf (**Veith-Smellie-** Handgriff).

5.2 Regelwidrige Geburt

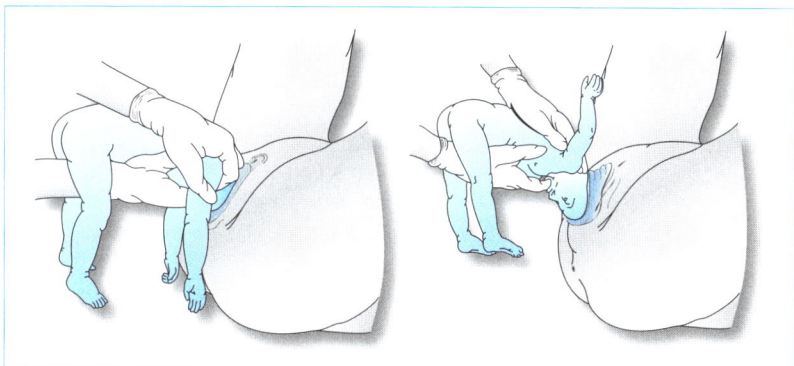

Abb. 5.6: Kopflösung nach Veith-Smellie

Quer- und Schräglage

Definition: Körperachsen von Kind und Mutter differieren
Ätiologie/Risikofaktoren: Hydramnion · Mehrlinge · Frühgeburt · Beckenanomalien
Klinik: Vorfall von Arm und Schulter · Wehensturm · Uterusruptur
Therapie: Sectio caesarea

Definition
Abweichung der Körperachsen von Kind und Mutter zueinander (Fehlende Parallelität)

Ätiologie / Risikofaktoren
- Hydramnion
- Mehrlingsschangerschaft
- Frühgeburt
- Beckenanomalien

Klinik
Durch die quere Lage des Kindes **fallen bei der Geburt der Arm und die Schulter vor.** Es handelt sich um eine absolut geburtsunmögliche Stellung. Wird die vaginale Geburt nicht abgebrochen, erfolgen Verkeilung des Kindes im Becken, **Wehensturm und evtl. Uterusruptur.**

Therapie
absolute Indikation zur Sectio caesarea!

Mehrlingsgeburt

Definition: eineiige Zwillinge · zweieiige Zwillinge · Hellin-Regel
Diagnose: Anamnese · Sonographie · CTG
Vorsorgeuntersuchungen: alle zwei Wochen, später jede Woche
Klinik: Hyperemesis · großer Uterus · starke Bewegungen des Kindes · hoher Fundusstand · Komplikationen

Folge der vermehrten Sterilitätsbehandlungen ist ein **Anstieg der Mehrlingsgeburten.** Jede Mehrlingsgeburt gilt als **Risikogeburt,** die entsprechend überwacht werden muss.

Definition
eineiige Zwillinge
- **monozygot,** d.h. aus 1 Eizelle
- **monochorisch:** Beide Zwillinge teilen sich Chorionhöhle, Amnionhöhle und Plazenta

- **dichorisch:** jeder Zwilling eigene Chorionhöhle, Amnionhöhle und Plazenta
- **monoamniot:** die Zwillinge teilen sich eine Amnionhöhle
- **diamniot:** jeder Zwilling hat eine eigene Amnionhöhle

- Teilung 1.–3. Tag: **dichorisch-diamniot**
- Teilung zwischen 3. und 8. Tag: **monochorisch-diamniot**
- Teilung zwischen 8. und 13. Tag: **monochorisch-monoamniot**
- Teilung nach dem 13. Tag: **siamesische Zwillinge**

zweieiige Zwillinge	- **dizygot,** d.h. aus 2 Eizellen - immer 2 Trophoblastenanlagen und Chorionhöhlen höhergradige Mehrlinge
Hellin-Regel	gibt die Häufigkeit nicht stimulierter Mehrlingsgeburten an: - Zwillinge 1 : 85 - Drillinge 1 : 85² = 1 : 7255 - Vierlinge 1 : 85³ = 1 : 614 125 - Fünflinge 1 : 85⁴ = 1 : 52 200 625
Diagnose	- Anamnese/Untersuchung - **Sonographie:** getrennte Untersuchung jedes Mehrlings ab 8. SSW - **CTG:** getrennte Untersuchung jedes Mehrlings
Vorsorge- untersuchung	bei Mehrlingsschwangerschaft Durchführung **alle zwei Wochen, nach 28. SSW wöchentlich**
Klinik	- Hyperemesis - vergrößerter Uterus - verstärkte Kindsbewegungen - hoher Fundusstand und somit - verstärkte Dyspnoe, Ödeme
Komplikationen	- Zervixinsuffizienz und somit Frühgeburtlichkeit - Präeklampsie/Gestose - Anämie der Mutter - Lageanomalien und Verkanten der Mehrlinge mit Gefahr der Hypoxie - Überdehnung des Uterus und somit sekundäre Wehenschwäche - postpartale Uterusatonie - Plazentainsuffizienz und somit fetale Hypotrophie - bei monoamniotischen Gemini Nabelschnurstrangulation - Nabelschnurvorfall bei Geburt des 2. Zwillings durch vorzeitige Plazentalösung - intrauteriner Fruchttod eines Zwillings - fetofetales Transfusionssyndrom (monozygote, monochorische Gemini)

Das **fetofetale Transfusionssyndrom** ist durch arteriovenöse Gefäßshunts zwischen Zwillingen bedingt.
Donator: Anämie, Hypotrophie, Oligohydramnion
Akzeptor: Dehydratation, Polyglobulie, Ödeme, Herzinsuffizienz, Polyhydramnion

Geburtsleitung

> Lage von Zwillingen · Indikation zur Sectio bei Zwillingen · vaginale Geburt von Zwillingen

- eine optimale Versorgung ist wegen erhöhtem Frühgeburtsrisiko dringend notwendig, eine Entbindung in einer **Schwerpunktklinik mit Neonatologie** ist dringend anzuraten
- prinzipiell ist bei Zwillingen eine **vaginale Geburt möglich,** soweit keine anderen Komplikationen vorliegen und die Lage der Zwillinge dies zulässt

Lage von Zwillingen

Lagebestimmung erfolgt sonographisch
- **Schädellage/Schädellage** (ca. 45 % d. F.)
- **Schädellage/BEL** (ca. 35 % d. F.)
- BEL/BEL (ca. 10 % d. F.)
- Schädellage/Querlage (ca. 6 % d. F.)
- Querlage/Querlage (ca. 3 % d. F.)
- BEL/Querlage (ca. 1 % d. F.)

Indikation zur Sectio bei Zwillingen

- Lageanomalie eines oder beider Kinder
- kleine/unreife Kinder
- Gewichtsunterschied zwischen den Kindern von > 500 g
- große Kinder
- andere Risiken, z. B. Erkrankung der Mutter

 Bei **höhergradigen Mehrlingen** besteht immer die Indikation zur Sectio.

vaginale Geburt von Zwillingen

- frühzeitige PDA
- CTG beider Kinder
- evtl Oxytocin-Infusion bei Wehenschwäche
- nach Geburt des ersten Zwillings Kontrolle von Lage und Herztönen des 2. Kindes
- Oxytocin-Infusion, um die Zeit zwischen den Geburten < 20 min zu halten
- Amniozentese bei Eintreten des Kopfes ins kleine Becken (Beschleunigung der Geburt)
- bei Lageänderung muss eine Sectio in Betracht gezogen werden
- nach der Geburt sorgfältige Überwachung der Zwillinge

5.2.2 Missverhältnis

> **Definition:** absolutes Missverhältnis · relatives Missverhältnis
> **Ätiologie:** Makrosomie · anatomische Varianten
> **Klinik:** Beckendystokie · Schulterdystokie

Definition

Geburtsschwierigkeiten entstehen durch ein sog. **Missverhältnis zwischen kindlichem Kopf und mütterlichem Geburtskanal**

absolutes Missverhältnis

- **nicht tolerierbares Missverhältnis** zwischen mütterlichem Becken und kindlichem Kopf
- führt zwangsläufig zur **primären Sectio**

relatives Missverhältnis	- **tolerierbares** und mit erhöhtem **Risiko** auch überwindbares Missverhältnis - vaginale Geburt kann versucht werden und auch gelingen - bei Misslingen der vaginalen Geburt sekundäre Sectio
Ätiologie	- Makrosomie des Kindes (z. B. Gestationsdiabetes) - anatomische Variationen des Geburtskanals
Klinik Beckendystokie	**physiologische Varianten der Beckenform**, die zu einem abnorm geformten Geburtskanal und damit zu einem abnormen Geburtsverlauf führen können: - langes Becken (Assimilationsbecken) - Trichterbecken - plattes Becken - allgemein verengtes Becken
– Diagnose	- Austastung des Beckens - Beurteilung der Michaelis-Raute
Schulterdystokie	**nach Geburt des Kopfes bleibt vordere Schulter an der Symphyse hängen** → Geburtsstillstand durch Verkanten des Kindes
– Diagnose	- Kopf über Beckeneingang - bei Mehrgebärenden Kopf nach Blasensprung/Muttermundreifung hoch über Beckeneingang - **Sonographie:** fetale Makrosomie, Hydrozephalus erkennbar
– Therapie	- **Spontangeburt möglich** - Tokolytikum im Bolus - große Episiotomie - Lagerung der Gebärenden - Drehung des Kindes um die Schulterachse

5.2.3 Erkrankungen von Uterus, Vagina und Ovar

> Uterusfehlbildungen · Muttermundöffnungsstörungen · Tumoren des Geburtskanals · vorangegangene Operationen

Uterusfehlbildungen
s. Kap. 1.2.4

> Zervixdystokie · normo-/hypotone Wehenschwäche · hypertone Wehenschwäche · Wehensturm · isthmozervikale Insuffizienz

Muttermundöffnungsstörungen

Zervixdystokie	**Definition:** zu langsame/zu späte MM-Eröffnung **Ätiologie:** Spasmen · Narben **Klinik:** Schmerzbeseitigung · Dehnung
Definition	Geburtsverzögerung durch **zu langsame** oder **zu späte Eröffnung des Muttermundes**

Ätiologie	- Spasmen - OP-Narben/Briden
Therapie	- Schmerzbeseitigung - Prostaglandingabe - instrumentelle Dehnung - ggfl. Sectio

Wehendystokie

normo-/hypotone Wehenschwäche

> **Definition:** echte Wehenschwäche
> **Ätiologie:** Medikamente · ektope Erregungsbildungszentren · Überdehnung
> **Klinik:** Darm-/Blasenentleerung · Schonung

Definition	- echte Wehenschwäche - Basaltonus normal - Dauer (< **20 sec**), Frequenz (< **3/10 min**) oder Amplitude sind vermindert
Ätiologie	- **Medikamente,** die die glatte Muskulatur hemmen - Dystope Erregungsbildung durch **ektope Erregungsbildungszentren** - **Überdehnung** der Uterusmuskulatur
Therapie	- Entleeren von Darm und Blase - leichte körperliche Belastung (z. B. Treppensteigen), schwere Belastung meiden - heiße Wannenbäder - Lagewechsel der Gebärenden - Oxytocin

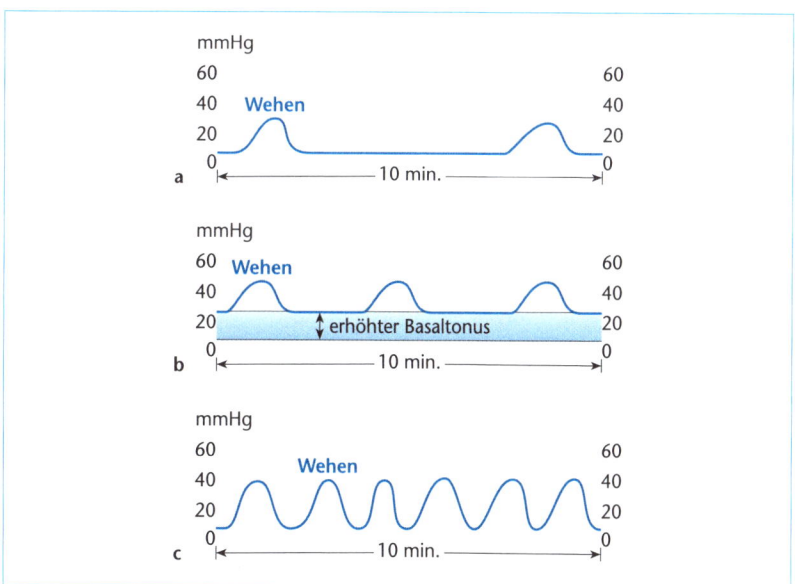

Abb. 5.7: Tokogramm
a: echte Wehenschwäche
b: hypertone Wehenschwäche
c: Wehensturm

5 Geburt

hypertone Wehen-schwäche	**Definition:** Basaltonus ↑ **Ätiologie:** unkoordinierte Uteruskontraktion **Klinik:** Tokolyse

Definition	• Basaltonus erhöht (> **15 mmHg**) • Wehendauer, -frequenz und -amplitude normal
Ätiologie	Kontraktion des Uterus verläuft unkoordiniert
Therapie	• **Senken des Basaltonus** durch Tokolyse • Analgetika • Oxytocin (als letztes Mittel)

Wehensturm	**Definition:** Anzahl/Amplitude ↑ **Ätiologie:** geburtsmechanisch **Klinik:** Tokolyse

Definition	• Basaltonus normal • Wehenanzahl (> **5/10 min**) und -amplitude (> **50 mmHg**) erhöht
Ätiologie	• geburtsmechanische Probleme • Oxytocin-Überdosierung • erhöhte endogene Oxytocinspiegel
Therapie	Tokolyse

isthmozervikale Insuffizienz	**Definition:** vorzeitige Muttermunderöffnung **Ätiologie:** Wehen · intrauterines Volumen **Klinik:** vorzeitige Wehen · Blasensprung · Frühgeburt **Diagnose:** Inspektion · Palpation **Therapie:** Cerclage · Tokolyse · Antibiose · Prognose

Definition	**vorzeitige Verkürzung der Zervix** und Eröffnung des Muttermundes
Ätiologie / Pathogenese	meist bedingt durch Wehentätigkeit oder durch ein erhöhtes intrauterines Volumen (z. B. bei Mehrlingsschwangerschaften)
Diagnose	Inspektion und Palpation
Klinik	• vorzeitige Wehen • vorzeitiger Blasensprung
– Komplikationen	Frühgeburt
Therapie	• **Cerclage** (Umstechung des Muttermundes mit einer Naht) • bei vorzeitigen Wehen: **Tokolyse** • bei infektiös bedingten vorzeitigen Wehen: **Antibiose**
– Prognose	Meist kommt es trotz Therapie zu einer Frühgeburt. Der Geburtszeitpunkt kann allerdings meist hinausgeschoben werden. Die Prognose des Kindes hängt vom Zeitpunkt der Geburt ab.

Geburtskanaltumoren

Uterusmyom	siehe auch Kap. 9

Definition	**gutartiger Tumor** der Uterusmuskulatur • während Schwangerschaft **östrogenabhängige Größenzunahme** • maligne Entartung sehr selten (bis 0,5 % d. Fälle)
Klinik – allgemein	• **Blutungsstörungen**, v. a. Menometrorrhagie, Dysmenorrhoe • **Unterbauchschmerzen** • Verdauungs- und Miktionsstörungen
– während Schwangerschaft	• mechanisches Geburtshindernis (Verlegung/Einengung des Geburtskanals) • Gefahr von Frühgeburtlichkeit, Plazentainsuffizienz
Therapie	• **Kleine Myome** sind nicht interventionspflichtig, regelmäßige Kontrolle ausreichend. • Symptomatische **große Myome** können **operativ** entfernt werden (vaginale oder abdominale **Myomenukleation** bzw. **Hysterektomie**). • Während der Schwangerschaft muss die Indikationsstellung sehr streng sein. Es sollte bei Gefährung des Kindes oder der Mutter so spät wie möglich operiert werden, d.h. zu einem möglichst fortgeschrittenen Schwangerschaftszeitpunkt (bessere Überlebenschanchen für das Kind).

Ovarialtumoren

s. auch Kap. 9

Definition	benigne oder maligne Tumoren, die von den Ovarien ausgehen: • epitheliale Tumoren • Keimzelltumoren • Keimstrangtumoren • unklassifizierte Primärtumoren • Metastasen
Klinik	• Druck von außen auf den Uterus • daraus resultierende Lageanomalien, Einstellungs- und Haltungsanomalien • Erschwerung der Geburt
Therapie	operative Entfernung

Zervixtumoren

s. auch Kap. 9

Definition	benigne oder maligne Tumoren der Zervix: • Myom • Zervixkarzinom • Metastase
Klinik	• Schmerzen • tastbarer Tumor
Therapie	• ggf. operative Entfernung

Vorangegangene Operationen

- Z. n. Sectio
- Z. n. Kürettage
- Z. n. OP im kleinen Becken
- Geburtshindernis durch Verwachsungen/Briden

5 Geburt

5.2.4 Regelwidrige Geburtsdauer

Partus praecipitatus · protrahierte Geburt

Partus praecipitatus

Definition: überstürzte Geburt
Ätiologie/Pathogenese: Mutter · Kind
Komplikationen: Mutter · Kind

Definition

überstürzte Geburt, Geburtsdauer < 3 h

 Sturzgeburt bezeichnet eine Geburt, bei der das Kind **aus dem Geburtskanal stürzt.** Für diesen Vorgang gibt es im Gegensatz zur **überstürzten Geburt** keine konkreten Zeitangaben.

Ätiologie/Pathogenese
– Mutter

- Multipara
- stark erniedrigter Weichteilwiderstand
- starke Wehen
- unerfahrene jugendliche Erstgebärende („Toilettengeburt")
- zum falschen Zeitpunkt eingesetzter Pressdruck durch Mutter oder Hilfsperson

– Kind

hypotrophes Kind

Komplikationen
– Mutter

- Weichteilverletzungen
- Starke Blutung

– Kind

- **Anpassungsstörungen** nach der Geburt
- **Verletzungen** an Rumpf und Extremitäten

protrahierte Geburt

Definition: verlängerte Geburtsdauer >12 h bzw. > 8 h
Ätiologie/Pathogenese: Mutter · Kind
Komplikationen: Mutter · Kind

Definition

verlängerte **Geburtsdauer**
- Erstgebärende: **> 12 h**
- Multipara: **> 8 h**

Ätiologie/Pathogenese
– Mutter

- isthmozervikale Insuffizienz
- Beckendystokie
- Wehendystokie (Wehenschwäche, -sturm)
- normo-/hypotone Wehenschwäche (echte Wehenschwäche)
- hypertone Wehenschwäche
- Wehensturm
- Zervixdystokie
- vorausgegangene Operation am Uterus
- Tumoren des Geburtskanals

– Kind

- Lageanomalien
- Haltungs- und Einstellungsanomalien
- Schulterdystokie: Vorfall der kleinen Teile (Hand oder Arm liegt vor dem Kopf)
- Mehrlingsgeburten

5.2 Regelwidrige Geburt

- Fehlbildungen
- Hydrocephalus/Anencephalus
- Tumoren (z. B. Teratome)
- Hydrops fetails
- Missverhältnis Kindsgröße-Geburtskanal

Komplikationen
– Mutter
- Erschöpfung
- Drucködem, -nekrose an Zervix, Vagina, Vulva

– Kind
- fetale Hypoxie
- Azidose

5.2.5 Vorzeitiger Blasensprung

> **Definition:** Blasensprung vor Eröffnungswehen
> **Ätiologie/Pathogenese:** Mehrlingsgeburt · vorausgegangene Frühgeburt · Infektion
> **Klinik:** Flüssigkeitsabgang · aufsteigende Infektion
> **Therapie:** Geburtseinleitung

Definition
Sprung der Fruchtblase **vor Beginn der Eröffnungswehen**

Ätiologie/Pathogenese
- Mehrlingsgeburten
- Vorausgegangene Frühgeburten
- Infektion

Klinik
merklicher Flüssigkeitsabgang

Komplikationen
aufsteigende Infektion

Therapie

 Wegen der Gefahr einer **aufsteigenden Infektion** wird bei vorzeitigem Blasensprung die Geburt künstlich **eingeleitet**.

5.2.6 Frühgeburt

> **Definition:** Geburt vor 37. SSW
> **Ätiologie/Pathogenese:** Infektionen · frühere Frühgeburten · Uterusfehlbildungen · Myome · Zervixinsuffizienz · Gestose · Hydramnion
> **Klinik:** vorzeitig Wehen/Blutabgang/Blasensprung · Komplikationen
> **Diagnose:** Anamese · CTG · Sonographie · Untersuchung des Vaginalsekretes · Differentialdiagnose
> **Therapie:** Bettruhe · Tokolyse · Antibiose · Lungenreifung · Magnesiumsubstitution · Prognose

Definition
Geburt eines **lebenden** Kindes **vor Beendigung der 37. SSW** (< 259 Schwangerschaftstage)

Ätiologie/Pathogenese
die Ursachen können vielseitig sein:
- **Infektionen**, besonders mit B-Streptokokken
- **vorangegangene Frühgeburten**, Schwangerschaftsabbrüche oder Aborte

153

5 Geburt

	- Uterusfehlbildungen
- Uterusmyome
- Zervixinsuffizienz
- Mehrlingsschwangerschaft
- Polyhydramnion
- Gestose
- Hydramnion
- Placenta praevia
- Traumen (z. B. stumpfes Bauchtrauma)
Risikofaktoren	- Alter der Mutter < 17 oder > 38 Jahre
- **Nikotinabusus**
- **Alkoholabusus**
- **Drogenkonsum**
- niedriger sozialer Status
Klinik	- vorzeitige Wehen
- Blutabgang aus der Vagina
- vorzeitiger Blasensprung
Komplikationen	- unreife Lungen → Atemprobleme
- erhöhte Infektionsneigung
- Neugeborenenikterus
Diagnose	- **Anamnese:** frühere Frühgeburten
- **CTG:** Nachweis vorzeitiger Wehen
- **Sonographie:** Beurteilung von Zervixlänge und -weite sowie Trichterbildung des inneren Zervixendes
- **Untersuchung des Vaginalsekretes auf fetales Fibronectin** (= Marker für drohende Frühgeburt)
Differentialdiagnose	**Mangelgeburt:** Geburt eines Kindes mit einem Gewicht < 10. Perzentile
Therapie	- Bettruhe
- Tokolyse
- ggf. i. v. Antibiose
- Induktion der **Lungenreifung** mit Glukokortikoiden → Surfactantbildung bei Schwangeren < **34. SSW**
- Magnesiumsubstitution
Prognose	- > **22. SSW:** 10 % Überlebensrate
- **25.–26. SSW:** 80 % Überlebensrate
- 1000–1500 g Gewicht:
– 95 % Überlebensrate
– < 10 % Behinderungsrate (1/3 mit schweren bleibenden Schäden, 1/3 mit leichten bleibenden Einschränkungen, 1/3 ohne bleibende Einschränkung)

5.2.7 Nabelschnurkomplikationen

Nabelschnurvorfall · Nabelschnurknoten · Nabelschnurumschlingung

5.2 Regelwidrige Geburt

Nabelschnurvorfall

Definition: Nabelschnur liegt vor dem vorangehenden Teil
Ätiologie/Pathogenese: Einstellungs-/Haltungs-/Lageanomalien · Frühgeburt
Klinik: Kompression der Nabelschnur bei der Austreibung
Diagnose: CTG · Palpation · Inspektion
Therapie: Sectio

Definition

Nabelschnur liegt **nach dem Blasensprung** vor dem vorangehenden Teil des Kindes

 Bei erhaltener Fruchtblase spricht man bei vorangehender Nabelschnur von einem **Vorliegen**.

Ätiologie/Pathogenese

Risikofaktoren:
- Einstellungs-, Lage- und Haltungsanomalien
- Frühgeburten
- tiefsitzende Plazenta
- Hochstehender vorangehender Teil bei Blasensprung

Klinik

Abklemmen der Nabelschnur bei der Austreibung durch Einklemmung zwischen kindlichem Kopf und Becken

– Komplikationen

durch Nabelschnurabklemmung **schwere Hypoxie**

Diagnose

- **CTG:** Dezelerationen, Bradykardie
- **Palpation:** Pulsation vor dem vorangehenden Kindsteil
- **Spekulumeinstellung/Amnioskopie**

Therapie

Notfall-Sectio

Nabelschnurknoten

Definition: echter Knoten
Klinik: Dezelerationen · Bradykardie · Hypoxie · Fruchttod
Diagnose: während der Schwangerschaft nicht erkennbar · Differentialdiagnose
Therapie: Sectioindikation bei drohender Asphyxie

Definition

Hindurchgleiten des Feten durch eine Nabelschnurschlinge → Entstehung eines Knotens (sog. **echter Knoten**)

Klinik

- **intrapartal** Dezelerationen und Bradykardien
- bereits **während der Schwangerschaft** kann es durch Zug am Knoten zu Hypoxie und Fruchttod kommen

Diagnose

- während der Schwangerschaft kann ein Nabelschnurknoten **nicht erkannt** werden
- Diagnosestellung erst nach (Tot-)Geburt möglich

– Differentialdiagnose

 Ein sog. **falscher Knoten** ist ein Knäuel von Nabelschnurvarizen.

Therapie

Sectioindikation nur bei drohender fetaler Asphyxie (CTG, fetale BGA)

5 Geburt

Nabelschnur-umschlingung	**Definition:** Nabelschnur liegt um einen Teil des Kindes **Ätiologie/Pathogenese:** Hydramnion · lange Nabelschnur **Klinik:** fetale Hypoxie **Diagnose:** Dopplersonographie · CTG · BGA **Therapie:** Sectio · Nabelschnurdurchtrennung
Definition	**Umwicklung des Halses** oder eines anderen Kindsteils bei der Geburt
Ätiologie/Pathogenese	• Hydramnion • lange Nabelschnur
Klinik	• Zirkulationsstörung • fetale Hypoxie
Diagnose	• Dopplersonographie • CTG: lang anhaltende Dezelerationen • fetale BGA bei Tiefertreten des Kopfes
Therapie	• Umschlingung des Halses: **Sektioindikation** • Umschlingung anderer Körperteile: **Durchtrennung der Nabelschnur** vor Entwicklung der Schulter

5.2.8 Blutungen

Placenta praevia · vorzeitige Plazentalösung

Placenta praevia	**Definition:** Placenta vor Uterusisthmus **Ätiologie/Pathogenese:** Placenta praevia totalis · Plazenta praevia partialis · Plazenta praevia marginalis **Klinik:** schmerzlose Blutung · Komplikationen **Diagnose:** Inspektion · Sonographie **Therapie:** Bettruhe · Tokolyse · Sectio · Prognose
Definition	Placenta liegt vor dem Isthmus uteri
Ätiologie/Pathogenese	• **Placenta praevia totalis:** vollständige Verlegung des inneren Muttermundes • **Placenta praevia partialis:** teilweise Verlegung des inneren Muttermundes • Placenta praevia marginalis: Placenta liegt am Rand des Isthmus
Klinik – Komplikationen	**Blutung ohne Schmerzen** in der 2. Schwangerschaftshälfte • Mangelversorgung des Kindes • intrauteriner Fruchttod • starker Blutverlust der Mutter
Diagnose	• Spekulumeinstellung • Sonographie
Therapie	• Bettruhe • Tokolyse • Sectioindikation
– Prognose	Auch bei rechtzeitigem Erkennen und angemessener Therapie (Sectio) **erhöhte Mortalität von Mutter und Kind.**

5.2 Regelwidrige Geburt

vorzeitige Plazentalösung

> **Definition:** Plazentalösung vor Geburt des Kindes · Synonym
> **Ätiologie/Pathogenese:** Trauma · retroplazentares Hämatom · Gestose
> **Klinik:** Unterbauchschmerz · Schock · brettharter Uterus · Komplikationen
> **Diagnose:** Anamnese · Untersuchung · Sonographie · Labor · CTG
> **Therapie:** Sectio · Bluttransfusion

Definition – Synonyme	Ablösung von Plazenta/Plazentateilen **vor Geburt des Kindes** Abruptio placentae, Ablatio placentae
Ätiologie/ Pathogenese	• Trauma • retroplazentares Hämatom • Änderung des intrauterinen Drucks (z.B. Geburt des ersten Zwillings, vorzeitiger Blasensprung) • Gestose/ Präeklampsie • idiopathisch
Klinik	• plötzlich einsetzender und dauerhaft anhaltender, stechender **Unterbauchschmerz** • Schwindel, Angstzustände • brettharter Uterus
– Komplikationen	• Tachykardie, **Schock**

> ❗ Oft wird aufgrund der **nur geringen vaginalen Blutung** eine vorzeitige Plazentalösung nicht rechtzeitig erkannt!

Diagnose	• Anamnese (Schmerzen, Wehen, Blutung, vorzeitige Plazentalösung bei vorangegangenen Schwangerschaften) • Untersuchung (sichtbare Blutung bei Spekulumeinstellung, harter Uterus) • Sonographie (Darstellung der Plazenta) • CTG: anhaltende Bradykardie, späte Dezelerationen
Therapie	• **sofortige Sectio caesarea** • Bluttransfusion bei zu großem intraoperativem Blutverlust

5.2.9 Krampfanfälle und komatöse Zustände

> Epilepsie · Eklampsie · Sinusvenethrombose · vasovagale Synkope

Epilepsie

> **Definiton:** zentralnervöses Anfallsleiden · Epidemiologie
> **Klinik:** generalisierte Anfälle · Komplikationen
> **Diagnose:** EEG · CCT/MRT · Differentialdiagnose
> **Therapie:** Antikonvulsiva

Definition – Epidemiologie	zentralnervöses Anfallsleiden 5–7/1000 Schwangere
Klinik	**generalisierte Anfälle** in Form von Grand-mal- oder Petit-mal-Anfällen
– Komplikationen	• Verletzungen • Bewusstseinseintrübungen

5 Geburt

Diagnose	• EEG • CCT/NMR zum Ausschluss anderer Ursachen
– Differentialdiagnose	Krampfanfälle anderer Genese
Therapie	• Dosisanpassung von **Antikonvulsiva** • regelmäßige Kontrollen (Blutspiegel der Medikamente, EEG)

 Antikonvulsiva können **fetale Fehlbildungen** verursachen!

Eklampsie

> **Definition:** Gefäßspastik/Endothelschädigung
> **Klinik:** Hypertonie · Ödeme · Erbrechen · Krampfanfälle
> **Diagnose:** Anamnese · Untersuchung · Labor · CTG · Differentialdiagnose
> **Therapie:** Überwachung · Magnesiumsubstitution · Heparin · Sectio

Definition	**Gefäßspastik** und **Endothelstörungen** führen zu Schädigung von Gehirn, Nieren und Leber sowie zu Gerinnungsstörungen und Plazentainsuffizienz
Klinik	• Hypertonie • Ödeme • Kopfschmerz • Erbrechen • Hyperreflexie • Krampfanfälle
Diagnose	• Anamnese, Untersuchung • Labor • CTG
– Differentialdiagnose	• Schwangerschaftshypertonie • Krampfanfall anderer Genese (z.B. Epilepsie)
Therapie – medikamentös	• Intensivüberwachung • Magnesiumsulfat (antikonvulsiv, antihypertensiv) • Low-dose-Heparinisierung
– operativ	Notfallsektio

Sinusvenenthrombose

> **Definition:** thrombotischer Verschluss kranieller Gefäße
> **Ätiologie/Pathogenese:** embolisch/thrombotisch · diapedetische Blutungen · hämorrhagischer Infarkt
> **Klinik:** heftigster Kopfschmerz · Meningismus · Bewusstseinsstörung · Krampfanfall
> **Diagnose:** MRT · CCT · Differentialdiagnose
> **Therapie:** Therapie des Hirnödems · antikonvulsive Therapie · Prognose

Definition	**thrombotischer Verschluss** der Sinus/intrakraniellen Gefäße
Ätiologie/Pathogenese	**Abflussstauung** (z.B. embolisch/thrombotisch), diapedetische Blutungen hämorrhagische Infarkte

Klinik	• heftige Kopfscherzen post partum • Nackensteifigkeit • Übelkeit/Erbrechen • Bewusstseinsstörungen • evtl. Stauungspapille • Krampfanfälle post partum
Diagnose	• Angio-MRT • CCT
– Differentialdiagnose	• Kopfschmerz anderer Genese • Meningitis
Therapie	• Hirnödembehandlung • antibiotische Therapie • antikonvulsive Therapie • Antikoagulation
– Prognose	ungünstig

vasovagale Synkope

Definition: Bewusstseinsstörung
Ätiologie/Pathogenese: Schmerz · Schreck · Orthostase
Klinik: Schwarzwerden vor Augen · plötzliche Ohnmacht
Therapie: Kreislaufunterstützung · Kompressionsstrümpfe

Definition	**Bewusstseinsstörung** aufgrund von Gefäßweitstellung und **Versackung von Blutvolumen** in der Peripherie
Ätiologie	• Schmerz • Schreck • Orthostase • emotional
Klinik	• Schwarzwerden vor Augen • Ohnmacht, besonders nach raschem Aufstehen aus dem Liegen/Sitzen oder nach langem Stehen
Therapie	• Kreislaufunterstützung • Kompressionsstrümpfe

> Auch **metabolische Ursachen** wie z.B. Elektrolytentgleisungen (z.B. Hypo-/Hyperkaliämie, Hypokalzämie) können zu Kreislaufbeeinträchtigungen und damit auch zu **Krampfanfällen** und **Bewusstseinsstörungen** führen.

5.2.10 Akute Schmerzzustände

- **vorzeitige Plazentalösung**: siehe Kap. 5.2.8
- **Embolien**: siehe Kap. 5.2.11

5.2.11 Fruchtwasserembolie

> **Definition:** Übertritt von Fruchtwasser in den mütterlichen Kreislauf · Synonym
> **Ätiologie/Pathogenese:** Fruchtwasserübertritt · thromboplastische Aktivität · korpuskuläre Fruchtwasseranteile · Antigeneffekt
> **Klinik:** Schock · Verbrauchskoagulopathie · Krampfanfälle
> **Therapie:** Sauerstoffgabe · Volumensubstitution · Unterstützung von Gerinnung und Kreislauf · Prognose

Definition	• Übertritt von **Fruchtwasser** in den **mütterlichen Blutkreislauf** während oder kurz nach der Geburt
– Synonym	• **Amnioninfusionssyndrom**
Ätiologie/Pathogenese	
Fruchtwasserübertritt	aufgrund einer Genitalverletzung kommt es zum **Eintritt von Fruchtwasser in die Blutbahn** • Scheidenriss • Zervixriss • Uterusruptur • gewaltsames Mitpressen von außen durch Hilfsperson
Fruchtwasserwirkung	• **thromboplastische Aktivität** des Fruchtwassers: Durch Einschwemmen von körperfremdem Material in die Blutlaufbahn wird die Gerinnungskaskade aktiviert → Embolie. • **korpuskuläre Fruchtwasseranteile**: Größere korpuskuläre Anteile des Fruchtwassers wirken selbst embolisch. • **Antigeneffekt** des Fruchtwassers: Durch Erkennen von Fruchtwasser als körperfremd kommt es zur Abwehrreaktion des mütterlichen Körpers.
Klinik	• Dyspnoe, Angstgefühl, Tachykardie, Zyanose, **Schock** • Übelkeit, Erbrechen • Gerinnungsstörung/**Verbrauchskoagulopathie** • Krampfanfälle
Therapie	• **O2-Substitution** • Volumensubstitution • Kreislaufunterstützung • Unterstützung der **Gerinnung**
– Prognose	ungünstig

5.3 Leitung und Überwachung der Geburt

5.3.1 Gebärende

> Aufnahme · Geburtsvorbereitung · Geburtsüberwachung · Dammschutz

normalerweise kommt die Gebärende während der frühen Eröffnungsphase zur Aufnahme in die Geburtshilfeabteilung

5.3 Leitung und Überwachung der Geburt

Aufnahme

Anamnese — **vorangegangene Schwangerschaften:** Zahl, Verlauf, evtl. Komplikationen

Untersuchung — Blutdruck, Herzfrequenz, Temperatur, Gewicht

 Blutdruck, Herzfrequenz und Temperatur sollten während der Geburt in regelmäßigen Abständen untersucht werden, um evtl. Komplikationen frühzeitig zu erkennen.

Blutentnahme
- Blutbild
- Blutgruppe
- Gerinnung
- Elektrolyte
- HBs-Antigen
- evtl. CRP

Geburtsvorbereitung
- warmes Bad (Wehenförderung)
- **Darmreinigung/Klysma** (um Stuhlabgang beim Pressen während der Geburt zu vermeiden)
- **Entleerung der Harnblase** (um Urinabgang während der Geburt zu vermeiden)
- **venöser Zugang** (Gabe von Medikamenten z. B. zur Wehenunterstützung, Unterstützung der Uteruskontraktion nach der Geburt)

Geburtsüberwachung

Lagerung
- Spazierengehen zur Zervixreifung (Eröffnungsphase)
- liegend
- sitzend
- Wassergeburt

 In der **Austreibungsphase** kann durch **Lageänderung** der Patientin eine Fehleinstellung des Kindes evtl. behoben werden!

Analgesie — bei Bedarf:
- **PDA** (in der Einleitungsphase)
- **Pudendusblock** (bei fortgeschrittener Geburt)
- **Damminfiltration** (bei fortgeschrittener Geburt)

Dammschutz
- in der Austreibungsphase Einölen und manuelles Vordehnen des Damms
- zur Vermeidung eines Dammrisses Episiotomie

Episiotomie
– Definition
- **frühzeitige Episiotomie:** Dammschnitt vor Durchtritt des Kopfes
- **rechtzeitige Episiotomie:** Dammschnitt bei Durchtritt des Kopfes

– Indikation
- **operative vaginale Geburten** (Vakuumextraktion, Zangenextraktion, Beckenendlagenentwicklung)
- Geminigeburt
- drohender Dammriss
- Frühgeburten

– Durchführung — Einschneiden des Damms in medianer, mediolateraler oder lateraler Richtung zur Erweiterung des Beckenausgangs

5 Geburt

 Während der gesamten Geburt sollte die Schwangere von Arzt und Hebamme angeleitet werden, z. B. zum Pressen in der Austreibunsgphase oder zum Unterdrücken des Pressens bei der Entwicklung der Schultern.

5.3.2 Fetus

Untersuchung · CTG · Fetalblutuntersuchung · Geburtsüberwachung

Untersuchung
- **via Bauchdecke:** Leopold-Handgriffe (1.–4. Leopold-Handgriff)
- **via Vagina:**
  - Identifikation des vorangehenden Teiles
  - Kontrolle, wie weit der vorangehende Teil schon die Zervix passiert hat

 Die Untersuchung sollte während der Geburt in regelmäßigen Abständen wiederholt werden, um evtl. Komplikationen frühzeitig zu erkennen.

Kardiotokographie (CTG)

Definition
- zeitgleiche Aufzeichnung von kindlicher Herzfrequenz und mütterlicher Wehentätigkeit
- **wichtigste pränatale Untersuchungsmethode**
- regelmäßige Durchführung ab **28. SSW** im Rahmen der Vorsorgeuntersuchungen

Durchführung
- **externe Ableitung:** über die Bauchdecke der Mutter
- **interne Ableitung:** über die Kopfschwarte des Kindes
- bei komplikationsloser Geburt externe Ableitung (Dauer 30 min), **stündliche** Wiederholung bis zur **passiven Eröffnungsphase**
- während der **aktiven Eröffnungsphase kontinuierliche** CTG-Überwachung

Beurteilung
– Oszillation

Schwankungen der basalen Herzfrequenz um die mittlere Herzfrequenz:
- **Oszillationstyp 0** = silente Kurve = < 5 / min (fetale Hypoxie)
- **Oszillationstyp 1** = eingeengt undulatorische Kurve = 5–10 / min (schlafendes Kind)
- **Oszillationstyp 2** = undulatorische Kurve = 10–35 / min (Normalbefund)
- **Oszillationstyp 3** = saltatorische Kurve = > 25 / min

 Oszillationstyp 3 weist auf eine **Nabelschnurkomplikation** hin.

– Herzfrequenz-
schwankung
- **Akzeleration:** Beschleunigung der Herzfrequenz um 10–15 bpm für 10–30 sec
- **Dezeleration:** Frequenzabfall < 30 sec
  - frühe Dezeleration
  - wehensynchroner HF-Abfall (**DIP I**)
  - z. B. geburtsmechanisch bedingt
  - bei längerer Dauer Hinweis auf Hypoxie
  - späte Dezeleration
  - HF-Abfall zeitlich versetzt zur Wehe (**DIP II**)
  - Hinweis auf Hypoxie

5.3 Leitung und Überwachung der Geburt

Zur Akzeleration kommt es z. B. durch **Bewegung des Kindes, vaginale Untersuchung** oder **Amniotomie**.
Eine zu geringe Oszillationsbreite kann ein Hinweis auf **Hypoxie** sein.

– Herzfrequenz

Die fetale Herzfrequenz schwankt **physiologischerweise** um ca. **10–25/min**.
- **mäßige Tachykardie**
  - Frequenz < 180/min
  - z. B. bei Fieber der Mutter, bei äußeren Reizen oder medikamentös
- **ausgeprägte Tachykardie**
  - Frequenz > 180/min
  - z. B. bei Hypoxie, Infektion, vorzeitiger Plazentalösung, Volumen-/Versorgungsmangel des Kindes
- **mäßige Bradykardie**
  - Frequenz < 100/min
  - z. B. bei Vena-cava-Syndrom, gesteigerter Uterusaktivität, Herzfehler, Fehlbildung des nervalen Systems, Hypoxie
- **ausgeprägte Bradykardie**
  - Frequenz > 100/min
  - z. B. bei Hypoxie, Herzerkrankung des Kindes, Vena-cava-Syndrom

Bei einer ausgeprägten Bradykardie (HF 100/min) sind eine **intrauterine Reanimation** sowie eine **Notsectio** angezeigt.

Fetalblutuntersuchung

Ergibt das CTG einen Hinweis auf Hypoxie, muss sofort eine **Fetalblutuntersuchung** (= FBU, Syn. **Mikroblutuntersuchung** = MBU) des Kindes erfolgen.

Durchführung

Gewinnung von Blut aus einer **Kopfhautkapillare**: Darstellung der Kopfschwarte durch Spekulumeinstellung, Eingehen mit einer langen Kanüle und Punktion der Kapillare

Beurteilung des pH-Wertes:
- pH~ 7,30: Normwert
- pH > 7,20: kontrollbedürftige Präazidose:
- pH > 7,15: geringgradige Azidose, Geburt sollte schnellstmöglich beendet werden
- pH > 7,10: mittelgradige Azidose, evtl. Reanimation des Kindes
- pH < 7,09: schwere Azidose, unverzügliche Beendigung der Geburt

5.3.3 Intrauteriner Sauerstoffmangel

Definition: Hypoxie des Kindes im Uterus
Ätiologie/Pathogenese: Nabelschnurkompression/-umschlingung · Plazentalösung/-insuffizienz · Schock
Klinik: Hypoxiezeichen · Komplikationen
Diagnose: CTG · Mikroblutuntersuchung
Therapie: Ursachenbeseitigung · Sectio · Prognose

Definition

Hypoxie des Kindes im Uterus durch Mangelversorgung

5 Geburt

Ätiologie / Pathogenese	• Kompression der Nabelschnur • Nabelschnurumschlingung • vorzeitige **Plazentalösung** • Plazentainsuffizienz • **Schock**/Hypotonie/Hypovolämie der Mutter
Klinik	• fetale Hypoxiezeichen (siehe CTG) • fehlende Kindsbewegung
Komplikationen	• intrauteriner Fruchttod • zerebrale Schädigung
Diagnose	• CTG (siehe 5.3.3) • Mikroblutuntersuchung (siehe 5.3.3)
Therapie	• Ursachenbeseitigung • evtl. Sectio
Prognose	korreliert mit der Dauer der Hypoxie

5.3.4 Geburtseinleitung

Indikationen · Maßnahmen

Bei drohender Gefahr für Mutter oder Kind ist eine **künstliche Geburtseinleitung** notwendig.

Indikationen	• **Übertragung** (länger als 14 Tage über Geburtstermin hinaus) • **pathologisches CTG** • fetale Hypertrophie • vorzeitiger Blasensprung (zur Vermeidung einer aufsteigenden Infektion) • **leichte Präeklampsie**, die noch nicht zu einer Notsectio Anlass gibt • Gefahr für das Kind (z. B. Rh-Inkompatibilität) • Gefahr für die Mutter (z. B. HELLP) • intrauteriner Fruchttod
Maßnahmen	❗ Die Art der Geburtseinleitung hängt von **Grad der Zervixreife** ab, diese lässt sich anhand des **Bishop-Scores** ermitteln

medikamentöse Einleitung
– Prostaglandin E2 Gel (0,5 mg)
- Indikation: unreifer Muttermundsbefund
- Applikation intrazervikal
- anschließend 2 Stunden kontinuierliche CTG-Überwachung
- danach zweistündliche CTG-Kontrollen
- Wiederholung nach 6–8 h möglich

– Prostaglandin E2 Tabletten (3 mg)
- Indikation: Bishop-Score 5–8
- Platzierung retrozervikal
- Wiederholung nach 6–8 h möglich

– Oxytocin-Infusion

Amniotomie
- **instrumentelle Eröffnung** der Fruchtblase (Eröffnen der Fruchtblase mit einer Kanüle)

- Indikation: bei Wehenschwäche bzw. noch intakter Fruchtblase nach Eintritt des vorangehenden Teiles in das kleine Becken
- In der Regel stellen sich daraufhin die Wehen innerhalb **1–2 h** ein

 Um eine **aufsteigende Infektion** zu verhindern, sollte die Geburt nach Eröffnung der Fruchtblase möglichst rasch beendet werden.

5.3.5 Operative Maßnahmen zur Geburtsbeendigung

Operative vaginale Entbindung · Sectio caesarea

Wenn eine spontane vaginale Geburt nicht möglich ist oder Risiken für Mutter bzw. Kind entgegenstehen, müssen operative Maßnahmen zur Beendigung der Geburt eingesetzt werden.

Operative vaginale Entbindung

Zangenextraktion · Vakuumextraktion

Zangenextraktion

Definition – Synonym	instrumentelle Entbindungshilfe durch **Naegele-** oder **Kjelland-Zange** Forceps
Zangenarten	• **Naegele-Zange** mit Kopf- und Beckenkrümmung und festem Schloss • **Kjelland-Zange** mit Kopfkrümmung und Gleitschloss
Indikation	• Geburtsstillstand in der Austreibungsphase • drohende peripartale Asphyxie des Kindes • fehlendes Kooperationsvermögen der Mutter
Voraussetzungen	• **vollständige Muttermundseröffnung** • **eröffnete Fruchtblase** • **Schädellage** • ausreichende Anästhesie • entleerte Harnblase • vorangehender Teil (Kopf) unter der Interspinalebene • Kopf nicht zu groß oder zu klein
Durchführung	• Anlegen des **linken Löffels** mit der linken Hand über die Innenfläche der im Becken liegenden rechten Hand an den Kopf des Kindes • analoges Anlegen des **rechten Löffels** • **Nachtasten,** um die richtige Lage der Zange zu kontrollieren • **Probezug** (folgt der kindliche Kopf der Zange?) • **Extraktion des Kindes** durch wehensynchronen Zug in der Führungslinie • großzügige Episiotomie
Risiko	• **Verletzungsgefahr der Mutter** (Perforation der Zervix, des Uterus, Verletzung des äußeren Genitales) • **Verletzungsgefahr des Kindes** (z. B. Fazialisparese, Plexusparese, Schädelfrakturen)

Vakuumextraktion

Definition	instrumentelle Entbindungshilfe durch Vakuumanwendung
– Synonym	VE, Saugglocke
Indikation	- Geburtsstillstand in der Austreibungsphase - drohende peripartale Asphyxie des Kindes - fehlendes Kooperationsvermögen der Mutter
Voraussetzungen	- **vollständige Muttermundseröffnung** - **eröffnete Fruchtblase** - **Schädellage** - ausreichende Anästhesie - entleerte Harnblase - vorangehender Teil (Kopf) unter der Interspinalebene
Durchführung	- Anlegen der Glocke am Hinterhaupt des Kindes - **Unterdruck von 0,2 kg/m²** - **Nachtasten,** um den richtigen Sitz der Glocke zu kontrollieren - Druckaufbau über 1–2 Minuten auf max. **0,8 kg/m²** - **Probezug** - **wehensynchrones Ziehen** in der Führungslinie - großzügige Episiotomie
Risiko	- selten mütterliche Verletzung (äußeres Genitale, Verletzung der Zervix) - intrakranielle Blutungen - geringere Kompression des kindlichen Kopfes als bei der Zangengeburt

Sectio caesarea

Definition · Indikation · Durchführung · Risiko

Definition	operative Eröffnung des Uterus und abdominelle Schnittentbindung zur Beendigung der Schwangerschaft - **primäre Sectio:** vor Einsetzen muttermundwirksamer Wehentätigkeit - **sekundäre Sectio:** nach Beginn muttermundwirksamer Wehentätigkeit
Indikation	- Missverhältnis von Mutter und Kind - **geburtsunmögliche Lage** - **Lebensbedrohung von Kind** (z.B. Rh-Inkompatibilität) **und/oder Mutter** (Präeklampsie) - Nabelschnurvorfall - Placenta praevia totalis - starke Blutungen bei Placenta praevia - vorzeitige Plazentalösung - Fehlbildungen des Kindes - Lageanomalien (z.B. Beckenendlage, Querlage) - Mehrlingsgravidität - Uterusruptur

Durchführung

> **Durchführung einer Sectio caesarea:**
> - Lagerung in Steinschnittlage, leichte Linksneigung
> - lokale Anästhesie (PDA)
> - tiefer Unterbauchschnitt (sog. Pfannenstiel-Querschnitt)
> - Wechselschnitt zur Eröffnung der Bauchdecken
> - Eröffnung des Blasenperitoneums
> - Uterotomie (Querschnitt im unteren Uterussegment)
> - Amniotomie
> - manuelle Entwicklung des Kindes
> - manuelle Plazentalösung
> - Blutstillung
> - medikamentöse Unterstützung der Uteruskontraktion (z. B. Oxytocin)
> - schichtweiser Wundverschluss
>
> Sectio caesarea bei Frühgeborenen:
> Anlegen eines isthmokorporalen Uteruslängsschnitts, um gerade bei Oligohydramnion, Lageanomalien und besonders kleinen Kindern (Gefahr der Nabelschnurkomplikation, Verkeilung des Kindes) genügend Platz für die Entwicklung zu haben.

Risiko

- **Operationsrisiko** (z. B. Blutung, Nachblutung, Heilungsstörungen, Anästhesiekomplikationen, stark erhöhte Aspirationsgefahr durch erhöhten abdominellen Druck)
- **mütterliche Letalität:** 2,3fach höher als bei vaginaler Geburt
- **Sectiosyndrom** beim Neugeborenen:
  - Trinkschwäche
  - Wet-Lung-Syndrom (Lungenödem bei unreifen Kindern)
  - Surfactant-Mangel und daraus resultierendes Atemnotsyndrom

5.4 Notfälle in der Plazentarperiode und nach der Geburt
M. Gerstorfer

Auch nach der Geburt muss der Geburtshelfer auf eine Vielzahl von Komplikationen achten, die sich unter Umständen zu Notfällen entwickeln können. Informationen zum Aufbau der Plazenta und dem Verlauf der Plazentarperiode siehe Kapitel 3.1.

5.4.1 Plazentalösungsstörungen

> **Definition:** verzögerte / unvollständige Plazentalösung · Blutverlust > 300 ml
> **Ätiologie / Pathogenese:** funktionell · anatomisch · Placenta adhaerens · Placenta increta · Placenta percreta · Placenta accreta
> **Klinik:** keine / unvollständige / verzögerte Nachgeburt · Blutungen · Komplikationen
> **Diagnose:** anhand Symptomatik · Differentialdiagnose
> **Therapie:** supportiv · medikamentös · Credé-Handgriff · manuelle Plazentalösung · Hysterektomie

5 Geburt

Definition	Von einer **Plazentalösungsstörung** spricht man, wenn folgende Kriterien einzeln oder kombiniert vorliegen: • postpartal **verzögerte Plazentaablösung** > 30 min • **unvollständige oder fehlende Plazentaablösung** vom Uterus • postpartaler **Blutverlust** der Mutter > 300 ml
Ätiologie / Pathogenese	Man unterscheidet mehrere Formen der Plazentalösungsstörung, diese sind funktionell oder anatomisch bedingt:
funktionell bedingt	mangelnde Kontraktion des Uterus (Wehenschwäche) **nach Überdehnung** (z.B. durch Mehrlingsschwangerschaft, makrosomes Kind)
anatomisch bedingt	z.B. aufgrund einer Uterusfehlbildung oder nach einer Uterus-OP (z.B. Kürettage, Sectio) kommt es zu einer fehlerhaften Nidation der Eizelle mit Vorwachsen der Plazentafortsätze über das Endometrium hinaus
Placenta adhaerens	• **häufigste Plazentalösungsstörung** überhaupt • funktionell bedingt • **Folge:** Plazenta löst sich postpartal **unvollständig bzw. verzögert** vom Uterus
Placenta increta	• **häufigste anatomisch bedingte** Plazentalösungsstörung • Fehlen der Dezidua und Vorwachsen der Plazentafortsätze **bis zum Myometrium** • **Folge:** Plazenta löst sich postpartal **gar nicht** vom Uterus
Placenta percreta	• anatomisch bedingt • Einwachsen der Plazentafortsätze **in das Myometrium** • **Folge:** wie bei Placenta increta
Placenta accreta	• anatomisch bedingte Plazentalösungsstörung (s.o.) • fehlerhafte Nidation der Eizelle führt zum Vorwachsen der Plazentafortsätze durch das Myometrium hindurch **bis in die Serosa** • **Folge:** wie bei Placenta increta
Klinik	• Nach der Geburt kommt entweder keine (**Placenta increta, Placenta percreta** und **Placenta accreta**) oder nur eine unvollständige bzw. verzögerte Nachgeburt (**Placenta adhaerens**). • Blutungen

 Bei jeder Entbindung sollte die Nachgeburt auf **Vollständigkeit** untersucht werden (ca. 450–500 g schwere, vollständige Plazenta, Eihäute und Nabelschnur).

Komplikationen	Die größte Komplikation ist der erhebliche **Blutverlust der Mutter** (die Plazenta hat einen Blutdurchfluss von bis zu 600 ml Blut/min.
Diagnose	erfolgt anhand Symptomatik: • Überprüfung der Plazenta auf Vollständigkeit • Beurteilung von Dauer der Nachgeburtsphase und Blutverlust • Sonographie
Differentialdiagnose	Bei der **Placenta incarcerata** handelt es sich nicht um eine Plazentalösungsstörung, sondern um eine bereits **gelöste** Plazenta, die aufgrund einer zu schnellen spastischen **Wiederverengung des Muttermundes** im Cavum uteri zurückbleibt.

5.4 Notfälle in der Plazentarperiode und nach der Geburt

Therapie	Es empfiehlt sich folgendes schrittweises Vorgehen:
supportiv	**mechanische Anregung des Uterus** zur Kontraktion (z. B. durch Massagen)
medikamentös	**Gabe von kontraktionsfördernden Medikamenten** (z. B. Oxytocin, Methergin): Die Lösung der Plazenta erfolgt dann meist innerhalb der nächsten 15 Minuten.
Credé-Handgriff	Raffung der Bauchdecke und **Ausdrücken des Uterus** mit der einen Hand bei gleichzeitigem Zug an der Nabelschnur mit der anderen Hand
manuelle Plazentalösung	Bei Versagen der o. g. Therapien erfolgt die **manuelle Lösung der Plazenta** in Allgemeinanästhesie: Dabei löst die über die Vagina eingeführte Hand die Plazenta aus dem Uterus. Anschließend wird noch eine Kürettage durchgeführt.
Hysterektomie	Bei Versagen der o. g. Therapie und anhaltender Blutung erfolgt (nach Ausschluss von Uterusatonie und Geburtsverletzungen) als **Ultima ratio** eine Hysterektomie.

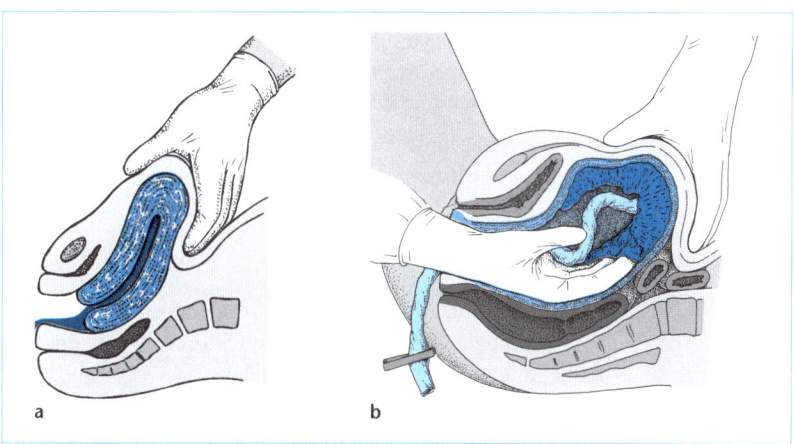

Abb. 5.8: Credé-Handgriff (a) und manuelle Plazentalösung (b) [6]

5.4.2 Uterusatonie

> **Definition:** mangelnde Uteruskontraktion · Blutverlust > 500 ml · Synonym
> **Ätiologie / Pathogenese:** Mulipara · überdehnter Uterus · protrahierter Geburtsverlauf · Uterusfehlbildungen · Myome · Plazentaablösungsstörungen
> **Klinik:** postpartale Blutung · Komplikationen
> **Diagnose / Differentialdiagnose:** s. Plazentalösungsstörungen
> **Therapie:** medikamentös · Credé- / Fritsch-Handgriff · Hysterektomie

Definition	Kommt es in der Nachgeburtsperiode infolge einer **fehlenden** oder **sehr schwachen Kontraktion der Gebärmutter** zu einem **Blutverlust > 500 ml,** spricht man von einer **Uterusatonie**.
Synonym	Kontraktionsstörung
Ätiologie / Pathogenese	Ursachen der Uterusatonie sind vielfältig, z. B.: • Plazentareste bei **Plazentalösungsstörungen** • Multipara • **stark überdehnter Uterus** (z. B. nach Mehrlingsgeburten, makrosomes Kind)

- **zu schneller** (protrahierter) **Geburtsverlauf** (z. B. nach Einleitung mit Prostaglandinen oder Oxytocin, Z. n. Sectio caeserea)
- Uterusfehlbildungen
- Myome

Klinik	starke postpartale Blutung
Komplikationen	erheblicher, z. T. lebensgefährlicher Blutverlust
Diagnose / Differentialdiagnose	wie bei Plazentalösungsstörungen
Therapie	Es empfiehlt sich folgendes schrittweises Vorgehen:
medikamentös	Gabe von kontraktionsfördernden Mitteln (**Oxytocin,** bei Misserfolg **Prostaglandine** [PGE2- und PGF2-Derivaten])
Credé- / Fritsch-Handgriff	Bei Versagen der o. g. Therapien erfolgt die Plazentalösung durch den Credé- oder den Fritsch-Handgriff. Der Fritsch-Handgriff wird ähnlich wie der Credé-Handgriff durchgeführt: Die eine Hand wird mit einem Tuch fest in die Vulva gedrückt, die andere Hand drückt den Uterus von außen dagegen.
Hysterektomie	Bei Versagen der o. g. Therapien erfolgt (nach Ausschluss von Geburtsverletzungen) als **Ultima ratio** eine Hysterektomie.

5.4.3 Geburtswegsverletzungen

> **Definition:** durch Geburt verursachte Verletzungen · Epidemiologie
> **Ätiologie / Pathogenese:** Risikofaktoren · Verletzungsfolgen · Dammriss-Einteilung · Dammriss-Prophylaxe
> **Klinik:** Gewebseinriss · Blutungen · Komplikationen
> **Diagnose:** klinisch
> **Therapie:** Wundverschluss · Prognose

Definition	Unter **Geburtswegsverletzungen** versteht man alle Verletzungen des Geburtskanals, die im Rahmen einer Geburt auftreten können.
Epidemiologie	Bei nahezu jeder Geburt entstehen kleinere Verletzungen des Vaginalbereichs. Größere Verletzungen sind in den letzten Jahrzehnten seltener geworden.
Ätiologie / Pathogenese	
Risikofaktoren	Die häufigsten Ursachen für eine Verletzung des Geburtskanals sind: • **makrosome** Kinder • **schnelle** Eröffnungsperiode • **Pressen** zum falschen Zeitpunkt • **unzureichender Dammschutz** durch die Hebamme • zu kleiner Dammschnitt • Manipulationen am Geburtskanal • Bindegewebsschwäche
Verletzungsformen	einzeln oder kombiniert: • Dammriss • Klitorisriss • Scheidenriss

5.4 Notfälle in der Plazentarperiode und nach der Geburt

- Zervixriss
- **Uterusruptur** (s. Kap. 5.2)

 Die **häufigste Verletzung im Rahmen der Geburt** ist der Dammriss (Einreißen des Bereiches zwischen Vagina und Anus).

Dammriss-Einteilung	- **Dammriss I:** Riss der hinteren Vaginalkommissur (Haut) ohne Beteiligung der benachbarten Muskulatur im Dammbereich - **Dammriss II:** Riss der Muskulatur im Dammbereich - **Dammriss III:** zusätzlich zu Grad II Riss des M. sphincter ani - **Dammriss IV:** zusätzlich zu Grad III Riss der Rektumvorderwand (Schleimhaut)
Dammriss-Prophylaxe – Dammschutz	Zum Dammschutz umgreift die Hebamme mit der rechten gespreizten Hand den Damm der Gebärenden, während sie mit der linken Hand den kindlichen Kopf über den Damm hinausleitet.
– Dammschnitt	Der **Dammschnitt (Episiotomie)** ist eine absichtlich während der Geburt zum Schutz des Dammes angelegte Wunde, die nicht zu den Geburtswegsverletzungen zählt.
Klinik	Blutungen im Dammbereich
Komplikationen	- z. T. Blutungen - bei Einrissen des Schließmuskels → Sphincterschwäche mit Kontinenzproblemen
Diagnose	klinische Diagnose
Therapie	
operativ	schichtweiser Wundverschluss durch Naht, kann in der Regel in Lokalanästhesie erfolgen (Ausnahme Zervixriss, Uterusruptur)
Prognose	je nach Ausmaß der Verletzung von Restitutio ad integrum bis zu Inkontinenz

5.4.4 Schock

Definition: akute Kreislaufinsuffizienz · Nachlassen der Kapillardurchblutung in mehreren Organen
Ätiologie/Pathogenese: Makrozirkulation/Mikrozirkulation ↓ · Gewebehypoxie · Azidose · Schockformen
Klinik: Symptomatik · Schockindex · Komplikationen
Diagnostik: klinische Diagnose · Ursachensuche
Therapie: kausale Behandlung der Ursache · symptomatische Therapie · Prognose

Definition	Schock bezeichnet eine **lebensbedrohliche akute Kreislaufinsuffizienz** infolge eines **Missverhältnisses zwischen Sauerstoffangebot und -bedarf.**
Ätiologie/Pathogenese	- beginnt in der Regel (Ausnahme z. B. neurogener Schock) mit einer **Verminderung der Makrozirkulation**

5 Geburt

	• anschließend (bzw. beim neurogenen Schock von Anfang an) kritische **Verminderung der Mikrozirkulation** mit konsekutivem Nachlassen der Kapillardurchblutung in mehreren Organen • führt zu einer Unterversorgung mit Sauerstoff (→ **Gewebehypoxie**) und zu unzureichendem Abtransport von metabolischen Substraten (→ **metabolische Azidose**)
Schockformen in der Geburtshilfe	Die verschiedenen Schockformen unterscheiden sich in ihrer Ätiologie (s. Lehrbücher der Chirurgie und Inneren Medizin), in der Geburtshilfe findet man häufig folgende Schockformen: • großer Blutverlust, V.-cava-Kompressionssyndrom → **hypovolämischer Schock** • Lungen-/Fruchtwasserembolie → **kardiogener Schock** • septischer Abort → **septischer Schock** • Allergie/Unverträglichkeiten auf diverse Medikamente → **anaphylaktischer Schock**

Klinik

Symptomatik	• **RR-Abfall** < 100 mmHg • **Tachykardie** > 100/Min • Unruhe, Angst, **Bewusstseinsstörungen** • periphere **Zyanose** • graue, feucht-kühle Haut • Schwitzen • Oligurie
Schockindex	Bei allen Schockformen findet sich ein erniedrigter Blutdruck und eine gesteigerte Herzfrequenz. Die Relation von Herzfrequenz zu arteriellem Blutdruck (Schockindex, normal ca. 0,5) ist bei einem **manifesten Schock › 1**.
Komplikationen	schwere **Durchblutungsstörungen** mit nachfolgenden dauerhaften **Organschäden** (z. B. Schockniere)

Diagnose

	zusätzlich zur meist eindeutigen klinischen Diagnose muss **umgehend weitere Diagnostik zur Ursachenabklärung** erfolgen:
Untersuchung	• Schockindex (RR/HF) • Allgemeinzustand • Ein- und Ausfuhrkontrolle (Oligurie)
Labor	z. B. Blutbild, Blutkulturen (bei Sepsis)
apparativ	• **EKG** (Ausschluss von Lungenembolie und Herzinfarkt) • **Bildgebende Verfahren** (Spiral-CT bei Lungenembolie)
	Bei Schock oder Verdacht auf ein Schockgeschehen muss man **sofort** nach der Ursache fahnden!

Therapie

kausal	sofortige Beseitigung der Ursache!
symptomatisch	• **Lagerung**: Hochlagern der Beine (bei allen Schockformen außer bei kardiogenem Schock)

- **Sicherung der Vitalfunktionen:** Sauerstoffgabe, ggf. Intubation, ggf. Reanimation
- **Volumensubstitution:** Ausgleich eines Flüssigkeitsverlustes durch großzügige Volumentherapie (z. B. Ringer-Lactat und HAES), ggf. Ausgleich von Störungen im Elektrolythaushalt
- **Beseitigung einer Hypothermie und Hypothermieprophylaxe:** Patientin wird zugedeckt
- Analgetikatherapie
- Korrektur einer evtl. vorhandenen Azidose
- **Antibiotikagabe:** bei septischem Geschehen

Prognose
- bei sofortiger Diagnosestellung und Therapie kaum bleibende Schäden
- bei länger dauerndem Schockzustand Gefahr der nachhaltigen Schädigung von Organsystemen

5.5 Neugeborenes
B. Emmert

Definition · Einteilung · Neonatalperiode

Definition
Ein Neugeborenes ist laut WHO-Definition ein lebend geborenes Kind, bei dem die Vitalitätszeichen (Atmung, Herzschlag) vorhanden sind.

Einteilung
- **Frühgeborenes:** Geburt eines Kindes vor der vollendeten 37. SSW
- **reifes Neugeborenes:** Geburt eines Kindes nach der 37. SSW
- **übertragenes Neugeborenes:** Geburt eines Kindes nach der 42. SSW

Neonatalperiode
Neugeborenenperiode, dauert bis zum **28. Lebenstag**
- **frühe Neonatalperiode:** 1.–7. Lebenstag
- **späte Neonatalperiode:** 8.–28. Lebenstag

5.5.1 Untersuchung und Versorgung nach der Geburt

Apgar-Score · Nabelarterienblutuntersuchung · U1 · weitere Maßnahmen · Ernährung

Unmittelbar nach der Geburt erfolgt die aktuelle Zustandsdiagnostik mithilfe des **APGAR-Score** und der **Nabelarterienblutuntersuchung**. Innerhalb der **ersten 12 h** postpartal sollte dann die erste **Kinder-Früherkennungsuntersuchung (U1)** stattfinden.

Apgar-Score
- Punktesystem zur **Vitalitätsbeurteilung** des Neugeborenen
- Durchführung 1, 5 und 10 min nach Geburt

> Da der Apgar-Score eine **subjektive Beurteilung** darstellt, sollte ergänzend eine Nabelschnurblutuntersuchung durchgeführt werden.

Beurteilung
- **10–8 Punkte:** reifes Neugeborenes
- **7–4 Punkte:** leichte Depression/Asphyxie des Neugeborenen
- **3–0 Punkte:** schwere Depression/Lebensgefahr für das Neugeborene

Punkte	0	1	2
A: Aussehen (Hautkolorit)	blass-blau	Stamm rosig, Extremitäten blau	rosig
P: Puls (Herzfrequenz)	fehlt	< 100/Min.	> 100/Min.
G: Grimassieren (Reflexe)	fehlt	reduziert (Grimassieren beim Absaugen, schwaches Schreien)	kräftiges Schreien, Niesen, Husten
A: Aktivität (Muskeltonus/ Bewegungen)	schlaff (keine Spontanbewegung)	geringe, träge Extremitätenbewegungen	aktive Bewegungen
R: Respiration (Atmung)	fehlt	flach, unregelmäßig	regelmäßig

Tab. 5.3: Apgar-Score

 Der Apgar-Score besitzt **bei Frühgeborenen nur begrenzte Aussagekraft,** da die Atmung unregelmäßig und Muskeltonus bzw. Reflexe noch nicht ausgereift sind.

Nabelarterienblutuntersuchung
- **direkt nach Geburt** plazentanahe Punktion einer Nabelarterie
- untersucht werden pH, Blutgase, Bicarbonat, Base-Excess

Beurteilung des pH-Wertes:
pH ~ 7,3: Normbereich
pH < 7,3: leichte Azidose
pH < 7,3: ausgeprägte Azidose

 Die Haupteinschätzung der Situation erfolgt anhand des **pH-Wertes.**

 Bei einem **pH < 7,3** in Kombination mit einem **Apgar < 3** liegt eine **schwere Neugeborenenasphyxie** vor, die eine **Intensivbehandlung** erforderlich macht.

U1 (1. Früherkennungsuntersuchung)
- dient der Beurteilung der **Vitalfunktionen** und der Erkennung sofort **therapiebedürftiger Erkrankungen**
- sollte **spätestens 12 h postpartal** stattfinden

allgemein
- Zustand
- Verhalten

 Bei der U1 sollte man besonders auf **sichtbare äußere Fehlbildungen** oder **Geburtsverletzungen** achten.

Reifezeichen
- Gewicht
- Größe
- Kopfumfang

 Zeichen für mangelnde Reife des Neugeborenen sind z.B. Lanugobehaarung oder zu kurze Fingernägel.

5.5 Neugeborenes

Haut	• Farbe (rosig, bei Hypoxie bläulich) • Turgor (bei Dehydratation herabgesetzt)
Schädel	• Fontanellenniveau (z. B. gespannt bei Hirndruck, eingesunken bei Dehydratation) • Verletzungen (z. B. Kephalhämatom, Caput succedaneum) • Verformungen durch falsche Lagerung oder noch von der Geburt (z. B. bei Zangengeburt)
Gesicht	• Augen (z. B. Trübung, Fehlstellung) • Ohren (z. B. Knorpel verformt) • Nase (z. B. Knorpel verformt) • Mund (z. B. isolierte/kombinierte Spaltbildung von Lippen/Kiefer/Gaumen) • Fazialisparese
Hals/Schulter	• Schilddrüse (z. B. Struma) • Schiefhals (z. B. nach schwerer Geburt) • Verletzungen (z. B. Sternocleidomastoideushämatom, Klavikulafraktur)
Thorax	• Einziehungen bei Atemproblemen • Deformitäten (z. B. Kiel- oder Trichterbrust) • Herz (z. B. Frequenzstörungen, Arrhythmien, Herzgeräusche) • Atmung (Frequenz, Tiefe)

 Ein **basales Entfaltungsknistern** ist in den ersten Lebenstagen normal.

Abdomen	• Resistenzen • Nabel (z. B. Rötung, Hernie) • Nabelschnur (atypische Gefäßzahl) • Leber (z. B. bei Vergrößerung > 3 cm unter Rippenbogen tastbar) • Milz (z. B. bei Vergrößerung deutlich tastbar) • Leistenhernien • Analöffnung (z. B. nicht vorhanden)
Skelettsystem	• Wirbelsäule (z. B. Spina bifida) • Hüfte (z. B. Luxation, Asymmetrie) • Füße (z. B. Klumpfuß)

 Asymmetrische Hautfalten im Hüftbereich weisen auf eine Hüftasymmetrie hin.

Extremitäten	• Fehlen von Teilen (z. B. Adaktylie) • überzählige Teile (z. B. Hexadaktylie) • Fehlbildungen (z. B. Syndaktylie) • Pulse (Radialis, Femoralis) • Beweglichkeit (freie Beweglichkeit aller Extremitäten, des Kopfes und des Rumpfes)
Genitale	• Fehlbildungen (z. B. Hypospadie, Hydrozele) • Genitalentwicklung (z. B. Maldescensus testis)
Neurologie	• Muskeltonus (z. B. Haltung, Beugungen) • Motorik (z. B. Lähmungen) • Lichtreaktion der Pupillen (seitengleich, spontan, gekreuzter Pupillenreflex)

- Neugeborenen-/ Kleinkindreflexe

- **Glabellareflex:** Druck auf Glabella → Lidschluss (bis 1. Lebensmonat)
- **Suchreflex:** Bestreichen der Wange → Kopfbewegung (bis 1. Lebensmonat)
- **Saugreflex:** Bestreichen der Lippen → Spitzen des Mundes + Saugbewegung (bis 1. Lebensmonat)
- **Babkin-Reflex:** Druck auf Handflächen → Augen zu, Kopf nach vorne (bis 2. Lebensmonat)
- **Greifreflex:** Finger in die Hand legen → Faustschluss um den Finger (bis 2. Lebensmonat)
- **Galant-Reflex:** Kind in Bauchlage + Streichen über den Rücken → Seitkrümmung zur gleichen Seite (bis 4.–6. Lebensmonat)
- **Moro-Reflex:** Beklopfen / Erschütterung der Unterlage → zuerst Ausstrecken der Arme, dann Klammerreaktion (bis 4.–6. Lebensmonat)
- **Schreitreflex:** Kind aufrecht in die Luft halten, sodass die Füße die Unterlage berühren → Schreitbewegungen (bis 1. Lebensmonat)
- **Fußgreifreflex:** Bestreichen der Fußsohle → Greifreaktion
- **Babinski-Reflex:** Bestreichen der Fußsohle → Streckung der Großzehe (physiologisch bis 1. Lebensjahr)

weitere Untersuchungen

Temperatur — Normwert: **36,5–37,5 °C**

Gewicht — Das Gewicht sollte täglich gemessen werden:
- **eutroph** (= apropriate for gestational age, AGA): Gewicht zwischen 10. und 90. Perzentile (**2500–4000 g**)
- **hypotroph** (= small for date, small for gestational age, SGA): Gewicht unter der 10. Perzentile (**< 2500 g**)
- **hypertroph** (= large for gestational age, LGA): Gewicht über 90. Perzentile (**> 4000 g**)

In den ersten Tagen kommt es aufgrund von Energiegewinnung durch Abbau von braunem Fettgewebe und Glykogen zu einer **physiologischen Gewichtsabnahme bis 10 %**.

Länge — Normwert: **50 cm** (= 50. Perzentile)

Kopfumfang — Normwert: **35 cm** (50. Perzentile)

In der Pädiatrie verwendet man zur Beurteilung des Wachstumsverlaufs sog. **Somatogramme.** Es handelt sich dabei um verschiedene Skalen, in die altersabhängig **Kopfumfang, Körperlänge** und **Körpergewicht** eingetragen werden. Die durch wiederholte Messung entstehenden Kurven sollten mit einer der vorgedruckten **Perzentilen**-Kurven (Normalwerte und Standardabweichungen) deckungsgleich sein. Abweichende Werte über der 90. und unter der 10 Perzentile bzw. Abweichungen vom bisherigen Perzentilenverlauf deuten auf Wachstumsstörungen hin.

Augen — tägliche Inspektion

Erstversorgung — soll die Vitalfunktionen erhalten und das Kind vor Schäden schützen

Abnabelung	**Durchtrennung der Nabelschnur** nach retrogradem Ausstreichen und distalem und peripherem Abklemmen
Nabelpflege	• Der Nabel wird trocken mit einem Tupfer verbunden (zur Vermeidung von Verletzungen durch Hängenbleiben des Nabelschnurrestes z.B. an der Kleidung o.ä.) bzw. wenn möglich offen gelassen. • Nabelschnur fällt **nach ca. 2 Wochen ab**

 Die **Mumifizierung der Nabelschnur** lässt sich beschleunigen, indem man den Nabelschnurrest nicht verbindet, sondern ihn offen liegen lässt.

Absaugen	von z.B. Fruchtwasser aus den oberen und tiefen Luftwegen nach der Geburt zur Verbesserung der Atmung und Verhinderung einer Aspirationspneumonie
Abtrocknen/ Warmhalten	**Neugeborene sind besonders gefährdet, eine Unterkühlung zu erleiden!**
Reinigung	Abwischen der Käseschmiere
Vitamin-K-Prophylaxe	**2 mg Vit. K oral** (Eintropfen in den Mund des Neugeborenen)

 Da Vitamin K schlecht plazentagängig ist, kann ein niedriger Blutspiegel des Neugeborenen nach der Geburt zu **Vitamin-K-Mangel-Blutungen** führen. Deshalb sollten bei der Erstversorgung sowie bei der U2 und U3 die **Vitamin-K-Prophylaxe** durchgeführt werden.

Gonoblennorrhoe-Prophylaxe	• Eintropfen von **Argentum-nitricum-Tropfen (1 %)** in die Augen des Kindes • wird wegen des Risikos einer Konjunktivitis nicht mehr regelhaft durchgeführt
Ernährung	• Nahrungszufuhr möglichst durch **Stillen** (spätestens **alle 4 Stunden**). Bei mütterlichen und kindlichen Stillhindernissen kann die Milch der Mutter **abgepumpt** werden und die **Ernährung mit der Flasche** erfolgen. Gelingt das Abpumpen nicht oder ist die Milchproduktion der Mutter zu gering, muss die Ernährung des Kindes mit **Ersatzprodukten** gewährleistet werden. • **ab 2. Lebenswoche** sollte die Trinkmenge **1 000 ml/Tag** nicht überschreiten, um eine Überernährung des Kindes zu vermeiden. Die **Glukosekonzentration** im Blut steigt von ca. **35 mg/dl** bei Geburt auf ca. **45 mg/dl** ab dem 2. Tag an.
Reanimation	• Absaugen von Mund und Nase • Maskenbeatmung • Bei ausbleibendem Erfolg: endotracheale Intubation und assistierte Beatmung • Bei Misserfolg und Absinken der Herzfrequenz **Herzdruckmassage mit ca. 2/s mit Zeige- und Mittelfinger**. Zielfrequenz ist **120 bpm**. • Volumensubstitution über Nabelkatheter

5.5.2 Adaptation

> **Lunge:** Auspressen von Fruchtwasser → Exspirationsstellung · Hypoxie → erster Atemzug · pulmonaler Widerstand ↓ · Lungenperfusion ↑
> **Herz/Kreislauf:** Ductus arteriosus · Foramen ovale · Ductus venosus arantii · V. umilicalis
> **Leber:** Glukoronyltransferaseaktivität · Icterus neonatorum simplex · Hyperbilirubinämie · geringe Eiweißbindungskapazität
> **Nieren:** eingeschränkte Nierenfunktion · erhöhter Flüssigkeitsbedarf
> **Immunsystem:** zelluläres Immunsystem · humorales Immunsystem · Leihimmunität
> **Blut:** Ersatz von HbF durch HbA · Icterus neonatorum simplex
> **Thermoregulation:** Gewichtsabnahme in den ersten Tagen durch erhöhten Energiebedarf
> **Magen-Darm-Trakt:** Meconium · Lactobacillus bifidus

Durch die Geburt wird der kindliche vom mütterlichen Organismus getrennt und muss sich umgehend auf die neue Situation umstellen.

Lunge
- bei vaginaler Geburt wird aus dem Bronchialsystem Fruchtwasser ausgepresst → das Kind wird in **Exspirationsstellung** geboren
- bei gesundem Atemzentrum und reifen Lungen führt die anschließende Hypoxie zum **ersten Atemzug**
- durch die Belüftung der Lungen **sinkt der pulmonale Widerstand** um ca. 75 %. → die **Lungendurchblutung steigt plötzlich an**

 Atemfrequenz **30–50/min**, Atemminutenvolumen **400–600 ml/min**.

Herz/Kreislauf
- **Ductus arteriosus** (zw. Pulmonalarterienstamm und Aorta descendens) verschließt sich durch steigende Sauerstoffsättigung im Blut nach den ersten Atemzügen → die Lunge wird jetzt durchblutet
- Druckanstieg im linken Vorhof → das **Foramen ovale** verschließt sich
- **Ductus venosus arantii** (zw. V. cava inferior und V. umbilicalis) obliteriert zum Lig. Hepatis venosum
- **V. umbilicalis** obliteriert zum Lig. teres hepatis

 Das **Blutgesamtvolumen** nimmt um ca. 20 % zu (Blut aus Plazenta und Nabelschnur), die HF sinkt auf ca. 120–140/min, der **arterielle Blutdruck** liegt bei etwa **65 mmHg**.

Leber
Glukuronyltransferase-Aktivität (und somit Bilirubinausscheidung) nimmt erst im Laufe der ersten Lebenstage zu → physiologischer **Icterus neonatorum simpex** in den ersten 2 Lebenswochen

Nieren
eingeschränkte Nierenfunktion in den ersten Tagen (GFR ca. 7 ml/h) macht **größere Flüssigkeitsmenge** zur Filtration harnpflichtiger Substanzen **nötig**

 erster Urinabgang innerhalb der ersten 2 Tage, Urinmenge ca. 80 ml/kgKG/d.

5.5 Neugeborenes

Blut
- **bis 3. Lebensmonat** Abbau der fetalen Erythrozyten und Ersatz des fetalen (**HbF**) durch adultes Hämoglobin (**HbA**) → Hb-Abfall auf ca. **12 g/dl** (Lebensdauer beim Feten 70–90 Tage, beim Erwachsenen 120 Tage)
- durch den **gesteigerten Erythrozytenabbau** (s.o.) werden glucuronidasebedingte **Hyperbilirubinämie** und physiologischer **Icterus neonatorus** simplex weiter verstärkt
- **geringerer Proteingehalt** im Blut (Proteinbildung noch nicht vollständig in Gang) → **Eiweißbindungskapazität herabgesetzt** und freies Bilirubin erhöht

> Blutvolumen ca. **100 ml/kg Kg**, Hb **19,9 g/dl** (ca. 75 % davon HbF), Erythrozyten **5,1 Mio/μl**, Leukozyten **20.000/μl**, Thrombozyten **150.000/μl**

Immunsystem
- **zelluläres Immunsystem:** nahezu ausgereift
- **humorales Immunsystem:** erreicht seine volle Funktion erst nach mehreren Wochen

> Das Neugeborene besitzt durch das plazentagängige mütterliche **IgG** eine **Leihimmunität** („Nestschutz"), die etwa 3 Monate vorhält, außerdem nimmt es mit der Muttermilch **IgA** auf.

Thermoregulation
Aufrechterhaltung der normalen Körpertemperatur benötigt **viel Energie**, Energiegewinnung in den ersten Tagen geschieht aus dem **braunen Fettgewebe** und durch Abbau von **Glykogen**

> U. a. aufgrund der Thermoregulation kommt es in den ersten Tagen zu einer Gewichtsabnahme von ca. 10 %.

Magen-Darm-Trakt
- **erster Stuhlgang** (Meconium) nach **12–24 h**
- danach bakterielle Besiedlung des Darms mit Lactobacillus bifidus (gelbliche, flüssige, stinkende Stühlen)
- nach ca. 1 Woche ist das normale Verdauungsvermögen erreicht

> **Meconium** enthält abgestorbene Zellen, Lanugohaare, Galle, Schleim und Bilirubin.

5.5.3 Kriterien eines reifen Neugeborenen

> Körpermaße · Vitalparameter · Haut/Hautanhangsgebilde · Genitalien · Vermix caseosa

Körpermaße
- **Größe:** > 48 cm
- **Gewicht:** > 2500 g
- **Brustumfang:** > 35 cm
- **Frank-Zeichen:** Schulterumfang > Kopfumfang

Vitalparameter
- **Herzfrequenz:** > 100/min
- **Blutdruck** 120/80 mmHg
- regelmäßige **Atmung**

Haut / Haut-anhangsgebilde	- **Haut** blass-rosig
- **Hautturgor** glatt, **Unterhautfettgewebe** kräftig und gleichmäßig ausgebildet
- **Fußsohlen** durchgehend gefurcht
- **Fingernägel** bedecken mindestens die Fingerkuppen
- Ohr- und Nasen**knorpel** fest, Ohrknorpel vollständig ausgebildet
- **Kopfhaare** bis ca. 5 cm lang
- **Lanugobehaarung** nur noch an Schultern, Schulterblattbereich und Oberarmen
- kräftige Abwehrbewegungen, Niesen, Husten und Schreien beim Absaugen
- Reste der **Vermix caseosa** vorhanden
Genitalien	- **Jungen:** Hoden sind auf beiden Seiten deszendiert
- **Mädchen:** die großen Labien bedecken die kleinen Labien und die Klitoris

5.5.4 Störungen des Neugeborenen

Adaptationsstörungen · Verletzungen · Gehirnschädigungen · Infektionen · Fehlbildungen · sonstige

Adaptationsstörungen

Asphyxie · Hypoglykämie · Icterus neonatorum

Asphyxie	**Definition:** Sauerstoffmangel während Geburt · Synonym
Ätiologie / Pathogenese: intrauterin · peripartal · postpartal
Klinik: Apnoe · Tachypnoe · Hypoxie · Hyperkapnie · Komplikationen · Frühgeborenenasphyxie
Diagnose: Beobachtung · körperliche Untersuchung · Blutgasanalyse
Therapie: Wärme · Absaugen · Beatmung · Reanimation · Prognose
Definition
– Synonym	**Sauerstoffmangel** prä-, post- oder perinatal
fetal distress
Ätiologie / Pathogenese
– intrauterin	- Plazentainsuffizienz
- Nabelschnurkomplikationen (-knoten, -kompression)
- Infektionen
– peripartal	- Kompression des Kopfes
- diaplazentarer Übergang von Narkotika bei Sectio in ITN
– postpartal	Fruchtwasseraspiration
Klinik	- Apnoe
- Tachypnoe
- Hypoxie
- Hyperkapnie
– Komplikationen	- Sauerstoffmangelerscheinungen
- zerebrale Schäden
- Mangelentwicklung

5.5 Neugeborenes

> Bei **Frühgeborenen** ist die pulmonale Adaptation aufgrund des unreifen Atemzentrums sowie mangelnder Bronchialentwicklung, Lungenkapillarisierung und Surfactantbildung gestört. Die Folge ist ein **erhöhtes Asphyxierisiko** (Frühgeborenenasphyxie).

Diagnose	• Beobachtung des Kindes • körperliche Untersuchung • Blutgasuntersuchung
Therapie	**angepasst an die Schwere** der Asphyxie bzw. den Apgar-Wert: • Wärme • orales und/oder tracheales Absaugen • Rückenmassage zur Atemstimulation • Maskenbeatmung • Intubation • Reanimation • Hypoglykämie
– Prognose	abhängig von der Dauer der Hypoxie, meist bleibende zerebrale Schäden

Hypoglykämie

> **Definition:** Blutzuckererniedrigung < 35 mg/dl
> **Ätiologie/Pathogenese:** eingeschränkte Glukoneogenese · Abbau von Glukosereserven · Risikogruppe
> **Klinik:** Tachykardie · Zittern · Schwitzen · Komplikationen
> **Diagnose:** Untersuchung · Blutzucker
> **Therapie:** Glukose · Prognose

Definition	krankhafte Erniedrigung des **Blutzuckerwertes < 35 mg/dl**
Ätiologie/Pathogenese	• abrupte Unterbrechung der Glukosezufuhr durch Abnabelung • nach Geburt noch **eingeschränkte Glukoneogenese** → **Abbau von Glukosereserven** • bei besonders hohem Glukoseverbrauch: Hypoglykämien
– Risikogruppe	• Frühgeborene • Neugeborene von Müttern mit Diabetes mellitus • Kinder mit Stoffwechselerkrankungen (z. B. Glykogenspeicherkrankheiten)
Klinik	• Tachykardie • Zittern • Schwitzen
– Komplikationen	• Kollaps • hypoglykämisches Koma
Diagnose	• Untersuchung • Blutzuckermessung
Therapie	Glukose oral oder i. v.
– Prognose	bei rechtzeitiger Therapie gut

Icterus neonatorum

> **Definition:** Neugeborenengelbsucht
> **Ätiologie/Pathogenese:** postpartal eingeschränkte Leberfunktion ·
> Ikterusformen
> **Klinik:** Gelbfärbung der Haut/Skleren · Komplikationen
> **Diagnose:** klinische Untersuchung · Messung des Bilirubin-Spiegels
> **Therapie:** Phototherapie · Prognose

Definition	Neugeborenengelbsucht
Ätiologie / Pathogenese – Ikterusformen	eingeschränkte Leberfunktion während 2.–14. Lebenstag → Hyperbilirubinämie (s. auch Kap. 5.5.1) <ul><li>**Icterus neonatorum simplex:** physiologische Hyperbilirubinämie (Bilirubin < 16 mg/dl)</li><li>**Icterus praecox:** Ikterus tritt bereits am 1. Lebenstag auf (z.B. nach Trauma durch protrahierten Geburtsverlauf oder operative Entbindung</li><li>**Icterus prolongatus:** Ikterus dauert über den 14. Lebenstag hinaus an (z.B. bei Infektionen)</li><li>**Icterus neonatorum gravis:** pathologische Hyperbilirubinämie (Bilirubin > 16 mg/dl, z.B. bei M. haemolyticus neonatorum)</li><li>**Kernikterus:** Bilirubin-Enzephalopathie bei bestehendem Icterus neonatorum gravis mit Bilirubineinlagerung in die Basalganglien (Bilirubin > 20 mg/dl)</li></ul>
Klinik – Komplikationen	<ul><li>Gelbfärbung der Haut und der Skleren</li><li>Enzephalopathie</li></ul>
Diagnose	<ul><li>klinische Untersuchung</li><li>Messung des Bilirubinblutspiegels</li></ul>
Therapie	**Phototherapie** bei Bilirubinwert > 16 mg/dl → Umwandlung des unkonjugierten Bilirubins in **konjugiertes** und damit wasserlösliches Bilirubin → **renale Ausscheidung** möglich
– Prognose	je nach Dauer des Ikterus zunehmend schlechter <ul><li>Frühgeborenenstörungen</li><li>Adaptationsstörungen</li><li>Atemprobelme durch unreife Lungen (ARDS)</li><li>Mangelentwicklung</li><li>Taubheit</li><li>Blindheit</li></ul>

Geburtsverletzungen

> Caput succedaneum · Kephalhämatom · Torticollis · Frakturen ·
> Nervenverletzungen

Geburtsverletzungen sind das Resultat einer **erheblichen physischen Belastung** während der Geburt

5.5 Neugeborenes

Caput succedaneum

Definition: supraperiostales Hämatom · Synonym
Ätiologie/Pathogenese: protrahierte Geburt · Druck auf Leitstelle
Klinik/Diagnose: sichtbare Vorwölbung
Diagnose: klinische Untersuchung
Therapie: nicht erforderlich · Prognose

Definition – Synonym	**supraperiostales Ödem** an der Leitstelle des Kopfes Geburtsgeschwulst
Ätiologie/Pathogenese	• Bei protrahierter Geburt • Durch Druck der straffen Zervix auf die Leitstelle
Klinik/Diagnose	sichtbare Vorwölbung an der Stelle der Leitstruktur
Therapie	wegen spontaner Rückbildung nicht erforderlich
– Prognose	gut

 Das Caput succedaneum **überschreitet** im Gegensatz zum Kephalhämatom die **Schädelnähte**!

Kephalhämatom

Definition: subperiostales Hämatom des Kopfes
Ätiologie/Pathogenese: Verletzung subperiostaler Gefäße
Klinik: sichtbare Vorwölbung
Diagnose: klinische Untersuchung · Sonographie
Therapie: nicht erforderlich · Prognose

Definition – Synonym	**subperiostales Hämatom** Kopfblutgeschwulst
Ätiologie/Pathogenese	• Abscherung des Periosts unter der Geburt • Verletzung subperiostaler Gefäße z. B. bei Vakuumextraktion
Klinik	sichtbare Vorwölbung am Kopf des Kindes
Diagnose	• Untersuchung • Sonographie
Therapie	wegen spontaner Rückbildung nicht erforderlich
– Prognose	gut

Das Kephalhämatom überschreitet im Gegensatz zum Caput succedaneum die Schädelnähte **nicht!**

Torticollis

Definition: Schiefhals
Ätiologie/Pathogenese: Sternocleidomastoideushämatom
Klinik/Diagnose: Schiefhaltung des Kopfes
Diagnose: klinische Untersuchung
Therapie: Lagerung · OP
Prognose: gut

Definition	Schiefhals

5 Geburt

Ätiologie / Pathogenese	• **Hämatom** im Bereich des M. sternocleidomastoideus • dadurch Neigung des Kopfes zur Seite und Kopfdrehung in die Gegenrichtung
Klinik / Diagnose	Untersuchung: Kopf wird in eine Richtung schief gehalten und kann nicht in eine neutrale Stellung gebracht werden
Therapie	Lagerung oder operative Korrektur im 2. Lebensjahr

 Bei erfolgloser Behandlung kann aus dem Torticollis ein **Caput obstipum** (Schädeldeformität) entstehen.

Frakturen

Definition: geburtsbedingte Brüche
Ätiologie/Pathogenese: Einwirken der Geburtskräfte
Klinik: Schmerz · eingeschränkte Beweglichkeit · Schonhaltung
Diagnostik: klinische Untersuchung · Sonographie · Röntgen
Therapie: Schienen · konservative Therapie · Prognose

Definition	geburtsbedingte Fraktur besonders von **Clavicula, Humerus und Femur**
Ätiologie / Pathogenese	Einwirken der Geburtskräfte
Klinik	• Schmerzen • eingeschränkte Beweglichkeit • Schonhaltung • vermehrtes Schreien
Diagnose	• Klinische Untersuchung • Sonographie • als letzter Schritt Röntgen
Therapie	• Klavikularfrakturen: **keine Therapie** • Femur- und Humerusfrakturen: **Schienung**
– Prognose	gut

Nervenverletzungen

Lähmung der Plexus brachials · Lähmung des N. facialis · Lähmung des N. phrenicus

Lähmung des Plexus brachialis

– Erb-Duchenne-Lähmung	**obere Plexuslähmung** (Läsion **C5–C6**): • Lähmung des M. deltoideus → **Schultertiefstand** • Lähmung der Oberarm-Außenrotatoren → **Arm-Innenrotation** • Lähmung der Unterarm-Innenrotatoren → **Pronationsstellung**

 Der **Greifreflex** ist bei der Erb-Duchenne-Lähmung im Gegensatz zur Klumpke-Lähmung erhalten!

– Klumpke-Lähmung	**untere Plexuslähmung** (Läsion **C8–Th1**) • Lähmung der Beuger von Hand und Fingern → **Fallhand** • Lähmung der Fingermuskulatur

Eine Plexusläsion auf Höhe Th1 führt zum **Horner-Syndrom** (Ptosis, Miosis, Enophthalmus)

– Therapie
- Lagerung und Mobilisation zur Vermeidung von Kontrakturen
- Komplettremission selten, **Prognose ungünstig**

Lähmung des N. facialis
Lähmung des VII. Hirnnervs (v. a. bei Zangengeburt):
- **Lagophthalmus** (mangelnder Lidschluss)
- **faziale Hemiparese**
- Therapie:
  – Okklusions-Augenverband bei Lagophthalmus
  – keine weitere Therapie wegen spontaner Zurückbildung

Lähmung des N. phrenicus
Plexus-cervicalis-Läsion auf Höhe **C4**:
- einseitiger Zwerchfellhochstand
- keine Therapie erforderlich wegen spontaner Rückbildung

Gehirnschädigungen

intrakranielle Blutung · zerebraler Insult

intrakranielle Blutung

Definition: Arachnoidalblutungen · Epidemiologie
Ätiologie: Einwirken von Geburtskräften · Hypoxie
Diagnose: Untersuchung · CT
Klinik: Trinkschwäche · Somnolenz · Krampfanfälle
Therapie: Sedierung · Entlastung · Prognose

Definition
meist **Arachnoidalblutungen**, aber auch schwerere Ausprägungen mit **Ventrikeleinblutung** und Gefahr der nachhaltigen Schädigung des Gehirns in Form von Entwicklungsstörungen

– Epidemiologie
ca. 50 % in verschiedenen Ausprägungen

Ätiologie
- Einwirken von Geburtskräften
- Entstehung durch Hypoxie

Diagnose
- Untersuchung
- CT

Klinik
- Trinkschwäche
- Somnolenz
- Krampfanfälle

Therapie
Sedierung und gegebenenfalls externe Ableitung/Drainage
– Prognose
sehr variabel von Restitutio ad integrum bis bleibende Hirnschädigung

zerebraler Insult

Definition: hypoxische Hirnschädigung
Ätiologie: O_2-Mangel während der Geburt
Diagnostik: klinische/neurologische Untersuchung
Klinik: Bewusstseinsstörung · Krampfanfälle
Therapie: Intensivüberwachung · antikonvulsive Therapie

5 Geburt

Definition	**hypoxische Schädigung** des Gehirns
Ätiologie	O_2-Mangel bei der Geburt
Diagnose	klinische und neurologische Untersuchung
Klinik	• Somnolenz bis Koma • generalisierte Krampfanfälle
Therapie	Intensivbetreuung mit antikonvulsiver Therapie

Infektionen

Ätiologie/Pathogenese: Erreger · Risikofaktor · Epidemiologie
Klinik: IRDS · Pneumonie · Meningitis · Sepsis
Diagnose: Untersuchung · bakterielle Blutuntersuchungen
Therapie: Antibiotika

Ätiologie/Pathogenese

Erreger	Besiedelung des Neugeborenen am häufigsten mit **β-hämolysierenden Streptokokken der Gruppe B**, aber auch mit **D-Streptokokken, E. coli, Klebsiellen, Pseudomonas aeruginosa**
Risikofaktor	prädisponierend sind **Frühgeburt** und **vorzeitiger Blasensprung**
Epidemiologie	am häufigsten ist die Infektion mit **Streptokokken**

Klinik

- Atemnotsyndrom
- Pneumonie
- Meningitis
- Sepsis mit DIC und Verbrauchskoagulopathie
- bei starker Ausprägung oft letaler Ausgang

Diagnose

- Untersuchung
- bakterielle Blutuntersuchungen

Therapie

nach Diagnosestellung bei der Mutter **antibiotische Prophylaxe** vor oder in der Frühphase der Geburt

Fehlbildungen

Lippen-Kiefer-Gaumenspalte · Choanalatresie · Ösophagusatresie · Duodenalatresie · Rektum-/Analatresie · Zwerchfellhernie · Hydrocephalus · Omphalozele · Gastroschisis · Herzfehler

Wegen der großen Vielzahl möglicher Fehlbildungen beim Neugeborenen wird hier nur auf die häufigsten eingegangen (zum genaueren Studium siehe Lehrbücher der Pädiatrie).

Lippen-Kiefer-Gaumenspalte

Definition: Spaltung von Oberlippe/Gaumen
Klinik: Trinkstörung · Schluckstörung · Mangelerscheinungen
Diagnose: Untersuchung
Therapie: Gaumenplatte · Magensonde · Korrektur

Definition	ein- oder beidseitige Spaltung der **Oberlippe**, evtl. auch des **weichen** und/oder **harten Gaumens** seitlich der Mittellinie
Klinik	- Trinkstörungen
- Schluckstörungen
- Mangelerscheinungen
Diagnose	Untersuchung
Therapie	- Anpassung einer **Gaumenplatte** in den **ersten Lebenstagen,** um die Ernährung sicherzustellen
- bei weiterhin erschwerter Ernährungssituation **Magensonde**
- spätere **endgültige operative Korrektur:**
– Erkrankung des weichen Gaumens: ca. **4. Lebensmonat**
– Beteiligung des harten Gaumens: ca. **3. Lebensjahr**

Choanalatresie

Definition: Verschluss der hinteren Nasenöffnung
Klinik: Atemnot · Zyanose
Diagnose: Untersuchung
Therapie: Rachentubus · operative Korrektur

Definition	angeborener knöcherner oder membranöser Verschluss der **hinteren Nasenöffnung**
Klinik	**Atemnot und Zyanose** besonders beim Trinken
Diagnose	Klinische Untersuchung
Therapie	- Atemweg sichern (Rachentubus)
- sofortige **operative Korrektur**

Ösophagusatresie

Definition: Verschluss des Ösophagus · kombiniert mit Fistel/Fehlbildung
Klinik: Schluckstörung · Nahrungsregurgitation · Aspiration
Diagnose: Nachweis eines Polyhydramnions · klinische Untersuchung
Therapie: operative Korrektur

Definition	- angeborener Verschluss des Ösophagus
- in 90 % der Fälle kombiniert mit **Fistel** zur Trachea
- häufig kombiniert mit verschiedenen **anderen Fehlbildungen**
Klinik	- Schluckstörungen
- Nahrungsregurgitation
- Hustenanfälle
- Aspiration mit Pneumoniegefahr
- Hypersalivation
Diagnose	- präpartal: durch sonographischen Nachweis eines **Polyhydramnions**
- postpartal: klinische Diagnose
Therapie	sofortige operative Korrektur

Duodenalatresie

Definition: Verschluss des Duodenums
Klinik: hoher Ileus · Erbrechen · Mekoniumabgang
Diagnostik: Untersuchung · Sonographie · Breischluck
Therapie: operative Korrektur

Definition	angeborener Verschluss des Duodenums
Klink	• hoher Ileus • galliges Erbrechen • Mekoniumabgang
Diagnose	• Untersuchung • Sonographie • Breischluck
Therapie	sofortige operative Korrektur

Rektum-/Analatresie

> **Definition:** Verschluss des Rektums/Anus
> **Klinik:** tiefer Ileus · kein Mekoniumabgang
> **Diagnose:** Untersuchung · Sonographie · Breischluck
> **Therapie:** operative Korrektur

Definition	angeborener Verschluss des Rektums bzw. des Anus
Klink	• tiefer Ileus • kein Mekoniumabgang
Diagnose	• Untersuchung • Sonographie • Breischluck
Therapie	• sofortige operative Korrektur, falls möglich • evtl zweizeitige Lösung bei unreif geborenen Kindern

Zwerchfellhernie

> **Definition:** Aplasie des Zwerchfells
> **Klinik:** Atemnot
> **Diagnose:** Sonographie
> **Therapie:** operative Korrektur

Definition	angeborene Aplasie des Zwerchfells
Klink	• **Atemnot** bei Entwicklung einer Lungenhypoplasie • Trinkschwäche • Mangelerscheinungen
Diagnose	• Untersuchung • Sonographie
Therapie	sofortige operative **Korrektur**

Hydrozephalus

> **Definition:** Erweiterung der Liquorräume
> **Ätiologie/Pathogenese:** Verklebung der Meningen · zerebraler Hochdruck · Liquorabflusshindernis
> **Klinik:** schrilles Schreien · Trinkschwäche · Somnolenz
> **Therapie:** Entlastung

Definition	Erweiterung der Liquorräume mit Hirndrucksteigerung
Ätiologie/Pathogenese	• Verklebung der Meningen • zerebraler Hochdruck • Liquorabflusshindernis

Klinik	• schrilles Schreien • Trinkschwäche • Somnolenz
Therapie	Entlastung durch Anlage eines **Shunts** oder einer **externen Ableitung**

Omphalozele

> **Definition:** Verlagerung von Bauchinhalt in den Nabelschnuransatz
> **Ätiologie/Pathogense:** erhöhter abdomineller Druck und Bauchwandschwäche
> **Klinik:** in den Nabel verlagerte Bauchorgane
> **Diagnostik:** Sonographie
> **Therapie:** operative Korrektur

Definition	**Verlagerung von Bauchinhalt** in den Nabelschnuransatz (= Nabelbruch)
Ätiologie/Pathogenese	• erhöhter abdmineller Druck • Bauchwandschwäche
Klink	in den Nabel verlagerte Bauchorgane
Diagnose	Sonographie
Therapie	sofortige operative Korrektur

Gastroschisis

> **Definition:** Bauchdeckenlücke
> **Klinik/Diangose:** Offenliegen der Bauchorgane
> **Therapie:** operative Korrektur

Definition	angeborene Bauchdeckenlücke meist rechts vom Nabel
Klinik/Diagnose	Blickdiagnose: Offenliegen der verlagerten Bauchorgane
Therapie	sofortige operative Korrektur

Herzfehler

> **Definition:** Fehlbilung am Herzen · Formen
> **Diagnose:** Untersuchung · Sonographie · MRT
> **Klinik:** Atemnot · Trinkschwäche · Zyanose
> **Therapie:** konservativ · operativ

Definition – Formen	anatomische Fehlbildung des Herzens • persistierender Ductus arteriosus Botalli • offenes Foramen ovale • Vorhofseptumdefekt (ASD) • Ventrikelseptumdefekt (VSD) • Fallotsche Tetralogie • Transposition der großen Arterien (TGA)
Diagnose	• Klinische Untersuchung • Sonographie (abdominal, Herzecho, transösophageal) • MRT
Klinik	• Atemnot • Trinkschwäche • Zyanose
Therapie	• konservatige Therapie bei weniger ausgeprägten Befunden • OP

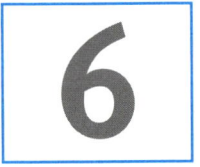

6 Wochenbett

B. Emmert

6.1 Postpartale Umstellung

Die postpartale Umstellung beginnt nach der Geburt und dauert bis zur 6. Woche post partum = p.p.). In diesem Zeitraum bilden sich die genitalen bzw. extragenitalen Veränderungen zurück und die Laktation beginnt.

6.1.1 Strukturelle und funktionelle Veränderungen

> Hormonumstellung · Genitalorgane · Blut · urologischer Komplex · Gastrointestinaltrakt · Skelettmuskulatur · Psyche

Hormonumstellung

Geburt der Plazenta → Wegfall der Plazentahormone (besonders Östrogen und Progesteron) →
- **Laktation** bei persistierend hohem Prolaktinspiegel
- Steigerung der LH- und FSH-Bildung in der Hypophyse durch Wegfall der negativen Hemmung
- Amenorrhoe bei Hyperprolaktinämie (**Stillamenorrhoe**)
- **klimakteriumähnliche Klinik** durch Wegfall der plazentaren Östrogenproduktion (Hitzewallungen, Stimmungsschwankungen)
- im Verlauf sinkender Prolaktinspiegel
- **bei nicht stillenden Frauen** sinkt der Prolaktinspiegel bis 3–4 Wochen p. p. auf den Ausgangswert, erster menstrueller Zyklus nach ca. 6–10 Wochen

 Ein erhöhter Prolaktinspiegel und eine daraus resultierende Stillamenorrhoe **verhindern nicht sicher die Ovulation.**

Genitalorgane
Uterus
– Involution

Ursache der Uterusrückbildung:
- Abbau von Zellproteinen (enzymatisch, phagozytotisch)
- Aussetzen der plazentaren Hormonwirkung
- relative Ischämie durch Wochenbettwehen

 postpartaler Fundusstand:
- 1. Tag p. p. 1 Finger breit unter dem Nabel
- 10. Tag p. p. auf Höhe der Symphyse

postpartales Uterusgewicht:
- direkt nach Geburt ca. 1000 g
- 1 Woche p. p. ca. 500 g
- 6 Wochen p. p. ca. 50 g

6.1 Postpartale Umstellung

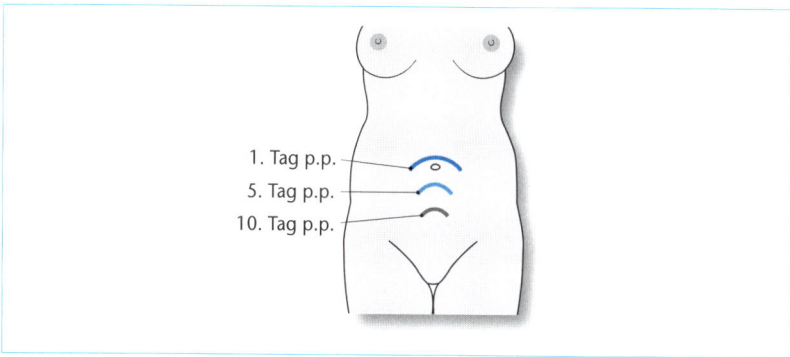

Abb. 6.1: Uterusrückbildung nach der Geburt [2]

– Verfestigung der Zervix	• Drosselung der Durchblutung durch Wochenbettwehen • Entzug der Plazentahormone • Abbau von Zellproteinen
– Wochenbettwehen	**Zweck:** Drosselung der Uterusdurchblutung → Uterusinvolution

 Wochenbettwehentypen:
- **Dauerkontraktionen:** über die ersten Tage
- **rhythmische Kontraktionen:** über wenige Tage
- **Stillwehen:** über mehrere Tage während oder kurz nach dem Stillen, ausgelöst durch freigesetztes Oxytocin

– Wochenfluss (Lochiae)	• **postpartales Wundsekret des Uterus** • enthält z.B. Deziduagewebe und abgebaute Zellproteine von Plazentawunde, Uterusgewebe, Blutgerinnsel, Leukozyten, Lymphe • Zusammensetzung ändert sich im Lauf der Zeit

 Farbe des Wochenflusses:
1. Woche p. p. **Lochiae rubra:** rot, rein blutig
2. Woche p. p. **Lochiae fusca:** bräunlich, altes Blut
3. Woche p. p. **Lochiae flava:** gelblich, nekrotische Zellen
4. Woche p. p. **Lochiae alba:** weißlich, zeigt die abgeschlossene Heilung an

 Lochialsekret ist ein guter **Nährboden für pathologische Keime** (v.a. Staphylokokken, Streptokokken), der rasch von der Vagina aus besiedelt wird. Dieses Sekret muss daher wie **hochinfektiöses Material** behandelt und entsorgt werden.

Vagina / Vulva	• Rückbildung der Ödeme • Verminderung der Hyperämisierung • Heilung von Geburtsverletzungen (z.B. Scheidenriss) • Dauer ca. 6 Wochen

Blut	• **Normalisierung des Blutvolumens** durch
	  – Blutverlust bei der Geburt
	  – Rückgang der Hämodilution
	• Anstieg der Thrombozytenzahl und der Gerinnungsfaktoren

6 Wochenbett

	• Rückbildung der Leukozytose im Lauf von Wochen • zunächst persistierend hohe BKS (Ursache nicht bekannt)
urologischer Komplex	• zunächst persistierend hohe glomeruläre Filtration und Diurese zur Ausschwemmung von Ödemen → **Normalisierung des Flüssigkeitshaushaltes** • zunächst persistierend leichte Protein- und Glucosurie → Normalisierung innerhalb einiger Tage bis Wochen • ggf. Miktionsstörungen nach geburtsbedingter Harnwegskompression
Gastrointestinaltrakt	• **Normalisierung der Darmtätigkeit** • ggf. Mastdarmentleerungsstörung nach schwangerschaftsbedingter Gewebedehnung

 Bei der Wöchnerin ist postpartal auf **frühzeitige Miktion** (< 6 h p.p.) und **Stuhlgang** (< 3 Tage p.p.) zu achten.

Skelettmuskulatur	**Bauchdecken- und Beckenbodenmuskulatur sind erschlafft** → mit gezielter Gymnastik ist dieser Zustand zu verbessern
Psyche	**Stimmungsschwankungen** durch abrupten Sexualhormonabfall (siehe auch Kap. 6.2.6) • Wochenbettdepression • Wochenbettpsychose • Desillusionierung, Verlustängste • Versagensängste in Bezug auf die Rolle als Mutter • Angst vor Attraktivitätsverlust • Zukunftsängste

6.1.2 Maßnahmen im unkomplizierten Wochenbett

Überwachung · Krankheitsprophylaxe · Beratung · Entlassung

Überwachung	• primär engmaschige Überwachung im Kreißsaal (z. B. Kreislauf) • nach ca. 2–3 h **stationäre Aufnahme** • **Temperaturkontrolle** bei Milcheinschuss • Uterusrückbildungskontrolle • Miktions-, Darmentleerungskontrolle
Krankheitsprophylaxe	• **Thromboseprophylaxe** (s. Kap. 6.2.4) • ggf. **Rhesusprophylaxe** • ggf. **Rötelnschutzimpfung**
Beratung	• Anleitung zur speziellen Genitalhygiene (z. B. Lochiae) • Aufklärung über mögliche **Komplikationen** (z. B. Infektionen, Blutungen) • Anleitung beim Stillen und Wickeln • Anraten einer Wochenbettgymnastik, um die körperliche Rückbildung zu unterstützen
Entlassung	• in der Regel **Entlassung** nach Hause nach ca. **5 Tagen** • Ausnahmen: ambulante Geburt, Komplikationen, soziale Indikationen
Entlassungsuntersuchung	• Inspektion der Episiotomienarbe • Tasten des Uterusstandes

- Tasten der Mammae
- Aufklärungsgespräch (z.B. körperliche Schonung, Wochenbetthygiene, Wochenfluss, Enthaltsamkeit)
- puerperale Erkrankungen

6.2 Puerperale Erkrankungen

6.2.1 Verzögerte Rückbildung des Uterus

Subinvolutio uteri · Lochialstau

Subinvolutio uteri

Definition: verzögerte bzw. unzureichende Rückbildung des Uterus · Epidemiologie
Ätiologie/Pathogenese: Muskelüberdehnung · Fehlbildungen · Myome · Plazentareste im Uterus
Klinik: hoher Fundusstand · weicher Uterus · blutige Lochiae · Komplikationen
Diagnose: Sonographie · Fundusstandkontrolle
Therapie: medikamentöse Kontraktionsunterstützung · Mobilisation der Patientin · Kürettage · Prognose

Definition	der Uterus bildet sich **nicht im nötigen Maß bzw. in der normalen Zeit** zurück, dies führt zu **verstärktem Wochenfluss**
Epidemiologie	bei nicht stillenden Müttern wegen des wegfallenden Oxytocineinflusses häufiger
Ätiologie/ Pathogenese	- **Überdehnung der Uterusmuskulatur** (z.B. infolge Mehrlingsschwangerschaft, Polyhydramnion, Makrosomie) - Multiparität mit nachlassendem Tonus der Uterusmuskulatur - Uterusfehlbildungen - hormonelle Störungen - Uterusmyome - im Uterus verbliebene **Plazentareste** - mangelnde Bewegung der Patientin
Klinik	- zu hoher Fundusstand - weiche Uteruskonsistenz - blutige und starke Lochiae
Komplikationen	- **Uterusruptur** bei Kürettage - Hb-wirksame Blutung
Diagnose	- Kontrolle des Fundusstandes und der Uteruskonsistenz - Sonographie
Therapie	- **Oxytocin oder Ergotamin** zur Unterstützung der Kontraktion - Mobilisation der Patientin - Kürettage bei verbliebenen Plazentaresten
Prognose	bei rechtzeitiger Therapie meist gut

Lochialstau (Lochiometra)

> **Definition**: Rückstau von Wochenfluss ins Cavum uteri · Epidemiologie
> **Ätiologie/Pathogenese:** zu enge Zervix · Verlegung des Abflusses
> **Klinik:** kein Wochenfluss · großer Uterus · Uterusschmerz · plötzliches Fieber · Komplikationen
> **Diagnose:** Fundusstandkontrolle · Sonographie · Kontrolle der Lochiae
> **Therapie:** Zervixdilatation · Kontraktionsunterstützung · Kürettage · gut

Definition	durch ein Ablusshindernis verursachter **Rückstau und Ansammlung von Wochenfluss im Cavum uteri**
Epidemiologie	besonders nach Sectio caesarea wegen fehlender Zervixaufdehnung
Ätiologie/ Pathogenese	• **physiologisch:** fehlende Aufdehnung der Cervix uteri bei Sectio • **pathologisch:** Verlegung des Abflusses z.B. durch Blutkoagel
Klinik	• ausbleibender oder **sistierender Wochenfluss** • großer Uterus • **Druck-/Spontanschmerz** über dem Uterus • Stirnkopfschmerz • plötzlich einsetzendes hohes **Fieber**
Komplikationen	• Infektionen • Schmerzen • Schock
Diagnose	• Kontrolle des Fundusstandes und der Uteruskonsistenz • Kontrolle der Lochiae (Quantität und Qualität) • Sonographie • Spekulumeinstellung
Therapie	• digitale Dilatation der Zervix • Mobilisation der Patientin (z.B. Treppensteigen) • Oxytocin bzw. Ergotamin zur Unterstützung der Kontraktion • Kürettage bei Verlegung des Muttermundes z.B. durch größere Blutkoagel
Prognose	gut

6.2.2 Puerperale Infektionen

> **Definition:** Entzündungen der Genitalien im Wochenbett · Synonym · Epidemiologie
> **Ätiologie/Pathogenese:** aszendierende Infektionen aus der Scheide · Erreger · Risikofaktoren
> **Klinik:** Uterusdruckschmerz · hoher Fundusstand · fötide riechende Lochiae · Fieber · Komplikationen
> **Diagnose:** Untersuchung · Labor · Differentialdiagnose
> **Therapie:** Zervixdilatation · Kürettage · evtl. Antibiotikagabe

Definition	unter diesem Begriff sind **entzündliche Erkrankungen der Genitalien im Wochenbett** zusammengefasst

6.2 Puerperale Erkrankungen

 Entzündungen anderer Organe (z. B. **Mastitis puerperalis**) zählt man nicht zu den puerperalen Infektionen.

Synonym	**Wochenbettfieber, Kindbettfieber**
Epidemiologie	• bei ca. 5 % aller Wöchnerinnen • häufigste Form: **Endometritis puerperalis** • andere Beispiele sind Tubarinfektionen, Zervizitis u. a.
Ätiologie / Pathogenese	aus der Scheide **aufsteigende Infektionen** der Plazentahaftstelle
Erreger	häufigste Erreger: • β-hämolysierende Streptokokken • Staphylokokken • Enterokokken • E. coli • Proteus
Risikofaktoren	• Sectio • vorzeitiger Blasensprung • verzögerte Uterusrückbildung • Verbleiben von Plazentaresten im Uterus • Lochialstau
Klinik	• **Druckschmerz** im Uterusbereich • hoher Fundusstand • fötide riechende Lochiae • bei Kombination mit Lochialstau versiegender Wochenfluss • hohes Fieber • Kopfschmerz
Komplikationen	• **Ausbreitung der Entzündung:** z. B. Endometritis → Endomyometritis → Adnexitis / Parametritis → Peritonitis → Schock • **Sepsis** mit Schock, MOV, DIC

 Früher stellte die **Puerperalsepsis** infolge mangelnder Hygiene (z. B. kein Händewaschen vor vaginaler Untersuchung) die **häufigste Todesursache geschlechtsreifer Frauen** dar.

Diagnose	
Untersuchung	• Kontrolle des Fundusstandes • Kontrolle der Lochiae • Überwachung der Vitalfunktionen
Labor	• Entzündungswerte • Gerinnungswerte
Differentialdiagnose	Entzündungen anderer Genese
Therapie	• Oxytocin zur Unterstützung der Kontraktion • ggf. mechanische Dilatation der Zervix • Kürettage nach Antibiotikagabe (Perforationsgefahr!) • i. v. Antibiotika-Therapie • bei Sepsis, DIC, MOV adäquate intensivmedizinische Therapie

6.2.3 Blutungen im Wochenbett

> **Definition:** persistierend aus der Geburt · nach freiem Intervall · Epidemiologie
> **Ätiologie/Pathogenese:** Plazentareste · fehlende Uteruskontraktur · Endomyometritis puerperalis · Nahtinsuffizienz
> **Klinik:** hoher Fundusstand · Uterusdruckschmerz · Entzündungszeichen · Komplikationen
> **Diagnose:** Fundusstandkontrolle · Spekulumeinstellung · Sonographie · Laborkontrollen · Differentialdiagnose
> **Therapie:** Kontraktionsunterstützung · Kürettag nach Antibiose · manuelle Uteruskompression

Definition	**Vaginale Wochenbettblutungen** können entweder aus der Geburt persistieren oder nach einem blutungsfreien Intervall im Wochenbett auftreten.
Epidemiologie	ca. 5 % aller Wöchnerinnen
Ätiologie/Pathogenese	• Plazentareste • fehlende Uteruskontraktur • Plazentapolypen • Endomyometritis puerperalis • unerkannte Geburtsverletzung • **Nahtinsuffizienz** (z.B. nach Sectio)
Klinik	• **hoher** Fundusstand • **Druckschmerz** über dem Uterus • steigende **Entzündungszeichen**
Komplikationen	• Sepsis • Schock
Diagnose	• Kontrolle des Fundusstandes • Spekulumeinstellung • Laborkontrolle • Sonographie
Differentialdiagnose	sämtliche Blutungen, die nicht geburtsbedingt sind
Therapie	• Oxytocin zur Unterstützung der Kontraktion • Kürettage nach Antibiotikagabe • evtl. manuelle Kompression des Uterus

6.2.4 Thrombose, Embolie im Wochenbett

> Ätiologie/Pathogenese · Thromboseformen · Embolieformen · Prophylaxe

siehe auch Kap. 3.6

Ätiologie/Pathogenese	• meist aufgrund **mangelnder Frühmobilisation** • Entstehung v. a. aus Thrombophlebitiden
Thromboseformen	• **oberflächliche** Thrombophlebitis • **tiefe** Beinvenenthrombose

6.2 Puerperale Erkrankungen

Embolieformen	• Lungenembolie • Fruchtwasserembolie
Spätfolgen	postthrombotisches Syndrom nach tiefer Beinvenenthrombose
Prophylaxe	Heparinprophylaxe/Thrombosestrümpfe im Wochenbett generell bei Varicosis/Sectio

6.2.5 Endokrine Störungen im Wochenbett

Sheehan-Syndrom · Chiari-Frommel-Syndrom

Sheehan-Syndrom

Definition: Ischämie des Hypophysenvorderlappens · Epidemiologie
Ätiologie/Pathogenese: Volumenmangelschock ·Gerinnungsstörung
Klinik: Ausbleibende Laktation ·Hypothyreose · Hypoglykämie · Hypotonie · Pigmentverlust ·Amenorrhoe · Libidoverlust · Komplikationen
Diagnose: Hypophysenfunktionstest · Malignomausschluss · Differentialdiagnose
Therapie: Hormonsubstitution · Prognose

Definition	**ischämische Nekrose des Hypophysenvorderlappens** mit nachfolgendem sekundärem Funktionsausfall nach der Geburt
Epidemiologie	selten
Ätiologie/Pathogenese	• **Volumenmangelschock** in der Geburt (z.B. Blutverlust, atomische Nachblutung) • Hypovolämie des Hypophysenvorderlappens • Gerinnungsstörung
Klinik	• allgemeine Schwäche • **Ausbleiben der Laktation** durch Progesteronmangel • **Hypothyreose** durch TSH-Mangel • **Hypoglykämie** durch ACTH-Mangel • **Hypotonie** durch ACTH-Mangel • Pigmentverlust durch Melaninmangel • Amenorrhoe • Libidoverlust • verminderte Genitalbehaarung
Komplikationen	• **hypoglykämische** Symptome • **hypotone** Symptome • **hypothyreote** Symptome
Diagnose	• Hypophysenfunktionstest • Karzinomausschluss (CT/MRT)
Differentialdiagnose	z.B. primäre partielle/totale HVL-Insuffizienz
Therapie	Hormonsubstitution
Prognose	bei ausreichender und rechtzeitiger Substitution gut

6 Wochenbett

Chiari-Frommel-Syndrom	**Definition:** postpartale Hyperprolaktinämie · Galaktorrhoe · sekundäre Amenorrhoe **Ätiologie/Pathogenese:** Störung des Zusammenspiels von Hypophyse und Hypothalamus **Klinik:** persistierende Galaktorrhoe · persistierende Amenorrhoe · Komplikationen **Diagnose:** Prolaktinspiegelbestimmung · Differentialdiagnose **Therapie:** Gabe von Dopaminantagonisten · Prognose
Definition	**postpartale Hyperprolaktinämie** mit Galaktorrhoe und sekundärer Amenorrhoe
Epidemiologie	selten
Ätiologie/Pathogenese	• Störung des Zusammenspiels zwischen Hypophyse und Hypothalamus • in 30 % d. Fälle handelt es sich um ein **Prolaktinom**
Klinik	• persistierende **Galaktorrhoe** • persistierende **Amenorrhoe**
Komplikationen	Uterusatrophie (Laktationsatrophie)
Diagnose	• Bestimmung des erhöhten Prolaktinspiegels • Bestimmung der verminderten Serumspiegel von Gonadotropin, Östrogen, Progesteron
Differentialdiagnose	Hyperprolaktinämie anderer Genese: • Stress • chron. Niereninsuffizienz • Prolaktin-produzierender Hypophysentumor
Therapie	Dopaminagonisten (Cabergolin oder Bromocriptin)
Prognose	je nach Ätiologie bei ausreichender Therapie gut

6.2.6 Psychische Störungen

	Wochenbettdepression · Wochenbettpsychose
Wochenbett-depression	**Definition:** depressive Verstimmung im Wochenbett · Epidemiologie **Ätiologie/Pathogenese:** unbekannt **Klinik:** Dysthymie bis schwere Depression · Komplikationen **Diagnose:** psychiatrische Begutachtung **Therapie:** Psychotherapie · Pharmakotherapie · Prognose
Definition	nach der Geburt auftretende **depressive Verstimmung** bis hin zum Suizid
Epidemiologie	• bei ca. 70 % der Wöchnerinnen • häufiger als Schwangerschaftspsychose
Ätiologie/Pathogenese	vermutlich durch abrupten Abfall der Sexualhormone bedingt

Klinik	Ausprägung von **depressiver Verstimmung** und **Dysthymie** bis zu schwerer **Depression:** • Desillusionierung, Verlustängste • Versagensängste in Bezug auf die Rolle als Mutter • Angst vor Attraktivitätsverlust • Zukunftsängste
Komplikationen	• **Suizidneigung** • Gefahr des **erweiterten Suizids** (Selbsttötung und Tötung des Kindes) • Vernachlässigung des Kindes bei Antriebsmangel der Mutter
Diagnose	• klinisches Bild • psychiatrische Begutachtung
Therapie	• psychotherapeutische Betreuung • Antidepressiva • evtl. Klinikeinweisung
Prognose	• bei adäquater Betreuung gute Chance auf Restitutio • **chronifizierender Verlauf möglich**

Wochenbettpsychose

> **Definition:** Persönlichkeitsstörung im Wochenbett · Epidemiologie
> **Ätiologie/Pathogenese:** unbekannt
> **Klinik:** frühe Form · späte Form · Komplikationen
> **Diagnose:** klinisches Bild · psychiatrische Begutachtung
> **Therapie:** Psychotherapie · Pharmakotherapie · Prognose

Definition	**Persönlichkeitsstörung** im Wochenbett mit Wesensveränderung
Epidemiologie	bei ca. 1 % der Wöchnerinnen
Ätiologie/Pathogenese	unbekannt
Klinik	• **frühe Form:** Verwirrtheit, Unruhe, gute Prognose, keine Therapie nötig • **späte Form:** schwere Psychose
Komplikationen	• Depression • **Suizidgefahr** • Gefahr des **erweiterten Suizides**
Diagnose	• klinisches Bild • psychiatrische Begutachtung
Therapie	• **frühe Form:** meist keine Therapie möglich • **späte Form:** psychiatrische Therapie, Pharmakotherapie

 Der **Einsatz von Psychopharmaka** macht ein **Abstillen** notwendig, da Pharmaka ebenso wie viele Medikamente in die Muttermilch übertreten.

Prognose	• **frühe Form:** günstiger • **späte Form:** schlechter

6.3 Laktation und ihre Störungen

6.3.1 Brustdrüse

> laktierende Mamma · Steuerung

laktierende Mamma
- in der **Schwangerschaft** reifen die Alveolen aus, beim Milcheinschuss erreicht die Brust ihre maximale Größe
- meist **unmittelbar nach der Geburt** Beginn der Laktation (Milchproduktion)
- am 3.–4. Wochenbett-Tag kommt es zum **Milcheinschuss,** es wird zuerst eine sog. Vormilch (**Kolostrum**) gebildet, die im Laufe der Zeit von der reifen Frauenmilch abgelöst wird

Steuerung
Beginn und Aufrechterhaltung der Laktation werden von **Hormonen** gesteuert:
- hohe **Östrogen- und Progesteronspiegel** hemmen die Milchproduktion durch verminderte Ausschüttung von Prolaktin aus der Hypophyse
- **nach der Geburt** fallen diese Spiegel → **Prolaktin** wird vermehrt freigesetzt
- für den **Milcheinschuss** ist das Hypophysenhormon **Oxytocin** verantwortlich, es führt zur Kontraktion der Myoepithelzellen an den Drüsenendstücken und der glatten Muskulatur der Brust

6.3.2 Milch

> Laktogenese · Galaktogenese · Galaktopoese · Sezernierung · Zusammensetzung · Milchmenge

Laktogenese
- **Ausreifung und Größenzunahme des Brustdrüsengewebes**
- Beginn **schon während der Schwangerschaft**
- Stimulation durch Plazentahormone und Prolaktin

Galaktogenese
- **Produktion und Sekretion von Milch**
- Stimulation durch Wegfall der plazentaren Hormone

Galaktopoese
- **Aufrechterhaltung der Milchproduktion**
- Stimulation durch Saugreiz → Prolaktinausschüttung

 Durch den Saugreiz kommt es auch zur Ausschüttung von **Oxytocin**, das einerseits den **Milchfluss,** andererseits auch die sog. **Stillwehen** auslöst, die die Uterusrückbildung fördern.

Sezernierung
- Vormilch (Kolostrum) nach der Geburt
- Milcheinschuss am **3.–5. Tag p. p.**
- Saugen des Säuglings an der Mamille → Oxytocinausschüttung → adäquater Reiz für **Galaktokinese** (Entleerung der Milch)

Zusammensetzung
- **Kolostrum:**
  – besonders eiweißreiche Erstmilch (z. B. Immunglobuline)
  – wird die ersten Tage sezerniert
- **Übergangsmilch:**
  – besonders fettreich
  – wird ca. 2 Wochen lang sezerniert

- **reife Muttermilch:**
  - eiweiß- und fettärmer als Kuhmilch
  - albuminreich
  - hoher Zuckergehalt
  - Immunglobuline
  - Komplementfaktoren
  - Makrophagen
  - Lymphozyten

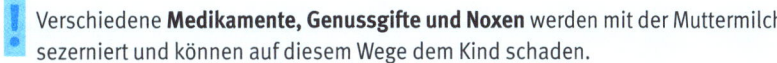

Reife Frauenmilch enthält unter anderem:
- 4–5 % Fett
- 7–8 % Kohlenhydrate
- 1 % Proteine
- 0,2 % Mineralstoffe

Verschiedene **Medikamente, Genussgifte und Noxen** werden mit der Muttermilch sezerniert und können auf diesem Wege dem Kind schaden.

Milchmenge
- täglicher Anstieg der Milchmenge
- ständige Regulierung der Milchmenge durch Trinkmenge und -häufigkeit
- am **10. Tag p. p. ca. 500 ml** Milchmenge

6.3.3 Stillen

Bedeutung · Anlegen · Oxytocin-Ausschüttung · Komplikationen

Bedeutung
- Stillen bedeutet einen **wechselseitigen Lernprozess** für Mutter und Kind → viel Geduld nötig
- der Stillvorgang ist wichtig für die **gesunde Beziehung** zwischen Mutter und Kind
- Stillen kann sich **bei Wochenbettdepressionen positiv** auswirken
- beim Stillen übertragene **Immunglobuline** (IgA), unspezifische **Abwehrstoffe** (Lysozym, Komplement) und **zelluläre Bestandteile** (Makrophagen, Granulozyten) bedingen den kindlichen **Nestschutz**
- durch regelmäßiges Stillen über einen längeren Zeitraum (ideal 6 Monate) weniger Atopien und allergische Erkrankungen

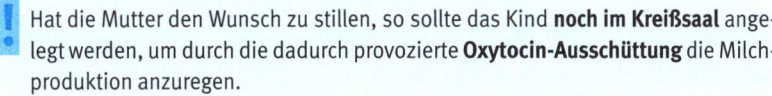

Hat die Mutter den Wunsch zu stillen, so sollte das Kind **noch im Kreißsaal** angelegt werden, um durch die dadurch provozierte **Oxytocin-Ausschüttung** die Milchproduktion anzuregen.

Anlegen
- gerade in der Anfangszeit sollte immer eine qualifizierte Hilfe parat sein, bis der Stillvorgang eingespielt ist
- wichtig ist eine entspannte Atmosphäre
- vor dem Anlegen die Mamillenregion mit klarem Wasser säubern
- bei jeder Mahlzeit sollten dem Säugling beide Brüste angeboten werden

- die zuerst angebotene wird meist stärker beansprucht und leer getrunken, daher sollte die **Reihenfolge** des Anbietens bei jeder Mahlzeit **wechseln**

> Beim Stillen ist zu beachten:
> - Säugling nicht länger als **10 min** an einer Brust trinken lassen (Schonung der Mamillen)
> - freie **Nasenatmung** des Kindes sichern
> - Frequenz der Fütterung nach Verlangen des Kindes **(feeding on demand)**
>
> Auch während der Stillzeit sollte die Kaliumjodid-Substitution zur **Strumaprophylaxe** fortgeführt werden.

6.3.4 Abstillen

Indikation · konservativ · medikamentös

Indikation
- Einnahme bestimmter Medikamente (z. B. Psychopharmaka)
- Mastitis
- Stillprobleme, z. B. bei Wochenbettdepression

konservativ
- Stillmahlzeiten ausschleichen
- Flüssigkeitsbeschränkung für die Mutter
- Kompression der Brust (straffer BH)

medikamentös
- Prolaktininhibitoren / Dopaminantagonisten

6.3.5 Störungen der Laktation und Stillfähigkeit

Mütterliche Ursachen · Kindliche Ursachen

Mütterliche Ursachen

Galaktorrhoe · Entzündungen · Milcheinschuss · Hypogalaktie · strukturelle Varianten der Brustwarzen · endokrinologische Störungen · psychische Störungen · Sonstige

Milcheinschuss postpartaler massiver Milcheinschuss mit harter, gespannter, schmerzender Burst

Entzündungen
- **Thelitis** (= Entzündung der Brustwarze)
- **Mastitis** (= Entzündung der Brustdrüse)
- **Rhagaden** der Mamille

Galaktorrhoe Milchsekretion
- der **kontralateralen Brust**
- **Chiari-Frommel-Syndrom** (= nach dem Abstillen anhaltende Laktation)

Hypogalaktie
Definition: zu geringe Milchproduktion
Ätiologie/Pathogenese: primär · sekundär
Therapie: Stressreduktion · Verbesserung der Stilltechnik · psychische Betreuung

6.3 Laktation und ihre Störungen

Definition	mengenmäßig **unzureichende Milchproduktion**

Ätiologie/ Pathogenese	• **primär:** nach komplizierter Schwangerschaft/Geburt
	• **sekundär:**
	  – psychische Störung
	  – Stress
	  – falsche Stilltechnik

Therapie	• Stressreduktion • Verbesserung der Stilltechnik • psychische Betreuung

strukturelle Varianten der Brustwarzen	**Definition:** Formveränderung der Mamille **Ätiologie/Pathogenese:** Flach-/Hohlwarzen · Retraktion **Therapie:** Abstillen · Abpumpen der Milch · Flaschenfütterung
Definition	**anatomische Formveränderung** der Mamille, die es dem Säugling unmöglich macht, durch Saugen Milch zu sich zu nehmen
Ätiologie/ Pathogenese	• meist **Flach-** oder **Hohlwarzen** • **Retraktion** der Mamille
Therapie	• Abstillen • Abpumpen der Milch • Flaschenfütterung

endokrinologische Störungen	**Definition:** Störungen des Hormonhaushaltes **Ätiologie/Pathogenese:** Sheehan-Syndrom **Therapie:** Hormonsubstitution
Definition	**Störung des Hormonhaushaltes** mit daraus resultierender Störung der Laktation bzw. des Stillens
Ätiologie/ Pathogenese	**Sheehan-Syndrom** (= postpartale Hypophysenvorderlappeninsuffizienz) führt zu Agalaktie (s. Kap. 6.2.5)
Therapie	Hormonsubstitution (s. Kap. 6.2.5)

psychische Störungen	**Definition:** Störung des Gemütszustandes **Ätiologie/Pathogenese:** Wochenbettdepression · Wochenbettpsychose · Angst **Therapie:** Betreuung · Psychotherapie · Pharmakotherapie
Definition	Störungen des Befindens und des Gemütszustandes
Ätiologie/ Pathogenese	• Wochenbettdepression • Wochenbettpsychose • Unzufriedenheit • Angst
Therapie	• psychische Betreuung • Psychotherapie • Pharmakotherapie

6 Wochenbett

sonstige Ursachen	Karzinom · schwere Allgemeinerkrankung · Medikamenteneinnahme · übertragbare Infektion
Karzinom	Malignome der Mutter können eine Laktationsstörung bedingen (z. B. endokrine Störung)

 Zytostatika gehen in die Muttermilch über.

schwere Allgemeinerkrankung	• entgleister Diabetes melitus • schwere arterielle Hypertonie • Hypo-/Hyperthyreose
Medikamenteneinnahme	Mütter, die auf Medikamente angewiesen sind, die mit der Muttermilch übertragen werden, sollten wegen der **Gefahr der Weitergabe der Wirkstoffe** nicht stillen. **Absolute Kontraindikation** besteht für: • Aminoglykoside • Tetrazykline • Zytostatika • Kumarine • Indometazin • Thyreostatika • Ergotamine • Valproinsäure
durch Muttermilch übertragbare Infektion	• **HIV:** absolute Kontraindikation • **TBC:** Stillen möglich, wenn Brustwarzen nicht befallen sind

Kindliche Ursachen

	Gaumenspalten · Choanalatresie · Ösophagusatresie · Frühgeburtlichkeit · Infektion
Gaumenspalten	**Missbildung des kindlichen Gaumens** macht Trinkvorgang unmöglich
Choanalatresie	behinderte Nasenatmung verursacht beim Trinken Atemnot → Trinkschwäche
Ösophagusatresie	**Ösophagusfehlbildung** macht Schluckvorgang des Kindes unmöglich
Frühgeburtlichkeit	Frühgeborene zeigen oft eine Trinkschwäche (z. B. durch **körperliche Schwächung**)
Infektion	**körperliche Schwächung** des Kindes führt zu Trinkschwäche. Die unzureichende Nahrungsaufnahme bedingt eine weitere Verschlechterung des körperlichen Zustandes und **eine zunehmende Abwehrschwäche** → Circulus vitiosus

6.3.6 Mastitis puerperalis

> **Definition:** Brustdrüsenentzündung im Wochenbett · Epidemiologie
> **Ätiologie/Pathogenese:** Keimspektrum · Übertragungsmodus
> **Klinik:** meist lokal · oberer äußerer Quadrant · Entzündungszeichen ·
> Lk-Schwellung · Brustverhärtung · Komplikationen
> **Diagnose:** Palpation · Sonographie · Thermographie · Differentialdiagnose
> **Therapie:** Kühlung · Ruhigstellung · Abstillen · Antibiose · Wärmetherapie zur
> Einschmelzung von Abszessen · Prognose

Definition	**Brustdrüsenentzündung im Wochenbett,** die akut auftritt und sich meist nach der 2. Woche p. p. manifestiert
Epidemiologie	• häufigste Wochenbettentzündung • insgesamt ca. 50 % d. Fälle
Ätiologie/Pathogenese	
Keimspektrum	• meist Staphylococcus aureus • seltener Staphylokokken, Proteus, E. coli, Pneumokokken, Klebsiellen
Übertragungsmodus	• aus dem **Nasen-Rachen-Raum** umgebender Personen durch mangelnde Hygiene auf den Säugling • vom Säugling auf die Mutter beim **Stillen**
Klinik	• meist **lokaler Befall** • Lokalisation meist im **oberen äußeren Quadranten** • **Entzündungszeichen** (Rötung, Schwellung, Schmerz, eingeschränkte Funktion) • **Schwellung** der axillären Lymphknoten • **Verhärtung** der Brust
Komplikationen	• Ausbildung eines Abszesses nach mehreren Tagen ohne Therapie • Milchstau
Diagnose	• Palpation • Sonographie • Thermographie
Differentialdiagnose	inflammatorisches Mammakarzinom
Therapie	• Kühlung • Ruhigstellung • Abpumpen der Milch • Reduktion der Laktation • Antibiotikatherapie • Wärmetherapie zur Einschmelzung des Abszesses • Abszessspaltung • Drainage der Abszesshöhle
Prognose	gut

7 Entzündungen der Fortpflanzungsorgane und der Brustdrüse

M. Gerstorfer

7.1 Entzündliche Erkrankungen der Vulva

7.1.1 Vulvitis

> **Definition:** Entzündung des äußeren weiblichen Genitales · Epidemiologie
> **Ätiologie/Pathogenese:** primäre Vulvitis · nicht infektiös/infektiös · sekundäre Vulvitis · Ursachen
> **Klinik:** Schmerzen · Rötung · Juckreiz · Dyspareunie
> **Diagnose:** Anamnese · Untersuchung · Abstrich · Biopsie · Differentialdiagnose
> **Therapie:** supportiv · in Abhängigkeit von Ursache · medikamentös · operativ · Prognose

Definition	bei der Vulvitis handelt es sich um eine Entzündung des äußeren weiblichen Genitales
Epidemiologie	nahezu alle Frauen erleiden im Laufe ihres Lebens eine Vulvitis
Ätiologie/Pathogenese	
primäre Vulvitis	• **Entzündung auf die Vulva beschränkt**
	• nicht infektiös oder infektiös bedingt
– nicht infektiös	• **allergisch** (Einbringen von unverträglichem Fremdmaterial, z. B. Seife)
	• **toxisch** (Einbringen von schädigenden Stoffen)
– infektiös	• **bakteriell** (meist Bakterien der Darmflora)
	• **viral** (Herpes genitalis, humanes Papillomvirus)
	• **Parasiten**
	• **Pilze**

Ursachen einer primären Vulvitis	Noxen/Erreger
allergisch-toxisch	Kleidung Waschmittel Seifen Intimsprays Arzneimittel synthetische Fasern etc.
Bakterien	**breites Keimspektrum:** reicht von Staphylokokken, Strptokokken bis zu Erregern von Geschlechtskrankheiten wie Treponema pallidum und Neisseria gonorrhoeae
Viren	Humanes Papilloma-Virus (HPV), Herpes-simplex-Virus (HSV)

7.1 Entzündliche Erkrankungen der Vulva

Ursachen einer primären Vulvitis	Noxen / Erreger
Parasiten	z. B. Scabies und Filzläuse
Pilze	z. B. Candida albicans

Tab. 7.1: Ursachen einer primären Vulvitis

 Aufgrund der **Nachbarschaft von Vulva und Ausscheidungsorganen** (Anus und Urethra) kommt es relativ leicht zu einer **Besiedlung mit Keimen der Darmflora.** Dies ist der häufigste Auslöser einer **primären Vulvitis.**

sekundäre Vulvitis	**infolge einer Infektion des Anal- und/oder des Urogenitaltraktes** kommt es sekundär (z. B. über Erreger in Sekret und Körperflüssigkeiten) zur Infektion der Vulva
– vaginale/urethrale Ursachen	• **Harnwegsinfektionen** (häufig bei Gravida) • **Harninkontinenz** (Infektion erfolgt meist durch das gute Keimwachstum in einer durch den Urin stets feuchten und warmen Umgebung) • **Fisteln** (z. B. bei chronisch entzündlichen Darmerkrankungen oder Tumoren → Entzündungen durch in den Genitaltrakt gelangende Darmkeime) • **Kolpitis**
– mechanische Irritation	über **Mikroverletzungen** (z. B. durch Geschlechtsverkehr, enge Kleidung, Rasur im Intimbereich, Adipositas, Vulvakarzinom) können pathogene Keime in Vulva und Vagina eindringen
– chemische Irritation	über **Läsionen in der Hautschicht** (durch schädliche oder reizende Stoffe) können pathogene Keime eindringen • **Harninkontinenz** (Hautreizung durch Urinaustritt) • **übermäßige Intimhygiene** (z. B. Scheidenspülungen und Einbringen von Seife) • **intravaginale Kontrazeptiva**
– systemische Ursachen	• **Diabetes mellitus** (mit Pilzbefall, z. B. Candida) • **Östrogenmangel** (häufige Vulvitis im Senium) • **Immunsuppression** (HIV, Tumorpatienten, Transplantationspatienten) → wegen der Immunsuppression kommt es zu erhöhter Infektanfälligkeit
– sonstige Ursachen	• Z. n. **Radiatio** → Infektion durch strahlungsbedingte Schäden des Epithels mit Eindringen von pathogenen Keimen • **psychogener Pruritus** • **dermatologische Erkrankungen** (z. B. Psoriasis und Lichen sclerosus)

! Eine **Vulvitis** kann infektiös oder nichtinfektiös bedingt sein, für beide Formen gibt es **verschiedenste Ursachen.**

Klinik

Allgemeinsymptome	• brennende **Schmerzen** (v. a. bei Bewegung), Berührungsschmerz, Wundheitsgefühl • **Rötung,** Schwellung, Erosionen • **Juckreiz** (Pruritus) • **Dyspareunie,** Schmerzen beim Wasserlassen
Herpes genitalis	• zusätzlich kleine Bläschen (Ø 2–3 mm) • krustige Ulzerationen

HPV-Infektion	blumenkohlartige Gewächse (z.B. **Condylomata acuminata**) besonders an den Labiae minores

 Durch Kratzen kommt es bei einer Vulvitis häufig zu **Superinfektionen**.

Diagnose

Anamnese	Beginn, Dauer und Rhythmus der Beschwerden, Menstruationsabhängigkeit, Begleitumstände
Untersuchung	• Ausschluss von systemischen bzw. lokalen Ursachen • **Inspektion:** Suche nach Zeichen einer viralen Infektion, Kratzspuren, Rötungen usw. • **Spekulumuntersuchung:** Ausschluss einer vaginalen Mitbeteiligung • **Abstrichentnahme** • ggf. **Biopsienentnahme** → immer Ausschluss eines Vulva-CA
Labor	• mikroskopische Untersuchung des Abstrichpräparates • mikrobiologischer Erregernachweis
Differentialdiagnose	• Vulva-CA

 Bei wiederkehrenden oder therapieresistenten Vulvitiden sollte man immer das **Vulvakarzinom** in die differentialdiagnostischen Überlegungen einbeziehen.

Therapie

richtet sich nach der Ursache

supportiv	• Umschläge mit Kamille (z.B. Kamillosan®) und/oder Sitzbäder gegen den Juckreiz • Empfehlung, enge Wäsche zu meiden
medikamentös	• **Bakterien:** Antiseptikum (antiseptische Salben oder Lösungen) oder lokale bzw. systemische Antibiose (Doxycyclin, Erythromycin) • **Viren:** Virostatika (Aciclovir-Salbe) • **Pilze:** Antimykotika (Cotrimoxazol, ggf. Partnermitbehandlung) • **Allergien:** kortisonhaltige Salben (z.B. Volon A®)
operativ	bei Abszessen → **Inzision und Spaltung**

 Technik der **Abszess-Spaltung:**
• Inzision über dem Abszessareal
• sorgfältige Eröffnung des Abszesses und ggf. digitale Durchtrennung von vorhandenen Septen
• Spülung der Wunde und Drainage der Höhle

Prognose	• in der Regel sehr gute Prognose • bei richtiger Therapie meist komplikationslose Abheilung nach kurzer Zeit

7.1.2 Pruritus vulvae

> **Definition:** Juckreiz an Vulva
> **Ätiologie/Pathogenese:** meist systemisch
> **Klinik:** Juckreiz
> **Diagnose:** Suche nach Grunderkrankung
> **Therapie:** Therapie der Grunderkrankung · lokale Therapie · Prognose

Definition	Juckreiz am äußeren weiblichen Genitale
Ätiologie/ Pathogenese	**Pruritus vulvae** ist keine eigenständige Erkrankung, sondern **Symptom zahlreicher, meist systemischer Erkrankungen.** Die häufigsten Ursachen sind: • **Entzündungsprozess** → primäre Vulvitis • **Erkrankungen von Leber und Nieren** → zu hohes Bilirubin oder Urämie • **Diabetes mellitus** → erhöhter Blutzucker • **Anämien** → schlechte Sauerstoffversorgung • **Allergien** → Quaddel-/Pustelbildung • **hormonelle Umstellung** (v. a. Östrogenmangel) → atrophe Vulvitis • **Malignome** → lokales infiltratives Wachstum oder Superinfektion • **Parasiten** → lokale Entzündung
Klinik	starker Juckreiz im Bereich der Vulva
Diagnose	Suche nach Grunderkrankung
Therapie	• Therapie der Grunderkrankung • lokal symptomatische Behandlung des Juckreizes (z. B. Salben, Sitzbäder, Umschläge)
Prognose	je nach Erkrankung kann ein Pruritus vulvae schnell behoben werden (z. B. entzündliche Ursache → Antibiotikum) oder muss als Symptom einer chronischen Erkrankung behandelt werden (z. B. Vulva-CA)

7.1.3 Bartholinitis

> **Definition:** Entzündung der Glandulae vestibulares majores · Epidemiologie
> **Ätiologie/Pathogenese:** infektionsbedingte Sekretretention · primäre/ sekundäre Bartholinitis
> **Klinik:** Schmerz · Schwellung · Rötung
> **Diagnose:** Blickdiagnose · Differentialdiagnose
> **Therapie:** symptomatisch · Marsupilation · Prognose

Definition	Bei der Bartholinitis handelt es sich um eine **Entzündung der Glandulae vestibulares majores** (Bartholin-Drüsen an den kleinen Schamlippen), die meist einseitig und oft unter Mitbeteiligung ihrer Ausführungsgänge auftritt. Die dabei auftretende Schwellung der Glandulae vestibulares majores wird auch als **Bartholin-(Pseudo-)Abszess** oder **-(Pseudo-)Zyste** bezeichnet.
Epidemiologie	häufigster Tumor im Bereich der Vulva
Ätiologie/ Pathogenese	durch Retention von Sekret und Sekretstau kommt es zu einer Infektion mit Anschwellen der Drüse.

primäre Bartholinitis	Verklebung der Ausführungsgänge durch Verlegung der Ausführungsgänge (z.B. infolge eines Ödems der Vulvaschleimhaut)
sekundäre Bartholinitis	infolge einer Infektion der verlegten Drüse (oft durch Staphylokokken und Gonokokken)

Klinik

Symptome	• **Schmerzen** im Bereich der Vulva • gerötete **Schwellung** und Rötung im Bereich der Labia minora (kann bis zu tischtennisballgroß werden) • **Druckschmerzhaftigkeit** der Zyste
Komplikationen	bei länger unbehandelten Patienten kann sich aus dem Abszess ein septisches Geschehen mit systemischen Entzündungszeichen entwickeln

Diagnose

 Die **Blickdiagnose** ist bei der Bartholinitis bereits eindeutig. Trotzdem sollte eine Abklärung weiterer Erkrankungen des Genitaltraktes erfolgen.

Differentialdiagnose	• Vulva-CA • Infektionen anderer Genese (z.B. Mollusca contagiosa)

Therapie

frühes Stadium	symptomatische Behandlung der Schwellung mittels **physikalischer Maßnahmen** (kalte Umschläge, Sitzbäder) und **Analgetika-/Antiphlogistikagabe**
fortgeschrittene Bartholinitis	Therapie der Wahl ist die **Marsupilation** (s. Abb. 7.1b)

 Technik der Marsupilation:
Die Zyste wird in Vollnarkose inzidiert, entleert und gespült, anschließend die Zystenwand zum Offenhalten der Zyste mit der äußeren Haut vernäht.

Prognose	nach Operation i.d.R. gute Abheilung

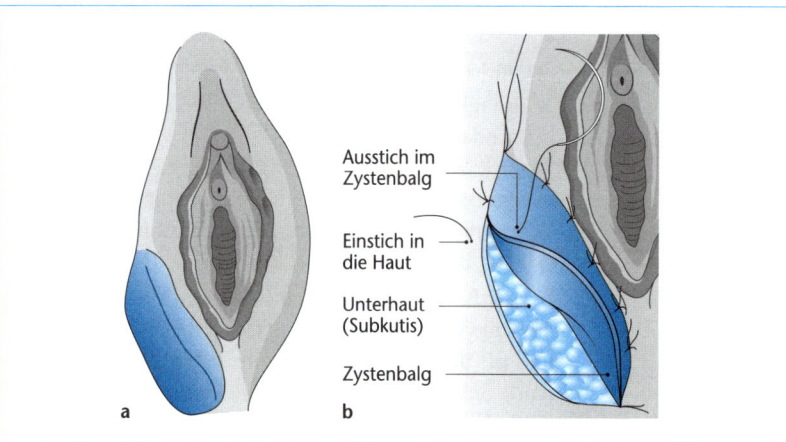

Abb. 7.1: Bartholin-Zyste in situ (a) und Schema der Marsupilation (b) [4]

7.1.4 Follikulitis, Furunkel und Karbunkel

> **Definitionen:** Follikulitis · Furunkulose · Karbunkel · Epidemiologie
> **Ätiologie/Pathogenese:** meist Staphylokokken · Risikogruppe
> **Klinik:** Entzündungszeichen · Komplikationen
> **Diagnose:** Blickdiagnose · Differentialdiagnose
> **Therapie:** lokale Desinfektion · chirurgische Sanierung

Definitionen	• **Follikulitis** (Folliculitis vulvae): Entzündung der Haarfollikel im Bereich der Vulva • **Furunkulose** (Furunculosis vulvae): Ausbreitung einer Follikulitis bis zum Abszess • **Karbunkel** (Carbunculus): mehrere konfluierende Furunkel
Epidemiologie	• insgesamt in den westlichen Industrieländern eher selten • Follikulitis ist häufiger als Furunkulose und Karbunkel
Ätiologie/Pathogenese	
Erreger	Die o.g. Entzündungen werden meist durch **Staphylokokken** hervorgerufen.
Risikogruppe	Besonders gefährdet sind Patienten mit **geschwächter Immunabwehr** (z.B. alte Patienten, Patienten mit Diabetes mellitus oder Malignomen).
Klinik	• **Entzündungszeichen:** Schwellung, Rötung, Erwärmung und Schmerzen • bei Furunkel und Karbunkel evtl. Austritt von **eitrigem Wundsekret**
Komplikationen	• ggf. **Fieber** • erhöhte **Entzündungszeichen**
Diagnose	Blickdiagnose
Differentialdiagnose	• Bartholinitis • Warzen • Papillome
Therapie	• **Follikulitis:** lokale Behandlung mit Desinfektion • **Furunkel/Karbunkel:** chirurgische Sanierung durch Eröffnung des Furunkels oder Karbunkels mit anschließender Entfernung von entzündlichem Material mit dem scharfen Löffel und Lascheneinlage
Prognose	• bei adäquater Therapie komplikationslose Heilung innerhalb von Tagen • ggf. Rezidivgefahr

7.2 Entzündliche Erkrankungen der Vagina

Entzündungen der Vagina (**Vaginitis**) gehen fast immer mit einer Entzündung der Vulva (**Vulvitis**) einher. Die **Vulvovaginitis** wird auch als **Kolpitis** bezeichnet. Entzündungen der Vagina entstehen in der Regel durch Verdrängung der normalen Vaginalflora.

7 Entzündungen der Fortpflanzungsorgane und der Brustdrüse

7.2.1 Fluor genitalis

> Vaginalflora · Veränderung des physiologischen Scheidenmilieus · Fluorbeschaffenheit

Vaginalflora

Die gesunde Vaginalflora wird von einer Vielzahl verschiedener Milchsäure produzierender grampositiver Stäbchen gebildet:
- **Laktobazillen** (sog. Döderlein-Stäbchen):
  - Konzentration in der Vagina 10^5-10^8/ml
  - sorgen durch Milchsäureproduktion für ein konstant leicht saures Milieu in der Scheide → pH-Wert ca. 4,0
- **potentiell pathogene Keime,** die allerdings durch den niedrigen pH-Wert im Wachstum gehemmt werden (v.a. Streptokokken der Gruppe A, Staphylococcus aureus)

Veränderung des physiologischen Scheidenmilieus

Ätiologie

Eine Störung des Scheidenmilieus kann verschiedene Ursachen haben (z.B. Östrogenmangel in Kindheit, Schwangerschaft, schwere Erkrankungen, Antibiotikagabe, Auswaschen der Vaginalflora durch zu häufiges Waschen im Intimbereich)

 Eine der häufigsten Ursachen eines gestörten Scheidenmilieus ist die **Gabe von Antibiotika.**

Pathogenese

- Destruktion der Vaginalflora durch **Verdrängung der normalen Vaginalflora** mit **Vernichtung oder Reduktion der Laktobazillen** (Döderlein-Stäbchen sind gegen die meisten Antibiotika sensibel)
- Anstieg des **intravaginalen pH > 4,5**
- erleichterte Aszension von pathogenen Keimen und Wachstum von bereits vorhandenen potentiell pathogenen Keimen (s.o.)

Fluorbeschaffenheit

Normalflora	Fluorbeschaffenheit
Zyklusmitte	klar, geruchlos
Zyklusbeginn / -ende	weißlich, cremig, geruchlos
Erkrankung	
Pilzinfektion (Candida albicans)	weißlich-gelblich, krümelig
Trichomoniasis / Trichomona vaginalis	gelb-grünlich, schaumig
maligner Prozess im Bereich des Genitaltraktes	blutig, bräunlich, wässrig
Parasiten	gelblich, serös
Tuberkulose im Urogenitaltrakt / Mykobakterien	gelblich
Kolpitis infolge von Infektionen mit Gardnerella vaginalis, Haemophilus oder Kokken	grau, wässrig
Gonorrhoe / Neisseriae gonorrhoe	eitrig
Fremdkörper (z.B. vergessener Tampon)	übel riechend, bräunlich

Tab. 7.2: Differentialdiagnose des vaginalen Fluors

7.2.2 Kolpitis (Vulvovaginitis)

> **Definition:** Entzündung der Vagina/Vulva · Epidemiologie
> **Ätiologie/Pathogenese:** primäre /sekundäre Kolpitis · infektiöse Ursachen · nicht infektiöse Ursachen · begünstigende Begleiterkrankungen · atrophe Kolpitis
> **Klinik:** übel riechender Fluor · Schmerzen · Dyspareunie · Komplikationen
> **Diagnose:** Anamnese · Untersuchung · Messung des Scheiden-pH · Nativpräparat · Erregernachweis · Differentialdiagnose
> **Therapie:** je nach Erreger lokal oder oral · bei atropher Kolpitis Östrogencremes · Prognose

Definition	bei einer Kolpitis handelt es sich um eine **Entzündung der Vagina** und **begleitend meist auch der Vulva**
Epidemiologie	nahezu jede Frau erleidet in Ihrem Leben eine Entzündung im Bereich der Vagina
Ätiologie/Pathogenese	
primäre Kolpitis	durch **eindringende pathogene Keime** wird das physiologische Scheidenmilieu gestört → pH-Wert steigt auf > 4,5 → es kommt zur Infektion
sekundäre Kolpitis	bei gestörter Scheidenflora können sich auch **wenig pathogene Keime,** die sich als **Bestandteil der physiologischen Scheidenflora** ebenfalls in der Scheide aufhalten, entwickeln
infektiöse Ursachen	breites Erregerspektrum: • Pilze (z.B. Candida albicans) • Bakterien (z.B. E. coli, Streptokokken, Staphylokokken, Gardnerella vaginalis) • Viren (z.B. Herpes genitalis, HPV), Parasiten (z.B. Trichomonaden)
nicht infektiöse Ursachen	• Fremdkörper • Östrogenmangel
begünstigende Begleiterkrankungen	Begleiterkrankungen können sich mehr oder weniger auf die Scheidenflora auswirken: • Diabetes mellitus (geschwächte Immunabwehr) • Antibiotikatherapie (Reduktion der Döderlein-Stäbchen und damit indirekt Anheben des intravaginalen pH) • Östrogenmangel (z.B. bei atrophen Genitalerkrankungen, Schwangerschaft)
atrophe Kolpitis	Die **atrophe Kolpitis** entsteht bei Frauen nach der Menopause aufgrund eines **Mangels an Östrogenen.** Sie stellt ein **nichtinfektiöses** Geschehen dar.
Klinik	• meist keine Schmerzen, aber dafür **übel riechender Ausfluss** (Fluor vaginalis) • gelegentlich Pruritus mit z.T. brennenden **Schmerzen** im Bereich der Vagina/Vulva • **Dyspareunie** Flour ist das Leitsymptom einer Vaginitis!
Komplikationen	Aszension der Keime in den Uterus und die Parametrien oder sogar die Bauchhöhle mit Abszessbildung und schwerem Krankheitsbild

7 Entzündungen der Fortpflanzungsorgane und der Brustdrüse

Diagnose

Anamnese	Frage z. B. nach Schmerzen, Fluor, Sexualpraktiken, Schwangerschaft
Untersuchung	• Inspektion von Vulva und Vagina • **Messung des Scheiden-pH** (Normwert 4,0–4,5) • Scheidenabstrich
Labor	• **Nativpräparat:** Suche nach Keimbesiedelung: – **bakterielle Vaginitis** (Clue-Cells = rasenförmiger Besatz der Epithelien z. B. mit Kokken oder Stäbchen, Leukozytenansammlung) – **Pilzinfektion** (Pilzmyceln = kettenförmige Konglomerate) – **Trichomoniasis** (Trichomonaden mit Geißeln)

Anfertigung eines Nativpräparates:
- Abstrichentnahme aus dem hinteren Scheidengewölbe
- Auftragen auf einen Objektträger, Zugabe eines Tropfens physiologischer Kochsalzlösung und Abdecken mit einem Deckglas
- Begutachtung im Mikroskop (400fache Vergrößerung)

• **kultureller Erregernachweis mit Resistenzbestimmung,** wenn die Diagnose nicht durch ein Nativprärat möglich ist

Bei zusätzlichen Beschwerden beim Wasserlassen (z. B. Brennen) muss immer auch ein Abstrich der Urethra gemacht werden.

Differentialdiagnose	aufgrund der **zahlreichen möglichen Ursachen** gestaltet sich die Differentialdiagnose schwierig
Therapie	je nach Ursache unterschiedlich, dabei sollte man eine Normalisierung des Scheidenmileus im Auge haben

Ursache	Therapie
Kokken-Infektion (Mischflora)	lokale (Vaginaltabletten) bzw. orale Verabreichung von Tetrazyklin (z. B. Doxycyclin)
Kandida-Infektion	lokale bzw. orale Verabreichung eines Antimykotikums (z. B. Clotrimoxazol-Vaginalzäpfchen, Fluconazol-Tabletten)
Haemophilus-vaginalis-Infektion	lokale bzw. orale Verabreichung von Metronidazol
Chlamydien-Infektion	Tetracyclintabletten, bei Gravidität ist Erythromycin (Makrolidantibiotikum) das Mittel der Wahl'
Mycoplasmen-Infektion	lokale bzw. orale Verabreichung von Tetrazyklinen. Bei Gravidität ggf. Erythromycin
Trichomoniasis (Trichmona vaginalis)	Metronidazol, Einmalgabe (2 g)
atrophe Kolpitis	lokal Östrogenpräparate

Tab. 7.3: Therapie der wichtigsten Ursachen einer Vaginitis

Prognose	hohe Rezidivrate

7.2.3 Toxisches Schocksyndrom (TSS)

> **Definition:** Infektion mit Staphylococcus aureus · Synonym · Epidemiologie
> **Ätiologie/Pathogenese:** TSST-1-Bildung · Tampons
> **Klinik:** Erythem · Desquamation · Fieber · Schock
> **Diagnose:** klinisch · Differentialdiagnose
> **Therapie:** symptomatische Schocktherapie · Antibiose · Prognose

Definition	**Infektion mit Staphylococcus aureus,** die häufig bei jungen Frauen in zeitlicher Nähe zur Menstruation auftritt, dabei kann es bis über Schocksymptome und Fieber bis zum **Multiorganversagen (MOV)** kommen
Synonym	Tampon Disease
Epidemiologie	mittlerweile eher selten, da die Hygiene bei Lagerung und Verkauf von Hygieneartikeln in den letzten 25 Jahren zugenommen hat
Ätiologie/ Pathogenese	• **Infektion mit Staphylokokken der Enterotoxin-F-bildenden Gruppe** (z.B. Staphylococcus aureus) oder anderer Staphylokokkenstämme, die in der Lage sind, **TSST-1** zu produzieren • Erreger setzen sich im Tampon fest und finden dort, sobald dieser in den Körper eingebracht wird, ideale Vermehrungsmöglichkeiten • Erreger vermehren sich sehr stark und bilden das TSST-1

TSST-1 (Toxic-Shock-Syndrom-Toxin-1) ist ein Superantigen, das eine oligoklonale T-Zell-Aktivierung und damit eine unkontrollierte Zytokinfreisetzung auslöst. Durch die Zytokinfreisetzung wird das schwere Krankheitsbild verursacht.

Klinik	• **kleinfleckiges Erythem** oder sonnenbrandähnliche Erythrodermie • anschließende **Desquamation der Haut,** besonders an Handflächen und Fußsohlen mit nachfolgender Hautschuppung • hohes **Fieber** • **Schocksymptomatik** mit Tachykardie und Hypotension
Komplikationen	• **Multiorganversagen:** mindestens **3 Befunde in anderen Organsystemen** (z.B. Erbrechen, Diarrhoe, Anstieg von Kreatinin und Harnstoff, Thrombozytopenie)
Diagnose	Diagnose wird anhand der Symptomatik gestellt
Differentialdiagnose	• Infektionskrankheiten, die mit Exanthemen einhergehen (z.B. Scharlach, Masern, Mumps und Röteln) • Sepsis • allergische Reaktionen auf Arzneimittel oder Nahrungsmittel
Therapie medikamentös	• sofortige **symptomatische Schocktherapie** mit Volumenersatz und ggf. blutdrucksteigernden Mitteln (z.B. Dopamin) • **Antibiose** (z.B. Flucloxacillin oder Dicloxacillin)

7 Entzündungen der Fortpflanzungsorgane und der Brustdrüse

Prognose	• bei rechtzeitigem Erkennen und schnellem Therapiebeginn gute Prognose
• bei beginnendem Multiorganversagen hohe Letalität

7.3 Entzündliche Erkrankungen von Uterus und Parametrien

7.3.1 Zervizitis

> **Definition:** bakterielle Entzündung der Cervix uteri · Epidemiologie
> **Ätiologie/Pathogenese:** Keimaszension · Kolpitis/Vulvitis · Portioektopie
> **Klinik/Diagnose:** siehe Kolpitis
> **Therapie:** siehe Kolpitis · Prognose

Definition	bei der Zervizitis handelt es sich um eine meist bakteriell bedingte Entzündung der Schleimhaut des Zervikalkanals
Epidemiologie	• v.a. bei jungen Frauen im Alter zwischen 16 und 30 Jahren
• ca. 5–10 % aller Frauen
• ca. 10–25 % der jungen sexuell aktiven Frauen
Ätiologie/Pathogenese	• **bakterielle Zervizitis:** Aszension von Bakterien (v.a. Chlamydien und Gonokokken)
• **virale Zervizitis:** wird durch HPV oder Herpes simplex verursacht

 Häufig erleichtert eine **Ektopie der Portio** die Infektion.
Häufig begleitet eine bakterielle Zervizitis eine **Kolpitis/Vulvitis.**

Klinik/Diagnose	wie bei Kolpitis
Therapie	• Therapie nach Ursache wie bei Kolpitis
• Sexualpartner immer mitbehandeln
Prognose	• gute Heilung
• hohe Rezidivrate

7.3.2 Endometritis und Myometritis

> **Definition:** Infektion von Endometrium und/oder Myometrium ·
> Epidemiologie
> **Ätiologie/Pathogenese:** Erreger · iatrogen
> **Klinik:** uncharakteristische Beschwerden · Komplikationen
> **Diagnose:** Anamnese · Untersuchung · Erregernachweis · Kolposkopie ·
> Differentialdiagnose
> **Therapie:** Antibiotika wie bei Adnexitis

Definition	Bei der Endometritis handelt es sich um eine **Infektion des Endometriums (Gebärmutterschleimhaut)**, bei der Myometritis um eine **Infektion des Myometriums**. Die Kombination beider Erkrankungen heißt **Endomyometritis**.
Epidemiologie	außerhalb des Wochenbettes oder der Schwangerschaft äußerst selten

7.3 Entzündliche Erkrankungen von Uterus und Parametrien

Ätiologie / Pathogenese

Erreger	meist **bakterielle Infektion** (E. coli, Staphylokokken, Streptokokken, Chlamydien und in Entwicklungsländern auch Tuberkel-Bakterien), auch **virale Entzündung** oder **Pilzerkrankung**
iatrogen	Die Endometritis und die Myometritis treten häufig **iatrogen** infolge von diagnostischen und therapeutischen gynäkologischen Eingriffen (z. B. Sondierung, Kürettage) oder infolge von Schwangerschft und Menstruation auf.

Klinik

Klinik	uncharakteristische Beschwerden: • Blutungsstörungen (Zwischenblutung, verlängerte Menstruation) • uncharakteristischer Unterbauchschmerz • eitriger Flour • allgemeines Krankheitsgefühl
Komplikationen	durch **Keimaszension** kann es zu Adnexitis und sogar zur Peritonitis kommen

Diagnose

Anamnese	Frage z. B. nach Schmerzen, Fluor, Sexualpraktiken, Schwangerschaft, gynäkologischen Eingriffen
Untersuchung	• Inspektion von Vulva und Vagina • bimanuelle Untersuchung (s. Abb. 7.2) • Kolposkopie
Labor	Abstrich mit Erregernachweis
Differentialdiagnose	Endometrium-CA

Therapie — Antibiotikagabe wie bei Adnexitis (siehe Kap. 7.4.1)

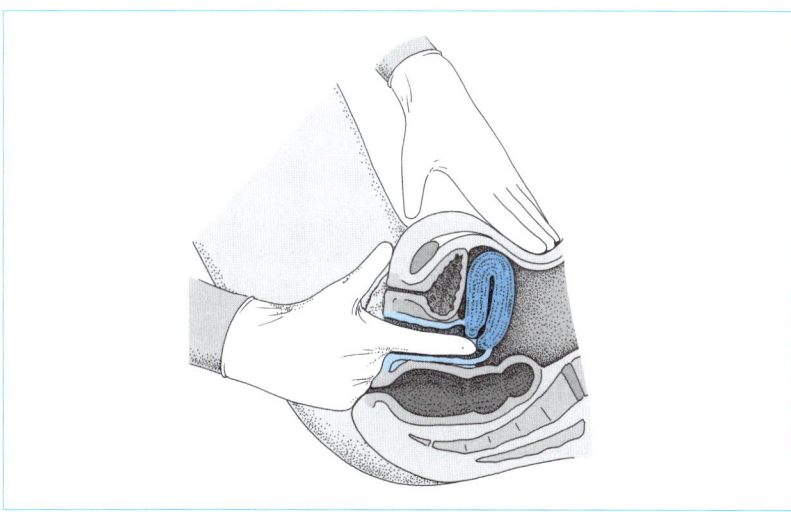

Abb. 7.2: Bimanuelle Untersuchung: Eine Hand wird über die Scheide an die Portio herangeführt, mit der anderen Hand tastet man über den Bauch die Geschlechtsorgane [3]

7.3.3 Parametritis

> **Definition:** phlegmonöse Entzündung der Parametrien
> **Ätiologie/Pathogenese:** Verletzung der Cervix uteri
> **Klinik:** Schmerzen · Fieber · Miktions-/Defäkationsbeschwerden · Komplikationen
> **Diagnostik:** Anamnese · Untersuchung · Abstrich · Differentialdiagnose
> **Therapie:** Antibiotika · Schmerzmittel · Fiebersenkung · Prognose

Definition
bei der Parametritis handelt es sich um eine **phlegmonöse Entzündung der Parametrien**

Ätiologie/Pathogenese
tritt häufig nach Verletzungen der Cervix uteri auf: häufig **iatrogen** (z. B. im Rahmen einer Abrasio) oder durch die **Geburt** verursacht

Klinik
- starke einseitige **Schmerzen** im Bereich des Unterbauchs
- Fieber
- Beschwerden bei der Miktion und der Defäkation

Komplikationen
- Tuboovarialabszess
- Douglas-Abszess
- Pelveoperitonitis

Diagnose

Anamnese
Frage z. B. nach Schmerzen, Fluor, Sexualpraktiken, Schwangerschaft, gynäkologischen Eingriffen

Untersuchung
- Inspektion von Vulva und Vagina, Suche nach Verletzungen der Cervix uteri
- bimanuelle Untersuchung (s. Abb. 7.2)
- Abstrich mit Erregernachweis

Differentialdiagnose
- Appendizitis
- Sigmadivertikulitis
- extrauterine Gravidität (EUG)
- Obstipationsbeschwerden
- Kolontumoren
- LWS-Syndrome

Therapie
je nach Erreger **Antibiotikagabe,** ansonsten symptomatische Therapie mit **Schmerzmittel** (z. B. Novalgin-Tropfen) und **Fiebersenkung**

Prognose
bei rechtzeitiger Therapie gute Heilung

7.4 Entzündliche Erkrankungen der Adnexe

7.4.1 Adnexitis

> **Definition:** Entzündung von Eierstock/Eileiter · Salpingitis · Oophoritis · Epidemiologie
> **Ätiologie/Pathogenese:** Erreger · Übertragung · akute/chronische Adnexitis
> **Klinik:** Ausfluss · Schmerzen · Entzündungszeichen · Komplikationen
> **Diagnostik:** Anamnese · Untersuchung · Abstrich · Sonographie · Laparoskopie
> **Therapie:** Antiphlogistika · Analgetika · Antibiose · operativ

7.4 Entzündliche Erkrankungen der Adnexe

Definition	Bei der Adnexitis handelt es sich um eine **Entzündung von Eierstock und Eileiter**. Eine Entzündung nur des Eileiters bezeichnet man als **Salpingitis,** eine Entzündung des Ovars als **Oophoritis**.
Epidemiologie	• Altersgipfel: 15.–19. Lebensjahr • Inzidenz: 0–15/1000 Frauen
Ätiologie / Pathogenese	
Erreger	die häufigsten Erreger sind **Bakterien** (Gonokokken, Chlamydien, Mykoplasmen, aerobe und anaerobe Mischinfektionen sowie Mycobacterium tuberculosis)
Übertragung	meist **aszendierende Infektion der unteren Abschnitte des Genitaltraktes:** • während bzw. kurz nach der **Menstruation** • in den ersten Tagen post partum (**Öffnung des Zervixkanals**) • **iatrogene** Einbringung von Keimmaterial bei intrauterinen Eingriffen (z.B. Abrasio, Abruptio oder Pertubation)

> ❗ Bei Geschlechtsverkehr während der Menstruation ist die Wahrscheinlichkeit, an einer Adnexitis zu erkranken, signifikant höher als außerhalb der Menstruation.

akute / chronische Adnexitis	• **akute Adenxitis:** bakterielle Entzündung beider Eileiter • **chronische Adnexitis:** Folgezustand einer akuten Adnexitis mit Verwachsungen und dauerhaft verschlossenen Tuben
Klinik	• akut beginnende **Schmerzen im Unterbauch** mit Zeichen einer peritonealen Reizung (v.a. harter Bauch, Abwehrspannung) • **Ausfluss** aus der Vagina • **allgemeine Symptome:** Dysurie, Darmkoliken, Übelkeit und Erbrechen, Stuhlverhalt / Durchfälle • **Entzündungszeichen:** Fieber, Leukozytose, CRP-Anstieg

> ℹ️ Auch in anderen Fächern, v.a. der Chirurgie, sollte man **beim akuten Abdomen mit Abwehrspannung** immer auch an die Adnexitis denken!

Komplikationen	• **Abszessbildung** im Bereich des Beckens (z.B. Douglas-Abszess) • **Peritonitis** • **chronische Adnexitis** mit Sterilität • erhöhte Wahrscheinlichkeit einer **Tubargravidität** durch Verwachsungen im Bereich der Tube • **septischer Schock** bei systemischer Streuung von Erregern

> **Douglas-Abszess:** Eiteransammlung im Douglasraum (= tiefster Punkt des Beckens zwischen Vagina und Rectum, wird von oben meist durch Darmschlingen bedeckt) kann zu massiven Schmerzen führen.

Diagnose	
Anamnese	• Schmerzen, Fluor, Sexualpraktiken, Schwangerschaft, gynäkologische Eingriffe etc.
Untersuchung	• Inspektion von Vulva und Vagina • Abstrich mit Erregernachweis

7 Entzündungen der Fortpflanzungsorgane und der Brustdrüse

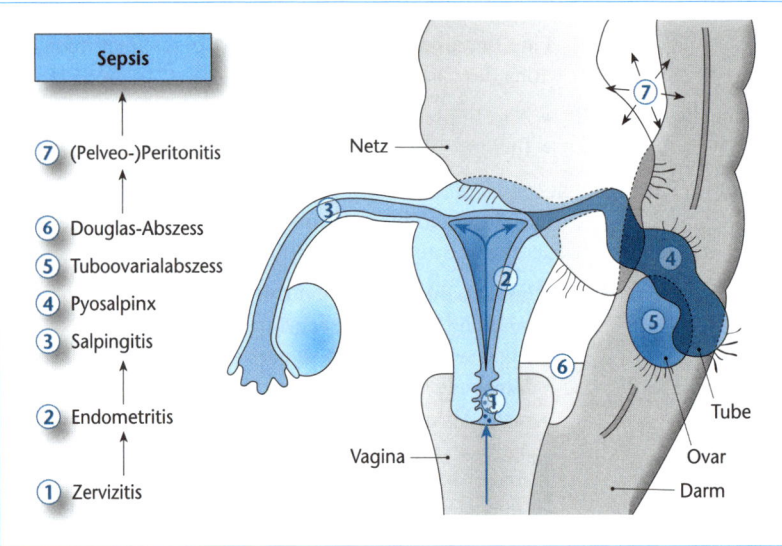

Abb. 7.3: Douglas-Abszess

apparativ
- **Sonographie:** Begutachtung des Douglas-Raumes mit Suche nach Flüssigkeit (Abszess), Tubenverdickung oft nachweisbar
- ggf. **bei unklarem Befund Laparoskopie** → Tubenwände verdickt, Abszesse sichbar

Therapie

medikamentös
- Antiphlogistika, Analgetika und Antibiose
- **unkomplizierter Verlauf:** z.B. Doxycyclin 1×200 mg/d oder Erythromycin 1×2 g/d über 14 Tage
- **komplizierter Verlauf:** Doppel-Antibiose z.B. mit Doxycyclin 1×200 mg/d + Metronidazol $2 \times 0,5$ g oder Cephalosporin (z.B. Cefuroxim $3 \times 1,0$ g/d) und Metronidazol $2 \times 0,5$ g i. v. für 14 Tage

operativ
bei **Abszessen** oder **progredientem Verlauf** sollte eine operative Sanierung erwogen werden

 Bei einer schweren Adnexitis sollte schnell eine **stationäre Aufnahme mit i.v. Antibiose** erfolgen. Nur so können der Krankheitsverlauf sicher überwacht und etwaige Komplikationen sofort erkannt werden.

7.4.2 Genitaltuberkulose

Definition: Infektion des Genitaltraktes mit Mycobacterium tuberculosis · Epidemiologie
Ätiologie/Pathogenese: Erreger · Übertragung · sekundäre Infektion
Klinik: unspezifische Symptome · subfebrile Temperaturen · Nachtschweiß · Blutungsstörungen · Komplikationen
Diagnose: Anamnese · Untersuchung · Tuberkulintest · Erregernachweis · apparativ · Differentialdiagnose
Therapie: stationär · Antibiotikatherapie · Prognose

7.4 Entzündliche Erkrankungen der Adnexe

Definition
bei der Genitaltuberkulose handelt es sich um eine **Infektion des Genitaltraktes mit Mykobakterien**

Epidemiologie
- in Mitteleuropa äußerst selten
- Altersgipfel: 30.–40. Lebensjahr

Ätiologie/Pathogenese

Erreger
Erreger einer Genitaltuberkulose ist in über 90 % d. F. **Mycobacterium tuberculosis**, in weniger als 10 % d. F. **Mycobacterium bovis**

Übertragung
- **Infektion verläuft meist sekundär** (sog. Sekundärtuberkulose), der **Primärherd** liegt dabei zu über 90 % in der Lunge
- durch **hämatogene Streuung** kommt es zum Befall der **Schleimhaut der Tube**, von dort aus wird der weitere Genitaltrakt (v. a. Endometriumschleimhaut) befallen
- bei Befall der Endometriumschleimhaut werden die Erreger mit dem **Menstruationsblut** ausgeschieden → offene Tuberkulose

Bei der Genitaltuberkulose handelt es sich um **keine** Geschlechtskrankheit, da die Infektion in den meisten Fällen von einem Primärherd in Lunge und Darm ausgeht.
Bei Befall der Endometriumschleimhaut ist die Erkrankung als **offene Tbc** anzusehen. Es besteht **akute Ansteckungsgefahr**!

Klinik
Die Genitaltuberkulose verläuft schleichend, **oftmals besteht keine wesentliche Klinik**:
- Abgeschlagenheit
- subfebrile Temperaturen
- Nachtschweiß
- Blutungsstörungen

Die Genitaltuberkulose ist oft ein **Zufallsbefund** und fällt bei Routineuntersuchungen durch beidseits **tumorartig verdickte Tuben** auf.

Komplikationen
eine unbehandelte Genitaltuberkulose führt in den meisten Fällen zur **Sterilität** der erkrankten Frau

Diagnostik

Anamnese
- Frage v. a. nach Risikogruppen (Gefängnisinsassen, Drogenabhängige, HIV-Infektion, Aussiedler)
- Frage nach abgelaufenen Pleuraergüssen

Untersuchung
- Auskultation der Lunge
- Palpation: u. a. entzündlich veränderte Tuben als derbe Tumoren tastbar

Labor
- Tuberkulintest
- Erregernachweis
  - **Untersuchungsmaterial:** Menstruationsblut, Abstriche, Morgenurin (an 3 aufeinander folgenden Tagen entnommen), intraoperativ entnommene Punktate
  - **Anzüchtung auf Spezialmedium** (Dauer ca. 3 Wochen)
  - **Ziehl-Neelsen-Präparat** (u. U. nicht sehr genau)
  - PCR

apparativ	- **Röntgen Thorax:** Nachweis des Primärherdes - **Sonographie:** Nachweis von entzündlich veränderten, verdickten Tuben
Differentialdiagnose	andere bakterielle Infekte
Therapie	- stationäre Aufnahme - **Antibiotikatherapie mit Tuberkulostatika** (z.B. Rifampicin, Ethambutol und Isoniazid (INH) über mind. 6 Monate nach Erstellung eines Antibiogramms), ggf. zwischendurch Anpassung der Antibiose
Prognose	nach Therapie gut

7.5 Entzündliche Erkrankungen der Brust

Mastitis nonpuerperalis

> **Definition:** entzündete Mamma außerhalb der Stillzeit · Epidemiologie
> **Ätiologie/Pathogenese:** bakteriell · abakteriell · idiopathisch
> **Klinik:** Schmerzen · lokale Entzündungszeichen · vergrößerte LK · Abszess
> **Diagnose:** Anamnese · Untersuchung · Mammasonographie · Mammographie
> **Therapie:** medikamentös · operativ

Definition	die Mastitis nonpuerperalis ist eine außerhalb der Stillzeit vorkommende, oft einseitige Entzündung des Brustgewebes
Epidemiologie	selten, nur etwa 5 % aller Mastitiden
Ätiologie / Pathogenese nonpuerperalis	- **bakteriell:** häufig Staphylokokken, Streptokokken, Proteus mirabilis - **abakteriell:** granulomatöse Entzündung des Brustgewebes durch **Hyperprolaktinämie** → Sekretion der Brustdrüse → Milchstau → Aufweitung der Milchgänge und Milchaustritt ins umliegende Gewebe → Entzündung - **idiopathisch:** in ca.1/6 d. F. kann keine Ursache für die Mastitis gefunden werden
Klinik	- **umschriebene Schmerzen** in der Brust - **Zeichen einer Entzündung**: Rötung, Überwärmung, Schwellung - **Fieber**, ggf. auf axilläre Temperaturdifferenz zwischen gesunder und kranker Brust achten - vergrößerte **axilläre Lymphknoten**
Komplikationen	Abszessbildung
Diagnose Anamnese	insbesondere Frage nach Schwangerschaften und Stillen, genaue Medikamentenanamnese
Untersuchung	- Inspektion und Palpation der Brust - Tasten der axillären Lymphknoten
apparativ	- **Mammasonographie:** Suche nach Abszessen und inhomogenen Strukturen - **Mammographie:** sollte bei einer therapieresistenten Mastitis nonpuerperalis sowie nach Abheilen einer Mastitis nonpuerperalis zum Ausschluss eines Mammakarzinoms durchgeführt werden

7.5 Entzündliche Erkrankungen der Brust

 Unklare Entzündungen des Brustgewebes sollten **immer** auf Karzinome untersucht werden.

Therapie
- **symptomatisch** (z.B. Kühlen der Brust mit Quarkumschlägen, Tragen von straffen BHs zur Ruhigstellung)
- **bei Hyperprolaktinämie:** Prolaktinhemmer (z.B. Bromocriptin 2 × 1,25 mg/d) über 3–6 Wochen
- **bei bakterieller Mastitis:** Antibiose (z.B. Cephalosporine 3 × 1,5 g/d i.v. oder Oxacillin 3 × 1g/d p.o.)
- **bei Abszessbildung:**
  - Abszessspaltung (s. Abb. 7.4)
  - im Spätstadium kann man präoperativ die Einschmelzung der Entzündung durch Rotlichbehandlung beschleunigen

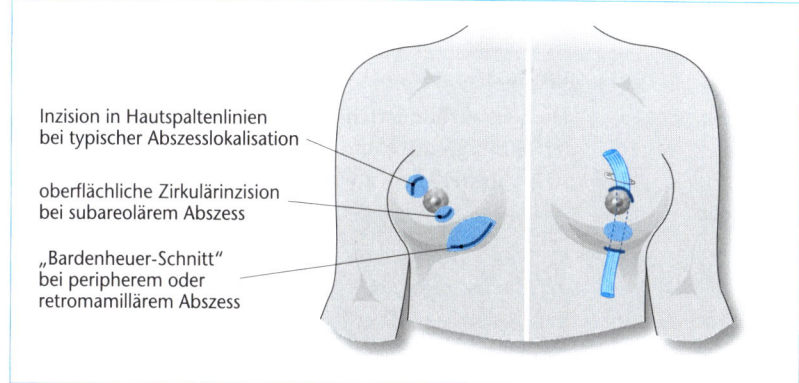

Abb. 7.4: Inzisionsstellen bei Mamma-Abszess (links) und Abszessdrainage (rechts)

8 Sexuell übertragbare Erkrankungen

M. Gerstorfer

> **Definition:** fast ausschließlich durch Sexualkontakte übertragbare Erkrankung · Synonym · Epidemiologie
> **Einteilung:** klassische Geschlechtskrankheiten · andere genitale Kontaktinfektionen
> Infektionsschutzgesetz (IfSG)

Definition
Laut WHO handelt es sich um eine sog. sexuell übertragbare Erkrankung, wenn diese fast ausschließlich durch Sexualkontakte übertragen wird

Synonym
Geschlechtskrankheiten, venerische Krankheiten (venereal diseases), STD (sexual transmitted diseases)

Epidemiologie
Die seit Jahrhunderten bekannten klassischen Geschlechtskrankheiten sind mittlerweile in Deutschland sehr selten geworden. Häufiger sind inzwischen virale Geschlechtskrankheiten wie HIV oder Hepatitis C.

Einteilung

klassische Geschlechtskrankheiten	
bakteriell	• Gonorrhö • Lues • Lymphogranuloma venerum oder inguinale • Ulcus molle
andere genitale Kontaktinfektionen	
bakteriell	• Chlamydien (urogenitale Chlamydieninfektionen) • Mykoplasmen
viral	• Herpes genitalis • HPV • HIV • Hepatitis B und C
Pilze	• Candida albicans und Candida glabrata
Parasiten	• Trichomonaden • Scabies • Pediculosis pubis

Tab. 8.1: Die wichtigsten Erreger sexuell übertragbarer Erkrankungen

 Bei Infektionen mit HIV und Hepatitis handelt es sich um sexuell übertragbare Erkrankungen mit **vorwiegend extragenitaler** Manifestation

Infektionsschutzgesetz (IfSG)
Seit dem 1.1.2001 sehen die gesetzlichen Bestimmungen eine **nicht namentliche Meldepflicht** an das Gesundheitsamt nur noch bei Lues und HIV vor. Die anderen Krankheiten bedürfen keinerlei Meldung mehr, außer bei Verdacht auf einen epidemischen Zusammenhang.

8.1 Bakterien als Erreger

8.1.1 Gonorrhö

> **Definition:** Infektion mit Neisseria gonorrhoeae · Synonym · Epidemiologie
> **Ätiologie/Pathogenese:** Übertragungsmodus · Prädilektionsstellen · Inkubationszeit
> **Klinik:** Leitsymptome · Fluor · Unterbauchschmerzen · Bartholinitis · Proktitis · Dissemination · Komplikationen
> **Diagnose:** Anamnese · Erregernachweis · immunologischer Nachweis · Serologie · Differentialdiagnose
> **Therapie:** Antibiose · Prognose

Definition	Die Gonorrhö ist eine durch Geschlechtsverkehr erworbene **Infektion mit Neisseria gonorrhoeae** (gramnegative Diplokokken).
Synonym	Tripper, M. Neisser, GO
Epidemiologie	• häufigste bakterielle Geschlechtskrankheit • hohe Dunkelziffer • man geht von 40–60 Neuerkrankungen/100.000 Einwohner aus
Ätiologie/Pathogenese	
Übertragungsmodus	• **Übertragung der Erreger** in fast allen Fällen über den Geschlechtsverkehr (GV) • Erreger befallen **Zellen des Zylinderepithels** des Urogenitaltraktes • **lokale Vermehrung** des Erregers in der Schleimhaut, nach einigen Tagen Entzündung der Schleimhaut mit Eiterbildung • **massive Entzündungsreaktion** führt zur Eindämmung der Erregervermehrung • Entzündung, Erregervermehrung und Eiterbildung lassen nach, verschwinden jedoch nie ganz • **Narbenbildung,** die evtl. zu Komplikationen führen kann (z.B. Einengung von Schleimhautlumina im Bereich der Urethra oder des inneren Genitales)
Prädilektionsstellen – untere Gonorrhö	• distaler Teil der Vagina • äußeres Genitale • Urethra • Bartholin-Drüsen • Rectum
– obere Gonorrhö	• **inneres Genitale** (Uterus, Tuben), beginnend mit dem proximalen Teil der Vagina und der Portio • Peritoneum
– extragenitale Prädilektionsstellen	Schleimhäute **extragenitaler Körperöffnungen** infolge alternativer Sexualpraktiken (z.B. Rectum bei Analverkehr; Nasopharynx bei Oralverkehr) oder Schmierinfektion (z.B. Konjunktiven)
Inkubationszeit	ca. **2–8 Tage**
Klinik	❗ Bei Frauen ist die Erkrankung in über 50 % der Fälle **asymptomatisch!**

8 Sexuell übertragbare Erkrankungen

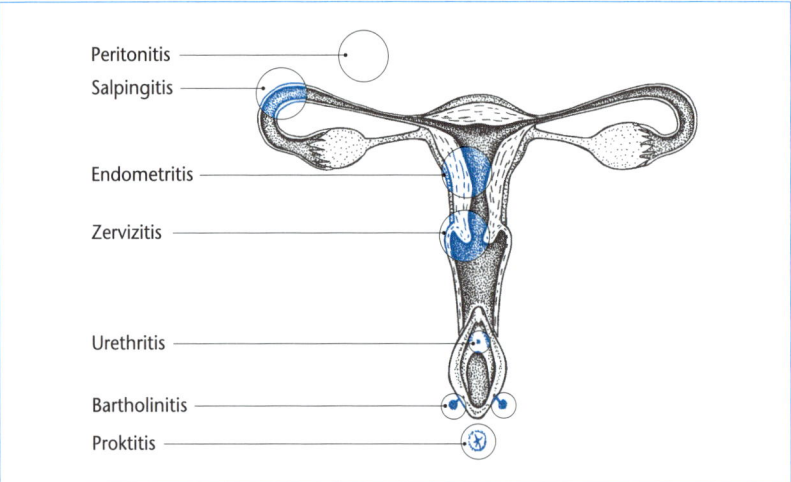

Abb. 8.1: Prädilektionsstellen der Gonorrhö [2]

- **Leitsymptome:** Dysurie und Austritt von Eiter aus Zervix und/oder Urethra
- eitriger **Fluor**
- **Unterbauchschmerzen** bei Befall der Adnexen mit Fieber und Leukozytose
- **Bartholinitis**
- **Proktitis** (bei Analverkehr)

 In seltenen Fällen kann es infolge Dissemination zur Bakteriämie (Streuung vom Primärherd) kommen. Man findet dann meist die **Trias Hautausschlag, Fieber und Arthritis** (häufig Monoarthritis eines großen Gelenks mit Rötung, Schwellung und Schmerzen). Bei **unklarer Monoarthritis** mit deutlicher Entzündung sollte man deshalb immer auch an Gonorrhö denken.

Komplikationen   Es kann zu einer Vielzahl von Komplikationen kommen:
- **unmittelbare Komplikationen:** Peritonitis, Sepsis
- **bei Dissemination:** Arthritis, Iritis bei Befall der Augen, Pleuritis, Endokarditis, Meningitis
- **Spätfolgen:** Sterilität, Adhäsionen, rez. Unterbauchschmerzen

Diagnose

Anamnese
- Frage nach Sexualpraktiken (v. a. bei Entzündungen des Rektums oder des Nasopharynx) und ungeschützem GV in den letzten Tagen
- andere Geschlechtskrankheiten berücksichtigen

Labor
- **direkter mikroskopischer Erregernachweis** aus Urethra- und Zervixabstrichen:
  - **Nativpräparat:** zahlreiche Kokken
  - **Methylenblau- oder Gram-Färbung:** dunkelblau oder rot gefärbte, typische semmelförmige Diplokokken (vgl. Abb. 8.2)
- **Blutkulturen:** zum Beweis
- **immunologischer Nachweis: ELISA** (Enzyme-linked immunosorbent Assay)
- **Serologie:** Antigennachweis im Serum

| | 8.1 Bakterien als Erreger |

| Differentialdiagnose | durch **Chlamydien** verursachte nicht gonorrhoische Urethritis (häufige Ko-Infektion mit **Chlamydia trachomatis** und **Ureaplasma urealyticum**) |

Therapie
Antibiotika
- **einfacher Verlauf:** einmalige Gabe von Penicillin i. m. oder einmalige Gabe von Cephalosporinen p. o.
- **schwerer Verlauf:** Erythromycin 4 × 500 mg p. o. über 10–12 Tage

Bei Geschlechtskrankheiten muss man immer den oder die **Geschlechtspartner mitbehandeln!**

Credé-Prophylaxe: Bis vor einigen Jahren wurde Neugeborenen unmittelbar nach der Geburt Silbernitratlösung in die Augen getropft. So wurde die gefürchtete **Gonoblennorrhoe** verhindert. Dabei wurden die Gonokokken, die während des Geburtsvorgangs in die Augen gerieten, abgetötet. Wegen der 10 %igen Wahrscheinlichkeit einer chemischen Konjunktivitis wird – Einzelfälle ausgenommen – heute auf die Credé-Prophylaxe verzichtet.

Prognose
- nach Erkennen und Therapie der Erkrankung gute Prognose
- keine Spontanheilung
- nach Infektion keine **Immunität** → **Reinfektionsgefahr!**

8.1.2 Lues

Definition: Infektion mit Treponema pallidum · Synonyme · Epidemiologie
Ätiologie/Pathogenese: · Übertragungsmodus · Inkubationszeit
Klinik: erworbene Lues · Krankheitsstadien · Lues connata praecox/tarda · Komplikationen
Diagnose: Anamnese · Untersuchung · mikroskopischer Erregernachweis · Serologie · Differentialdiagnose
Therapie: Penicillin · bei Penicillin-Allergie · in der Schwangerschaft · Prognose

Definition	Die Lues ist Folge einer **Infektion mit Treponema pallidum**, die zu einer schleichenden, **in mehreren Stadien** verlaufenden Erkrankung an nahezu allen Strukturen des Körpers führt.
Synonym	Syphilis, harter Schanker
Epidemiologie	In Mitteleuropa liegt die die Inzidenz bei etwa 5/100.000, in Ländern wie Russland sogar bei 300/100.000 Einwohnern

Ätiologie/Pathogenese
Übertragungsmodus
- **erworbene Lues:** Übertragung der Erreger beim Geschlechtsverkehr
- **Lues connata:** Infektion im Mutterleib (in utero)

Bei einer Lues-Infektion vor dem 5. Schwangerschaftsmonat kommt es zum **Abort** oder **Absterben des Foetus im Mutterleib** (intrauteriner Fruchttod)

Inkubationszeit   ca. **3–4 Wochen**

8 Sexuell übertragbare Erkrankungen

Klinik
erworbene Lues

Stadium der Lues und Zeitraum ab Infektion	Symptome
Inkubationszeit: 3–5 (max. 14) Wochen	–
Primärstadium (Lues I): ca. 3 Wochen	• **Primäraffekt:** derbes, schmerzloses sog. **Ulcus durum** (= harter Schanker), das klares Sekret produziert, mit spontaner Abheilung. Lokalisation v. a. an der Eintrittspforte der Infektion (z. B. Anus, Vagina, Mundschleimhaut) • **Bubonen:** schmerzlose, meist einseitige Lymphknotenvergrößerung, die innerhalb von 4–8 Wochen verschwindet • Die Kombination aus Ulcus und Lymphknotenvergrößerung nennt man **Primärkomplex.**
Sekundärstadium (Lues II): ca. 6 Wochen	**Generalisation der Erkrankung:** • typische Hauterscheinungen: – **Roseola syphilitica:** blasses makulöses Exanthem (v. a. am Stamm) – **Palmoplantarsyphilid:** psoriasiformes Exanthem an Fußsohlen und Handinnenflächen – **Condylomata lata:** weiche, oberflächliche Papeln, die hochinfektiös sind – schmerzlose, generalisierte **Lymphadenopathie** – **Alopezie** • Befall von ZNS (z. B. Meningitis), Gelenkstrukturen (Arthritis), Knochen und inneren Organen (Hepatitis)
Latenzstadium: 6 Monate–5 Jahre	**keine akuten Krankheitszeichen** (Dauer der beschwerdefreien Latenzphase ist individuell sehr verschieden)
Tertiärstadium (Lues III): 2–5 Jahre	2 Verlaufsformen: • **chronisch granulomatöse Reaktion:** Die Herde finden sich an nahezu allen Stellen des Körpers, meist als subkutane Knötchen (sog. **Gummen**) • **kardiovaskuläre Lues:** Veränderungen der Herzmuskulatur und der Gefäße (v. a. **syphilitische Arteriosklerose,** häufig **Aortenaneurysmen**)
Quartärstadium (Neurolues): 15–20 Jahre	• progressive Paralyse • Tabes dorsalis • massive Wesensveränderung

Tab. 8.2: Stadien und Symptome der erworbenen Lues

Lues connata — je nach Ausbildung der Symptome klinische Unterteilung in 2 Krankheitsformen:
- **Lues congenita praecox** (Frühsyphilis): alle Krankheitsformen bis Vollendung des 2. Lebensjahres
- **Lues congenita tarda** (Spätsyphilis): ab 3. Lebensjahr

	Lues congenita praecox	**Lues congenita tarda**
Alter	bis Vollendung 2. Lebensjahr	ab 3. Lebensjahr

Symptome	• Sattelnase
	• Knochenveränderungen (Osteochondritis, Osteomyelitis, Periostitis) mit Schonhaltung
	• Exantheme (meist makulopapulös)
	• Condylomata lata
	• syphilitischer Schnupfen
		• Hutchinson-Trias:
		  – Tonnenzähne (halbmondförmiger Defekt der Schneidezähne)
		  – Taubheit
		  – Keratitis parenchymatosa
		• Gummen
		• Sattelnase

Tab. 8.3: Symptome der Lues connata praecox bzw. tarda

Komplikationen	ergeben sich im Verlauf der einzelnen Stadien aus der Klinik

Diagnose

Anamnese	v. a. Frage nach ungeschütztem Geschlechtsverkehr
Untersuchung	Primäraffekt (Ulcus durum)

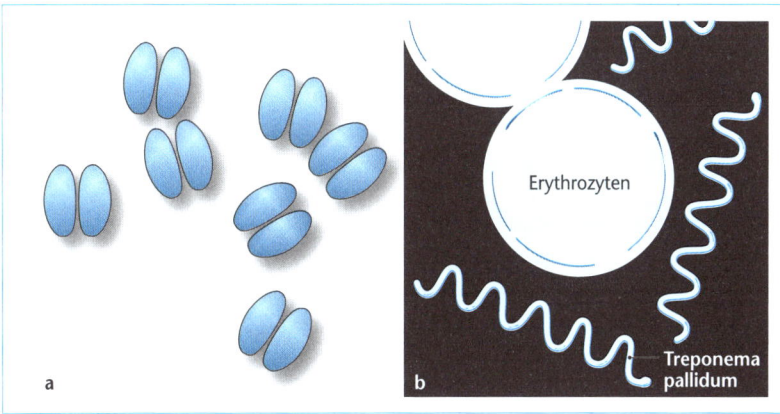

Abb. 8.2: Neisseria gonorrhoeae im Lichtmikroskop (a) und Treponema pallidum im Dunkelfeldmikroskop (b)

Labor	• **direkter mikroskopischer Erregernachweis im Phasenkontrast- oder Dunkelfeldmikroskop:** eigenbewegliche Fäden mit korkenzieherartiger Windung
	• **serologische Verfahren** zum Nachweis einer Lues:
	  – **TPHA** (**T**reponema-**p**allidum-**H**äm**a**gglutinationshemmtest): dient als Screening-Test
	  – **FTA-ABS**-Test (**F**luoreszenz-**T**reponemen-**A**k-**Abs**orptions-Test): Bestätigungstest, wenn der TPHA positiv ist
	  – **IgM-Nachweis:** ebenfalls sehr spezifisch, v. a. bei frischen Infektionen (z. B. bei Neugeborenen)
	  – **VDRL-Kardiolipinmikroflockungstest** (**V**eneral-**D**isease-**R**esearch-**L**aboratory-Test): quantitativer Test, gibt Aussage über die Aktivität einer Lues
	  – **KBR** (**K**omplement**b**indungs**r**eaktion): Nachweis eines Titers, dient v. a. der Verlaufskontrolle unter Therapie

Differentialdiagnose	häufig liegen **Mehrfachinfektionen** vor, auch andere **Geschlechtskrankheiten** (wichtigste DD ist Ulcus molle, s. u.)

8 Sexuell übertragbare Erkrankungen

> Bei unklaren Hauterscheinungen **immer** an Lues denken und diese ausschließen. Wichtige Regel in der Dermatologie, sich selbst fragen: **„Lues, bist du es?"**

> Bei Verdacht auf eine bakterielle Geschlechtskrankheit sollte immer auch ein **HIV-Test** gemacht werden. Die Wahrscheinlichkeit, auch an HIV erkrankt zu sein, ist überproportional hoch. Bei gleichzeitiger HIV-Erkrankung kann die Lues beschleunigt ablaufen, dabei kommt es u. U. zu vermehrten Komplikationen.

Therapie — bei V. a. auf Lues sollte unverzüglich mit einer **Antibiotikatherapie** begonnen werden. Dabei ist **Penicillin** nach wie vor das Mittel der Wahl, z. B. 600.000 I. E. Benzylpenicillin/d i. m. für 14 Tage
- bei **Penicillinallergie:**
  - Doxycyclin (200 mg/d p. o.) oder
  - Erythromycin (2 g/d p. o.) oder
  - Ceftriaxon (2 g/d i. v.)
- in der **Schwangerschaft:** Therapie mit Penicillin, Erythromycin oder Cephalosporinen

Prognose
- kaum Antibiotikaresistenzen
- nach Antibiotikatherapie i. d. R. gute Heilung der Stadien I und II
- ab Stadium III können Symptome dauerhaft persistieren

8.1.3 Urogenitale Chlamydieninfektion

> **Definition:** Infektion mit Chlamydia trachomatis · Synonym · Epidemiologie
> **Ätiologie/Pathogenese:** Chlamydien-Subtypen · Übertragung · Erregerformen
> **Klinik:** leichte Allgemeinsymptome · Urethritis · Adnexitis · Bartholinitis · Peritonitis · Zervizitis · Komplikationen
> **Diagnose:** Anamnese · Untersuchung · Abstrich · Urinproben · DNA-Nachweis · Differentialdiagnose
> **Therapie:** Antibiotika · Prognose

Definition — Bei der urogenitalen Chlamydieninfektion handelt es sich um eine Infektion des Urogenitaltraktes mit **Chlamydia trachomatis** vom Serotyp D–K.

Synonym — genitale Chlamydiosen

Epidemiologie — Chlamydia trachomatis ist der **häufigste bakterielle Erreger einer Geschlechtskrankheit**. Ca. 30 % aller **Salpingitiden** werden durch Chlamydia trachomatis verursacht.

Ätiologie/Pathogenese

Chlamydien-Subtypen — Es werden verschiedene Chlamydien-Subtypen unterschieden, die jeweils andere Erkrankungen hervorrufen:
- **Chlamydia trachomatis A–C:** verursacht das Trachom
- **Chlamydia trachomatis D–K:** verursacht urogenitale Infektionen, Neugeborenenpneumonie und die sog. Schwimmbad-Konjunktivitis
- **Chlamydia trachomatis L1–L3:** verursacht das Lymphogranuloma venereum (oder auch inguinale) sowie eine reaktive Arthritis

8.1 Bakterien als Erreger

Übertragung	
– venerische Chlamydieninfektion	Übertragung erfolgt meist durch **Geschlechtsverkehr**, dabei kann es durch **Schmierinfektionen** zur Konjunktivitis (z. B. Schwimmbad-Konjunktivitis) kommen.
– perinatale Chlamydieninfektion	Eine **perinatale Infektion** ist möglich, dabei kommt es bei etwa der Hälfte der Kinder zu einer z. T. **schweren Einschlusskonjunktivitis,** bei etwa 1/5 der Kinder zu **Pneumonien.**
Erregerformen	Chlamydia trachomatis **erscheint in 2 Formen:**
– Epithelkörperchen	• **infektiöse Form** der Chlamydia trachomatis, nur sehr kurzlebig • stoffwechselinaktive **Ruheform, extrazellulär** liegend • **Infektionsmodus:** Infektion der Epithelien durch Endozytose der Epithelkörperchen, dann Umwandlung in Retikulärkörperchen
– Retikulärkörperchen	• **reproduktive Form** der Chlamydia trachomatis, langlebig • stoffwechselaktive **Vermehrungsform**, immer **intrazellulär** liegend • **Infektionsmodus:** nach Aufnahme in die Zellen intrazelluläre Vermehrung, Umwandlung in Elementarkörperchen und Ausschleusung aus der Zelle zur erneuten Infektion anderer Zellen
Inkubationszeit	ca. 2–4 Wochen
Klinik	
Symptome	❗ Bei etwa 80 % der Frauen ist ein asymptomatischer Verlauf mit allenfalls leichten **Allgemeinsymptomen** wie Fieber, Gelenk- und Muskelschmerzen zu beobachten.
	• **Urethritis** mit Dysurie • **Bartholinitis** • **Adnexitis** • **Zervizitis** mit eitrig-schleimigem Fluor, Zervixerythem, Gefäßinjektion der Portio • **Endometritis** mit Blutungsstörungen • **Peritonitis** mit starken Bauchschmerzen und Abwehrspannung • Arthritis, Konjunktivitis, Meningitis, Erythema nodosum
Komplikationen	• Sterilität • Aufsteigen der Keime mit Entzündung der Adnexen und sogar des Peritoneums
Diagnostik	
Anamnese	v. a. Frage nach ungeschütztem Geschlechtsverkehr
Untersuchung	• **genaue Inspektion der Portio:** Nachweis von eitrigem Fluor, Gefäßinjektion, leichte Verletzbarkeit, Blutungsstörungen • **Zervixabstrich:** anschließend Giemsa-Färbung und Betrachtung im Mikroskop
Labor	• **Urinproben** • **Zellkulturen** • **immunologischer Nachweis** mittels **EIA** (**E**nzym-**I**mmuno**a**ssay) oder **DNA-Nachweis** mittels PCR (**P**olymerase-**C**hain-**R**eaction)
Differentialdiagnose	• Gonorrhoe • Ulcus molle • andere nicht gonorrhoische urogenitale Infektionen

8 Sexuell übertragbare Erkrankungen

Therapie	• Einleiten einer sofortigen **Antibiotikatherapie** unter gleichzeitiger Mitbehandlung des oder der Geschlechtspartner. Als Antibiotika der Wahl stehen zur Verfügung: – Ciprofloxacin 2 × 500 mg/d – Doxycyclin 200 mg/d – Tetracyclin 4 × 500 mg/d – Ofloxacin 2 × 200 mg/d – Erythromycin 4 × 500 mg/d – Roxythromycin 2 × 150 mg/d • Behandlungsdauer **mind. 14 Tage,** bei Arthritis oder Meningitis **bis zu 21 Tage** • In der **Schwangerschaft** sollte nur Erythromycin oder Roxythromycin verwendet werden
Prognose	nach Antibiotikatherapie meist keine Residuen

8.1.4 Ulcus molle

> **Definition:** Infektion mit Haemophilus ducreyi · Synonym
> **Ätiologie/Pathogenese:** Übertragung · Inkubationszeit
> **Klinik:** Ulcera · Schwellung der Leistenlymphknoten · Allgemeinsymptome · Komplikationen
> **Diagnose:** Anamnese · Untersuchung · Abstrich · Mikroskop · Kultur
> **Komplikationen:** Abszesse in den Leistenlymphknoten
> **Therapie:** Antibiotika · Prognose

Definition	Beim Ulcus molle handelt es sich um eine Infektion mit **Haemophilus ducreyi.**
Synonym	weicher Schanker
Ätiologie/Pathogenese	
Übertragung	nahezu ausschließlich Infektion durch Geschlechtsverkehr
Inkubationszeit	2–5 Tage
Klinik	• **Ulcus molle:** weiche, stark druckschmerzhafte Ulcera an der Infektionsstelle, die bis zu einem Durchmesser von etwa 2 cm groß werden können. Stark gezackter Rand mit gerötetem Saum • **Schwellung der Leistenlymphknoten** (ein- oder beidseitig) • **Allgemeinsymptome:** Fieber, Unwohlsein, Müdigkeit sind möglich.
Komplikationen	In den Leistenlymphknoten kann es zur **Abszedierung** mit starken Schmerzen und Allgemeinsymptomen kommen.
Diagnose	
Anamnese	v.a. Frage nach ungeschütztem Geschlechtsverkehr, kurzer Inkubationszeit
Untersuchung	v.a. Suche nach Ulcera, Lymphknotenschwellung
Labor	• **Abstrichentnahme:** nach Gram- oder Giemsa-Färbung: Betrachtung im Mikroskop: **Nachweis von Stäbchen mit fischzugartig angeordneten Ketten** • **Kultur:** zur Diagnosesicherung Anzucht auf Blut-Agar
Differentialdiagnose	wichtigste DD ist Lues

8.1 Bakterien als Erreger

Ulcus molle	Lues
• weiches, druckdolentes Ulcus • kurze Inkubationszeit von bis zu 5 Tagen • LK-Schwellungen inguinal schmerzhaft	• hartes, druckindolentes Ulcus • längere Inkubationszeit bis zu 3 Wochen • LK-Schwellungen inguinal schmerzfrei

Tab. 8.4: Differentialdiagnostische Kriterien zur Unterscheidung von Ulcus molle und Lues

Therapie	**Antibiotikatherapie:** Erythromycin 4 × 500 mg/d oder Tetracyclin 4 × 500 mg/d über 2–4 Wochen. Alternativ Cotrimoxazol 2 × 1 g/d über 2 Wochen
Prognose	Nach Antibiotikatherapie i.d.R. keine Residuen

8.1.5 Mykoplasmen

> **Definition:** nichtgonorrhoischer Infektion des Urogenitaltraktes · Epidemiologie
> **Ätiologie/Pathogenese:** zellwandlose Bakterien · liegen auf Zellen oder in Interzellulärräumen
> **Klinik:** Fluor · Pruritus · Dyspareunie · Schmerzen und Brennen beim Wasserlassen · Komplikationen
> **Diagnose:** Anamnese · Anzucht auf Spezialmedium · Antikörpernachweis · Differentialdiagnose
> **Therapie:** Antibiotikatherapie · Prognose

Definition	Der Erreger **Mycoplasma genitalium** verursacht ebenfalls eine **nichtgonorrhoische Infektion** der Genitalorgane bzw. des Harntraktes.
Epidemiologie	• bis 20 % aller Frauen erkranken in Ihrem Leben an einer nichtgonorrhoischen Urethritis, die sich zu einer Infektion der Genitalorgane verschlimmern kann • bei ca. 5 % dieser nichtgonorrhoischen Urethritiden handelt es sich um eine Mykoplasmenurethritis.
Ätiologie/ Pathogenese	Mykoplasmen sind **zellwandlose Bakterien,** die auf einer Zelle liegen bleiben oder in den Interzellulärraum zwischen Zellen eindringen. Dort produzieren sie Enzyme, die in die Wirtzelle eindringen und dadurch die Zellen teilweise zerstören.
Klinik	• Harnröhrenausfluss, v.a. morgens (sog. **Bonjour-Tröpfchen**) • Pruritus im Genitalbereich • Brennen und Schmerzen beim Wasserlasssen • Dyspareunie
Komplikationen	nach Infektion: • erhöhte Tubargraviditätsrate • Sterilität • reaktive Arthritis
Diagnostik	
Anamnese	v.a. Frage nach ungeschütztem Geschlechtsverkehr, kurzer Inkubationszeit
Labor	• **Abstrich und Anzucht auf Spezialmedium** (Pferdeserum enthaltende Spezialkulturen): Es bilden sich **spiegeleiförmige Kulturen** • **Serologie:** Nachweis von spezifischen Antikörpern

Differentialdiagnose	andere Erreger einer nicht gonorrhoischen Infektion (z.B. Chlamydia trachomatis, Ureaplasma urealyticum, E. coli. Gonorrhoe)
Therapie	**Antibiotikatherapie** (Mittel der Wahl: Tetracycline, Makrolide)

> Penicilline und Cephalosporine sind bei der Therapie einer Mykoplasmeninfektion **unwirksam!**

Prognose	nach Antibiotikatherapie meist vollständige Ausheilung bei früher Diagnosestellung

8.2 Viren als Erreger

8.2.1 Humanes Immundefizienzvirus (HIV)

> **Definition:** human Immunodeficiency Virus · acquired Immune Deficiency Syndrome · Epidemiologie
> **Ätiologie/Pathogenese:** Risikogruppe · Erreger · Übertragung · Abwehrstörung
> **Klinik:** Stadieneinteilung · Symptome · Komplikationen
> **Diagnose:** Anamnese · Suchtest · Bestätigungstest · weitere Tests · Verlaufsbeobachtung · Biopsien · Differentialdiagnose
> **Therapie:** Verzögerung des Krankheitsverlaufs · supportiv · antiviral · opportunistische Infekte · bei Schwangerschaft · Prognose

Definition	Das **h**umane **I**mmundefizienz**v**irus (**HIV**) verursacht die HIV-Infektion. Sobald typische opportunistische Infektionen und Tumoren auftreten, liegt das **A**cquired **I**mmune **D**eficiency **S**yndrome (**AIDS**) vor.
Epidemiologie	• Deutschland: ca. 2000 neue HIV-Infektionen/Jahr gemeldet. Damit gilt Deutschland als ein Low-Risk-Land. • weltweit: ca. 45 Millionen HIV-Infizierte
Ätiologie/Pathogenese	
Risikogruppe	• **männliche Homosexuelle** (größte Risikogruppe in den frühen 80er Jahren) • **i.v.-Drogenabhängige** • Prostituierte • seit den 90er Jahren zunehmend Heterosexuelle • medizinisches Personal (Infektion während der Arbeit) • Empfänger von Blutprodukten (mittlerweile selten, ca. 1/800.000) • in den letzten Jahren zunehmend Einwohner aus 3. Welt und Osteuropa
Erreger	sog. **Retrovirus** (= RNS-Virus mit reverser Transkriptase). Es gibt **zwei Stämme** (**HIV 1** und **2**) mit verschiedenen **Subtypen**.
Übertragung	Die Ansteckung mit HIV kann auf verschiedene Art erfolgen: • ungeschützter Geschlechtsverkehr (erhöhte Infektionsgefahr bei Analverkehr) • intravenöser Drogenkonsum • Blut- oder Blutprodukte • im Mutterleib oder perinatal

8.2 Viren als Erreger

 Die **HIV-Infektion** kann über Blut, Speichel, Ejakulat bzw. Scheidensekret, Speichel und Muttermilch erfolgen.

Abwehrstörung   HIV befällt v. a. die Träger der zellulären Abwehr, die den **CD4-Rezeptor** tragen (v. a. **T-Helferzellen = CD4-positive Lymphozyten,** Makrophagen und Langerhans-Zellen). Diese Zellen werden durch den HIV-Befall selektiv getötet. Das Resultat ist eine gestörte Abwehr gegen Keime, der Körper kann sich gegen Bagatellinfekte nicht mehr ausreichend schützen und erkrankt.

Klinik

Zahl der CD4-positiven T-Lymphozyten	A: akute HIV-Infektion	B: symptomatisch	C: AIDS-definierende Erkrankung
1: ≥ 500/µl	A1	B1	C1
2: 200–499/µl	A2	B2	C2
3: < 200/µl	A3	B3	C3

Symptome	• akutes retrovirales Syndrom
	  – HIV im Blut nachweisbar
	  – grippeähnliches Beschwerdebild mit Fieber, Kopf- und Gliederschmerzen
	  – mononukleoseähnliches makulöses Exanthem
	• asymptomatisches Stadium
	  – Reduktion der CD4-Lymphozyten nachweisbar
	  – keine subjektiven Beschwerden
	  – ggf. Lymphadenopathie-Syndrom (LAS)
		• symptomatisches Stadium
		• Auftreten von opportunistischen Infektionen (weder A noch C)
		• subfebrile Temperaturen
		• rez. bakt. Infekte
		• Herpes zoster
		• Candida albians-Infektion
			• Allgemeinsymptome:
			  – starker Gewichtsverlust (Wasting-Syndrom)
			  – Fieber
			  – Erbrechen
			  – Durchfälle
			• neurologische Symptome:
			  – massive Einschränkung der Hirnfunktion (HIV-Enzephalitis)
			  – Lähmungserscheinungen
			  – Myelopathien
			• opportunistische Infekte:
			  – Viren (z. B. Zytomegalieinfektion verschiedener Organe, Herpes siplex/-zoster-Befall von Lunge und Speiseröhre)
			  – Bakterien (z. B. Tuberkulose, Salmonellensepsis)
			  – Pilze (z. B. Aspergillose, Candiasis in Speiseröhre und Atemwegen)
			  – Parasiten (Pneumocystis-carinii-Pneumonie, Toxoplasmose des Gehirns, intestinale Kryptosporidiose)
			• Neoplasien:
			  – Kaposi-Sarkom
			  – Non-Hodgkin-Lymphome
			  – Zervixkarzinom

Tab. 8.4: Stadieneinteilung in Abhängigkeit von den bereits aufgetretenen Erkrankungen und der Anzahl der CD4-Lymphozyten (CDC/USA von 1993) und Symptome der HIV-Infektion

Komplikationen   Die im Stadium C auftretenden **Neoplasien** oder **opportunistischen Infektionen)** können z. T. nur noch sehr unzureichend behandelt werden und führen häufig zum Tod.

Diagnose
Anamnese   Frage nach ungeschütztem Geschlechtsverkehr, Risikogruppen (z. B. Prostituierte, Drogenabhängige)

8 Sexuell übertragbare Erkrankungen

Labor	• **Suchtest:** Nachweis von HIV-Antikörpern (ELISA). Bestätigung mittels Western Blot. • **weitere Tests:** PCR (Bestimmung der Viruslast möglich), HIV-p24-Antigentest • **Biopsien:** aus Lymphknoten oder in der Zytologie • **Beobachtung des Krankheitsverlaufs:** mittels CD4/CD8-Verhältnis

> ! Der Nachweis darf nur nach **Aufklärung** und mit dem **Einverständnis** des Patienten erfolgen. Bei einem positiven Suchtest ist immer ein **Bestätigungstest** aus nochmals neu entnommenem Blut durchzuführen.

Differentialdiagnose	• **Immundefekt** anderer Genese (z.B. hämatologische Erkrankung) • **ICL** (= idiopathische CD4-Lymphozytopenie), sehr seltenes Syndrom, das mit einem Defekt der T-Helferzellen einhergeht.
Therapie	Derzeit ist **keine vollständige Heilung möglich,** die medikamentöse antivirale Therapie dient lediglich der **Verzögerung des Krankheitsverlaufes** durch Verringerung der Viruslast.
supportiv	Ernährungsumstellung, allgemein gesunde Lebensführung

medikamentös	• **antivirale Therapie:**
	  – **Nukleosidanaloga** (z.B. AZT): bewirken den Einbau falscher Nukleosidbausteine
	  – **Proteaseinhibitoren** (z.B. Indiavir, Ritonavir): Durch Hemmung der Spaltung von Proteinen wird der Neubau von Viren verlangsamt.
	  – **nicht nukleosidale reverse Transkriptase Inhibitoren** (**NNRTI**, z.B. Efavirnez): Hemmung der reversen Transkriptase
	• **Therapie begleitender opportunistischer Infektionen** je nach Erreger (siehe Handbücher Innere Medizin)
	• **Therapie in der Schwangerschaft:** Am besten Vorstellung in einer HIV-Schwerpunkt-Praxis. Es sollte so weit wie möglich auf den Einsatz von Proteaseinhibitoren verzichtet werden. Mittel der Wahl sind Nukleosidanaloga (z.B. AZT).

Prognose	Dank neuer Medikamente ist die Lebenszeit von HIV-Infizierten in den letzten Jahren deutlich gestiegen. Genaue Zahlen sind aber noch nicht verfügbar.

8.2.2 Herpes genitalis (Herpes-simplex-Virus-Typ 2)

> **Definition:** Infektion mit Herpes simplex Typ 2 · Epidemiologie
> **Ätiologie/Pathogenese:** Erreger · Übertragung · Viruspersistenz · Inkubationszeit
> **Klinik:** Bläschenbildung · Komplikationen
> **Diagnose:** Anamnese · Untersuchung · Abstrich · Serologie · PCR · Differentialdiagnose
> **Therapie:** Virostatika · Prognose

Definition	Herpes genitalis wird i.d.R. durch eine **Infektion mit dem DNA-Virus Herpes-simplex-Virus-Typ 2 (HSV 2)** verursacht.
Epidemiologie	**Durchseuchungsgrad** in der bundesdeutschen Bevölkerung ca. 25 %

8.2 Viren als Erreger

Ätiologie / Pathogenese

Erreger

> **Herpes-genitalis-Erreger**
> **HSV 1:** verursacht Herpes labialis im Bereich der Lippen und des Gesichtes mit ähnlichen Symptomen wie HSV 2, führt je nach Sexualpraktik ggf. auch zu Herpes genitalis
> **HSV 2:** verursacht **klassischen Herpes genitalis,** führt je nach Sexualpraktik ggf. auch zu Herpes labialis
> **Varicella-Zoster-Virus (HZV):** verursacht beim ersten Kontakt Windpocken und erst in der Folge Symptome des **Herpes zoster.** Dabei handelt sich jedoch **nicht** um einen Erreger einer Geschlechtskrankheit!

Übertragung Die **Übertragung** des HSV erfolgt über **Sexualkontakte,** eine **Ansteckung während der Geburt** im Geburtskanal (perinatal) ist möglich. In der Schwangerschaft ist eine Infektion mit dem HSV nicht sicher auszuschließen, aber sehr selten.

Viruspersistenz Eine Herpes-Infektion führt zu einer **lebenslangen Anwesenheit des Erregers** im Körper des Infizierten. Die Viren überleben in den **Neuronen der autonomen und sensorischen Ganglien.** Bei Störungen der Immunabwehr (z. B. durch Stress, Schlafentzug, Krankheit) kommt es zum **Rezidiv** mit Auftreten von Krankheitszeichen.

Inkubationszeit ca. 3–21 Tage

 Bei geschwächter Immunabwehr bzw. während der Schwangerschaft kommt es vermehrt zur Erstinfektion.

Klinik

Die Erstmanifestation der Erkrankung zeichnet sich durch einen schwereren Verlauf mit längerer Krankheitsdauer aus, ein Rezidiv dagegen ist i. d. R. von kürzerer Dauer.

Symptome
- Spannungsgefühl
- Juckreiz
- **kleine schmerzhafte, multiple Bläschen** mit wasserklarem Inhalt, **gruppierte (= herpetiforme) Anordnung** v. a. im Bereich der Vulva (Vulvitis) und Vagina (Kolpitis). Die Bläschen platzen auf und verkrusten.
- Fluor genitalis
- Schwellung der inguinalen Lymphknoten
- Fieber
- Dyspareunie
- je nach Sexualpraktik auch zusätzlich Pharyngitis, Proktitis möglich

Komplikationen
- rezivierende Erkrankung
- **Herpes-Enzephalitis** mit oft letalen Verläufen
- bei Infektion während der Geburt kommt es manchmal zu generalisierten Verläufen (Dissemination) mit nicht selten tödlichem Ausgang für das Neugeborene

Diagnose

Anamnese Frage nach Sexualgewohnheiten und -partnern, Schwangerschaft, Zyklusstörungen

Untersuchung
- Bläschen im Genitalbereich

237

8 Sexuell übertragbare Erkrankungen

	• Schwellung inguinaler Lymphknoten
Labor	• **Abstrich** mit anschließendem Erregernachweis • **Serologie:** Nachweis von IgM und IgG • **PCR:** DNA-Nachweis
Differentialdiagnose	• andere Viruserkrankungen (z. B. EPV) • Lues (Primäraffekt) • **Behçet-Syndrom** (chronische Erkrankung mit Aphthen im Bereich der Mund- und Genitalschleimhaut)
Therapie	• **lokale Therapie** mit Virostatika-Salbe (z. B. Aciclovir-Salbe) • **schwerer Verlauf:** Aciclovir 1–4 g/d p. o. oder Valciclovir 2 × 500 mg/d p. o. • **generalisierter Verlauf:** Aciclovir 5–10 mg/kg KG. i. v. • **Therapie in der Schwangerschaft**: in schweren Fällen Einsatz von Aciclovir, ansonsten möglichst auf lokale Therapie beschränken.

 Beim bloßen V. a. eine Herpes-Encephalitis ist eine **sofortige Infusionstherapie** mit Virostatika einzuleiten.

Prognose	**Lebenslange Rezidive möglich.** Bei der intrauterinen oder intrapartalen Infektion kann es in einigen Fällen zu schweren neurologischen Schäden kommen. Es sind sogar Fälle beschrieben, in denen eine peripartale Infektion zu Multiorganversagen und Tod des Säuglings geführt hat.

8.2.3 Humanes Papillomvirus (HPV)

> **Definition:** Infektion mit dem humanen Papillomvirus (HPV) · Epidemiologie
> **Ätiologie/Pathogenese:** Erreger-Subtypen · Übertragung · Inkubationszeit
> **Klinik:** breites Spektrum · Condylomata acuminata · Condylomata plana · weitere Effloreszenzen · Neoplasien · Komplikationen
> **Diagnose:** Anamnese · Untersuchung · Abstrichentnahme · PCR · Differentialdiagnose
> **Therapie:** rein symptomatisch · lokal medikamentös/operativ · Prognose

Definition	Diese Erkrankung wir durch eine **Infektion mit dem humanen Papillomvirus (HPV)** verursacht, einem **DNA-Virus** aus der Familie der **Papovaviridae.**
Epidemiologie	vermutlich ist ca. jede 5. Frau mit HPV infiziert
Ätiologie/Pathogenese	
Erreger	Es existieren ca. **80 Subtypen** des humanen Papillomvirus, aus denen verschiedene Erkrankungen resultieren, z. B. • **Condylomata acuminata** (Subtypen 6 und 11) • **Condylomata plana** (Subtypen 1 und 4)
Übertragung	• Übertragung durch **sexuelle Kontakte** oder **perinatal** • Befall der **Basalzellen im Bereich der Vaginalschleimhaut,** dort Persistenz bis zu mehreren Jahren • nach verschiedensten Auslösefaktoren, wie Stress, Schwächung der Immunabwehr, Veränderungen des Scheidenmilieus etc., Beginn der Expression von viralen Genomen, dadurch Proliferation der Basalzelle mit Virusreplikation

8.2 Viren als Erreger

Inkubationszeit	Wochen bis Monate
Klinik	großes Spektrum möglicher Symptome
Condylomata acuminata	• meist im Bereich der Vulva oder des Anus lokalisiert • beet- oder blumenkohlförmig angeordnete Warzen • Hauptverursacher: Subtyp 6 oder 11
Condylomata plana	• meist an der Cervix uteri im Schleimhautniveau gelegen • Effloreszenzen, die zu intraepithelialen Neoplasien neigen • Hauptverursacher: Subtypen 1 oder 4
weitere Effloreszenzen	• meist im Bereich der Vagina zu finden • v. a. papulös oder flach-kondylomatös
Komplikationen	langfristig Ausbildung von **intraepithelialen Neoplasien:** • **Subtypen mit hohem Risiko für Neoplasien:** v. a. HPV 16, 18, 31, 33 und 45 • **Subtypen mit geringem Risiko für Neoplasien:** v. a. HPV 6, 11, 42, 44 und 51
Diagnostik	
Anamnese	Frage nach Sexualgewohnheiten und -partnern, Schwangerschaften, Zyklusstörungen
Untersuchung	Suche nach Effloreszenzen

 Bei Betupfen mit Essigsäure (3 %) zeigen sich HPV-assoziierte Effloreszenzen als **weißes Mosaik.**

Labor	• **Abstrichentnahme:** Dabei sind im Mikroskop große ballonierte Zellen zu finden (sog. **Koilozyten**) • **PCR:** Nachweis der Virus-DNA
Differentialdiagnose	• **Condylomata lata bei Lues** • andere Viruserkrankungen des Genitaltraktes (z. B. Herpes simplex)
Therapie	kausale Therapie ist zurzeit noch nicht verfügbar, lokale Verfahren zur Beseitigung der Effloreszenzen:
medikamentös	• Verätzung (z. B. Ätzstift oder lokale Säurebehandlung) • Salbenbehandlung (z. B. mit Interferon-Salben)
operativ	Kryotherapie, Laserung, Diathermieschlinge
Prognose	keine kausale Therapie möglich, lediglich Therapie der Symptome

8.2.4 Virushepatitis

Als Geschlechtskrankheiten sind nur die **Virushepatitis B und C** von größerer Bedeutung. Die anderen Virushepatitiden werden in der Regel nicht via Geschlechtsverkehr übertragen.

8 Sexuell übertragbare Erkrankungen

Virushepatitistyp	A	B	C	D	E
Impfung möglich	ja	ja	nein	Hepatitis-B-Impfung schützt vor Hepatitis-D-Infektion	nein
Epidemiologie	5/100.000	6/100.000	8/100.000	?	?
Übertragung	fäkal-oral: • Stuhl • Blut, Blutprodukte • Nahrungsmittel (v. a. roh) • Wasser	parenteral: • Blut (z. B. Tätowierungen), Blutprodukte • Speichel, Sperma, Muttermilch, Exsudate	parenteral: • wie bei Hepatitis B, allerdings niedrigeres Übertragungsrisiko (Muttermilch fraglich)	fäkal-oral, fraglich parenteral: • Blut, Blutprodukte • Speichel, Sperma, Exsudate	fäkal-oral, parenteral: • Stuhl • Wasser
Inkubationszeit	2–6 Wochen	4–20 Wochen	2–25 Wochen	2–6 Monate	2–10 Wochen
Chronifizierung	nein	5–10 % d. F.	>60 % d. F. (bei 20 % Entwicklung einer Zirrhose)	wahrscheinlich in >60 % d. F.	nein
Kontraindikation für Stillen	nein	Transmissionsrisiko 5 %	nein	nein	nein

Tab. 8.5: Übersicht über die häufigsten Virushepatitiden A–E

Hepatitis B (HBV)

> **Definition:** Infektion mit Hepatitis-B-Virus · nichteitrige Entzündung der Hepatozyten · Epidemiologie
> **Ätiologie/Pathogenese:** Erreger · Übertragung · Inkubationszeit
> **Klinik:** symptomlose Verläufe · Allgemeinsymptome · Ikterus · Komplikationen
> **Diagnose:** Anamnese · Untersuchung · laborchemische Untersuchungen · Serologie · Differentialdiagnose
> **Therapie:** symptomatisch · allgemein · bei Chronifizierung · Prognose

Definition Bei einer Virushepatitis B handelt es sich um eine **Infektion mit dem Hepatitis-B-Virus (HBV)**. Dabei kommt es zu einer diffusen, nichteitrigen Entzündung der Hepatozyten.

Epidemiologie 6/100.000 Einwohner

Ätiologie/Pathogenese

Erreger HBV ist ein **Hepadnavirus** und besteht aus einer **Hülle (Surface)** und dem **Kern (Core)**.

Übertragung erfolgt grundsätzlich **parenteral**: über Geschlechtsverkehr, Blutprodukte, infizierte Nadeln oder perinatal

Inkubationszeit ca. 4–20 Wochen

Klinik
- oft **symptomloser Verlauf**
- **Allgemeinsymptome:** Übelkeit, Brechreiz, Unwohlsein, Gelenkschmerzen, Gewichtsverlust, Fieber
- **Ikterus**
- **gestörte Blutgerinnung**

8.2 Viren als Erreger

 Die meisten HBV-Infektionen heilen ab, es kann aber zur **Chronifizierung** mit Krankheitsdauer länger als 6 Monate kommen.

Komplikationen
- **fulminanter Verlauf** mit Leberversagen
- Leberzirrhose
- hepatozelluläres Karzinom

Diagnose

Anamnese/ Untersuchung

v.a. **Ikteruszeichen** erfragen bzw. suchen: gelbe Skleren, dunkler Urin, heller Stuhl

Labor
- **chemische Untersuchungen:** Anstieg von Bilirubin, GOT, GPT, GGT und Abfall des Quick-Wertes
- **Serologie:** Bestimmung verschiedener Antigene und Antikörper

Antigene bzw. Antikörper	Definition und Bedeutung
HBsAg	Hepatitis-B-Oberflächenantigen (s = surface) → Virus anwesend (bei akuter und chronischer Infektion nachweisbar)
Anti-HBc	Hepatitis-B-Kernantigen (c = core) → frühe Infektionsphase bzw. Rekonvaleszenz
HBeAg	Hepatitis-B-e-Antigen (e = envelope) → mit beginnender Symptomatik nachweisbar, Marker zur Beurteilung der Infektiosität
Anti-HBs	Antikörper gegen HbsAg → tritt meist erst nach Heilung auf, bei ausreichendem Titer Schutz vor Neuinfektionen bzw. Impfschutz nach durchgeführter Schutzimpfung
Anti-HBc-IgM, Anti-HBc-IgG	IgG- und IgM-Antikörper gegen HbcAg → Nachweis einer chronischen Hepatitis, Marker der Durchseuchung mit HBV
Anti-HBe	Antikörper gegen HbeAg → Ende einer akuten Infektion, aber jahrelang nachweisbar, Beweis einer abgelaufenen Hepatitis B

Tab. 8.6: Serologische Marker bei Hepatitis B

Differentialdiagnose andere Virushepatitiden

Therapie

supportiv leichte Kost, Absetzen potenziell hepatotoxischer Medikamente, Bettruhe

 Die Therapie der Virushepatitis erfolgt unter **wiederholter Kontrolle der Transaminasen.**

medikamentös
- **symptomatisch:** Behandlung der Übelkeit und Schmerzen
- **bei Chronifizierung:** Therapie mit Interferon α

operativ ggf. Lebertransplantation

Prognose Chronifizierung der Hepatitis in 5–10 % der Fälle möglich, i.d.R. aber inapparenter Verlauf

8 Sexuell übertragbare Erkrankungen

Hepatitis C (HCV)

> **Definition:** Infektion mit dem Hepatitis-C-Virus · nichteitrige Entzündung der Hepatozyten · Epidemiologie
> **Ätiologie/Pathogenese:** Erreger · Übertragung · Risikogruppe · Inkubationszeit
> **Klinik:** symptomlose Verläufe · Allgemeinsymptome · Ikterus · Komplikationen
> **Diagnose:** Anamnese · Untersuchung · laborchemische Untersuchungen · Serologie · Differentialdiagnose
> **Therapie:** Interferon/Ribavirin · Laborverlaufskontrollen · Prognose

Definition	Bei einer Virushepatitis C handelt es sich um eine **Infektion mit dem Hepatitis-C-Virus (HCV)**. Dabei kommt es zu einer diffusen nichteitrigen Entzündung der Hepatozyten.
Epidemiologie	8/100.000 Einwohner

Ätiologie/Pathogenese

Erreger	HCV ist ein **Flavivirus,** es ist weniger infektiös als das HBV
Übertragung	erfolgt grundsätzlich **parenteral:** über Geschlechtsverkehr, Blutprodukte, infizierte Nadeln oder perinatal
Risikogruppe	besonders gefährdet sind • Drogenabhängige • Prostituierte • medizinisches Personal • Empfänger von Blutprodukten
Inkubationszeit	ca. 2–25 Wochen

Klinik

Symptome	• oft **symptomloser Verlauf** • **Allgemeinsymptome**: Übelkeit, Brechreiz, Unwohlsein • **Ikterus** nur bei etwa 25 % der Patienten

> ❗ Bei über 80 % der Infektionen kommt es zur **Chronifizierung** mit einer Krankheitsdauer länger als 6 Monate!

Komplikationen	• **fulminanter Verlauf** mit Leberversagen (selten) • Leberzirrhose • hepatozelluläres Karzinom

Diagnostik

Anamnese/ Untersuchung	v.a. **Ikteruszeichen** erfragen bzw. suchen: gelbe Skleren, dunkler Urin, heller Stuhl
Labor	• **chemische Untersuchungen:** Anstieg von GOT, GPT und GGT. Bei 25 % der Pat. Anstieg von Bilirubin • **Serologie:** Bestimmung von Antikörpern:

Antigene bzw. Antikörper	Definition und Bedeutung
HCV-RNA	Virus-RNA → Nachweis mittels PCR gilt als Nachweis einer Infektion mit HCV, Suchtest
Anti-HCV-IgM	IgM-Antikörper gegen Hepatitis-C-Virus → dient der Aktivitätsbestimmung
Anti-HCV-IgG	IgG-Antikörper gegen Hepatitis-C-Virus → erst 1–5 Monate post infectionem nachweisbar, deshalb kein sicherer Parameter zum Ausschluss einer HCV

Tab. 8.7: Serologische Marker bei Hepatitis C

Differentialdiagnose	andere Virushepatitiden
Therapie	
supportiv	wie bei Hepatitis B
medikamentös	• **symptomatisch:** wie bei Hepatitis B • **medikamentös:** frühzeitige **Gabe von Interferon α und Ribavirin** kann zu einer Ausheilung bei akuter Hepatits C führen

 Die Therapie der Hepatits C erfolgt unter ständigen Laborverlaufskontrollen, v. a. der Transaminasen und der Viruslast.

operativ	wie bei Hepatitis B
Prognose	• Chronifizierung in über 60 % d. F • bis zu 20 % entwickeln eine Leberzirrhose mit erhöhtem Risiko für ein hepatozelluläres Karzinom

8.3 Parasiten als Erreger

8.3.1 Trichomoniasis

> **Definition:** Infektion mit Trichomonas vaginalis · Epidemiologie
> **Ätiologie/Pathogenese:** Erreger · Übertragung · Inkubationszeit
> **Klinik:** Kolpitis · Fluor · Schmerzen · Dyspareunie · Brennen · Juckreiz · Komplikationen
> **Diagnose:** Nativpräparat · KOH-Test · Kultur · Spezialfärbungen · Differentialdiagnose
> **Therapie:** Metronidazol · Prognose

Definition	Bei der Trichomoniasis führt eine Infektion mit **Trichomonas vaginalis** zur Kolpitis. Bei Trichomonaden handelt sich sich um Parasiten der Gruppe der **Protozoen.**
Epidemiologie	Durchseuchungsrate bei Frauen in Mitteleuropa ca. 0,1–15 %

8 Sexuell übertragbare Erkrankungen

Ätiologie / Pathogenese

Erreger	Trichomonaden sind **Protozoen** (Geißeltierchen = amöboide Einzeller)
Übertragung	Trichomonaden werden fast ausschließlich durch **Geschlechtsverkehr** übertragen, eine Übertragung von der Mutter auf das Kind ist **während der Geburt** möglich
Inkubationszeit	1–2 Wochen

Klinik

Symptome	• **Kolpitis** mit Stippchenbildung im Bereich der Portio und der Vagina • grün-gelblicher, z. T. schaumiger **Fluor** • **Schmerzen**, v. a. **Dyspareunie** • Brennen, **Juckreiz**
Komplikationen	• v. a. **in der Schwangerschaft:** frühzeitiger Blasensprung, erhöhte Frühgeburtenrate • **postpartal:** erhöhte Gefahr einer Endometritis

Diagnostik

Anamnese / körperliche Untersuchung	Frage nach Geschlechtspartnern und Verhütung, Inspektion des Genitales und Palpation
Labor	• **Nativpräparat:** ovaler bis tropfenförmiger Zellleib mit spindelförmigem Kern und 4 Geißeln an einem Pol, ca. doppelte Größe eines Leukozyten • **KOH-**(= Kaliumlaugen-)**Test:** Scheiden-pH > 5 • **Kultur** in Speziallabors • **Spezialfärbungen:** Am besten geeignet ist hier die Giemsa-Färbung.

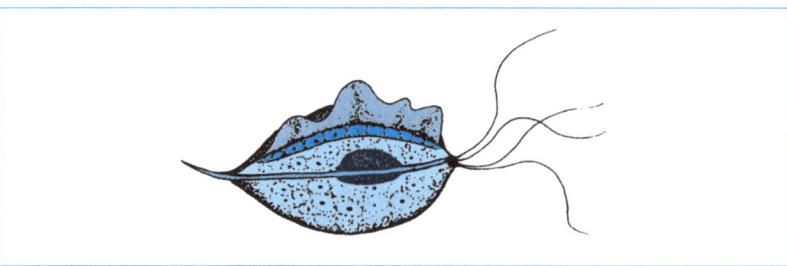

Abb. 8.3: Trichomonas vaginalis [7]

Therapie

Antibiotikatherapie mit Metronidazol 2 g/d p. o., je nach Schwere des Krankheitsbildes Einmalgabe oder Therapie über 7–10 Tage

> Bei Trichomonadeninfektion immer an **Partnermitbehandlung** denken.

Prognose

keine Spontanheilung, keine Immunisierung

8.3.2 Scabies

> **Definition:** Infektion mit Krätzmilbe Sarcoptes scabiei · Synonym
> **Ätiologie/Pathogenese:** Erreger · Übertragung · Inkubationszeit
> **Klinik:** typische Lokalisationen · Juckreiz · Komplikationen
> **Diagnose:** klinische Diagnose · Milbengänge · Erregeridentifikation · Milben · Differentialdiagnose
> **Therapie:** Lindan-Gel · häufige Kleidungs- und Bettwäschewechsel · Prognose

Definition — Scabies wird durch die **Krätzmilbe** (Sarcoptes scabiei, s. Abb. 8.4a) verursacht.

Synonym — Krätze

Ätiologie/Pathogenese

Erreger — Verantwortlich für die Symptome ist v.a. die **weibliche Milbe,** sie bohrt Gänge in die oberste Hautschicht und legt dort ihre Eier ab.

Übertragung — **enger Körperkontakt** (z.B. Geschlechtsverkehr, Mutter/Kind) oder durch **gemeinsame Benutzung von Bettwäsche**

Inkubationszeit — wenige Tage

Klinik

Symptome
- **typische Lokalisationen:** Genitalgegend, Nabelregion, Achselfalten
- **Juckreiz**, v.a. abends im Bett (zu dieser Zeit ist das Milbenweibchen besonders aktiv)

Komplikationen — Superinfektionen durch Zerstörung der Haut aufgrund exzessiven Kratzens

Diagnose

Untersuchung —
Inspektion: 1–2 cm lange Milbengänge (tunnelartig, zickzackförmig) mit Knötchen als Anfangspunkt
Erregeridentifikation: Ankleben der Milbe durch Anbringen eines Klebestreifens über dem Tunnel

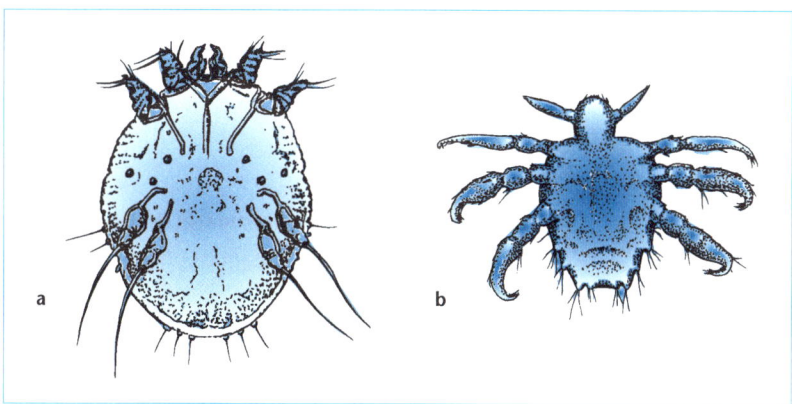

Abb. 8.4: Krätzmilbe (a) und Filzlaus (b) [2]

Differentialdiagnose — andere Parasiten (z.B. Flöhe, Filzläuse oder Wanzen)

8 Sexuell übertragbare Erkrankungen

Therapie

supportiv	häufige Kleidungs- und Bettwäschewechsel zur Vermeidung einer Reinfektion
medikamentös	lokale Anwendung von **Lindan-Gel** (Antiparasitposum) zur Abtötung

> ❗ Zur Therapie der Scabies gehört auch die **Mitbehandlung von Familienmitgliedern** bzw. Personen, die **in räumlichem Kontakt zum Erkrankten** stehen.

Prognose	nach Therapie und sicherer Entfernung aller Parasiten und deren Eier i. d. R. keine Beschwerden mehr

8.3.3 Pediculosis pubis

> **Definition:** Befall der behaarten Körperregionen mit Filzläusen · Synonym · Epidemiologie
> **Ätiologie/Pathogenese:** Erreger · Übertragung · Inkubationszeit
> **Klinik:** Juckreiz · Maculae caeruleae · Komplikationen
> **Diagnose:** Blickdiagnose · Differentialdiagnose
> **Therapie:** Lindan-Gel · häufige Kleidungs- und Bettwäschewechsel · Prognose

Definition	Bei der Pediculosis pubis kommt es zum **Befall der behaarten Körperregionen** (insbesondere der Haarregionen mit apokrinen Drüsen) **mit Filzläusen** (Phthirus inguinalis, s. Abb. 8.4b).
Synonym	Filzlausbefall, Phthirus pubis
Epidemiologie	• mittlerweile sehr selten • tritt v.a. bei Personen mit häufigen Sexualkontakten zu vielen Personen auf (z.B. Prostituierte, Homosexuelle)

Ätiologie/Pathogenese

Erreger	Diese Art von **Läusen** lebt im Haar des Erkrankten und legt dort seine Eier (**Nissen**) ab. Meist sind die Schamhaare befallen, es kann aber auch die Achsel- oder Körperbehaarung betroffen sein.
Übertragung	erfolgt nahezu ausschließlich über Sexualkontakte
Inkubationszeit	3–6 Wochen

Klinik

Symptome	• starker **Juckreiz** • **Maculae caeruleae** (ca. 0,5 cm große, leicht bläulich erscheinende Flecken)
Komplikationen	Superinfektionen durch Zerstörung der Haut aufgrund exzessiven Kratzens

Diagnose

Untersuchung	**Blickdiagnose:** Die Läuse und ihre Eier sind in der befallenen Region sehr gut zu erkennen.
Differentialdiagnose	andere Parasiten (z.B. Flöhe, Wanzen)

Therapie

	wie bei Scabies
Prognose	nach Therapie und sicherer Entfernung aller Parasiten und deren Eier i. d. R. keine Beschwerden mehr

8.4 Pilze als Erreger

> **Definition:** Infektion mit Pilzen · Epidemiologie
> **Ätiologie/Pathogenese:** Erreger · Übertragung
> **Klinik:** Fluor · Pruritus · Brennen · übler Geruch
> **Diagnose:** Inspektion · Nativpräparat · Kultur · Differentialdiagnose
> **Therapie:** Antimykotika

Definition
genitale Infektionen mit Pilzen führen zu sog. **Genitalmykosen**.

Epidemiologie
bei gestörter Vaginalflora relativ häufig

Ätiologie/Pathogenese
Erreger
Genitalmykosen werden v.a. von **Candida albicans** oder **Candida glabrata** verursacht.

Übertragung
Genitalmykosen können **durch Geschlechtsverkehr übertragen** werden. Meist sind diese Erreger harmlos und lösen keine Erkrankung aus. Bei einer Schwächung des Immunsystems oder einer lokalen Störung der Vaginalflora können sie jedoch zu Symptomen führen.

Klinik
Symptome
- **Fluor** (meist bröckelig, weißlich oder gelblich)
- Pruritus
- Brennen
- z. T. **übler Geruch**

Diagnose
- meist durch **Inspektion** als Pilzerkrankung zu erkennen
- **Nativpräparat:** Erkennen von Pilzstrukturen im Mikroskop
- Kultur

Differentialdiagnose
Parasiten und bakterielle Erkrankungen

Therapie
lokale Applikation von **Antimykotika,** z. B. Clotrimazol-Salbe oder -Vaginetten

9 Tumoren und tumorartige Läsionen
M. Gerstorfer

9.1 Tumoren der Vulva und Vagina

9.1.1 Benigne Tumoren der Vulva und Vagina

> Kondylom · Zyste · Vulvadystrophie

Die wichtigsten gutartigen Tumoren und tumorartigen Läsionen im Bereich der Vulva und Vagina sind Kondylome und Zysten (speziell die Bartholin-Zysten).

Kondylome
- **Condylomata acuminata** (s. Kap. 8.2.3)
- **Condylomata lata** (s. Kap. 8.1.2)

Zysten
- **Bartholin-Zyste** (s. Kap. 7.1.3)
- **Atherom:** talggefüllte Zyste, die zu einer Verstopfung oder Verklebung eines Follikelausführungsganges im Bereich der behaarten Vulva führt
- **muzinöse Zyste:** gutartige, schleimgefüllte und -produzierende Zyste im Vulva-/Vaginabereich
- **Gartner-Gang-Zyste:** gutartige Wucherung von Resten des Gartner-Gangs.
- sonstige Tumoren

Vulvadystrophie besonders bei der Inspektion auffallende Leukoplakie der Vulva, man unterscheidet mehrere Typen:

Lichen sclerosus
- **Synonym:** atrophische Dystrophie
- **Beginn:** meist in der Postmenopause
- **Ätiologie: Östrogenmangel**
- **Klinik: Haut weißlich verfärbt und pergamentartig verändert,** deutliche Zeichen einer Schrumpfung
- **Differentialdiagnose:** Carcinoma in situ
- **Therapie:** hochdosierte systemische und lokale **Östrogengabe**

Lichen simplex
- **Beginn:** früher als Lichen sclerosus (Altersgipfel 30.–60. Lebensjahr)
- **Ätiologie:** chronische **Reizung der Schleimhaut,** meist durch chemische Substanzen (z. B. Waschmittel oder Intimsprays)
- **Klinik:** starker Juckreiz, rötliche, ödematöse **hyperkeratotische Plaques**
- **Differentialdiagnose:** Carcinoma in situ
- **Therapie: Entfernung der Noxe,** intermittierende **Kortikoidgabe** zur Unterdrückung des Juckreizes

gemischte Dystrophien — Mischung aus Lichen sclerosus und simplex

! Die wichtigsten benignen Tumoren sind **infektiöser Genese.**

9.1.2 Maligne Tumoren der Vulva und Vagina

> vulväre intraepitheliale Neoplasie · Vulvakarzinom · vaginale intraepitheliale Neoplasie · Vaginalkarzinom

Vulväre intraepitheliale Neoplasie (VIN)

> **Definition:** Präkanzerose der Vulva · M. Bowen · Erythroplasie Queyrat · M. Paget
> **Ätiologie/Pathogenese:** Risikofaktoren · WHO-Einteilung VIN I–III
> **Klinik:** Allgemeinsymptome · M. Bowen · M. Paget · Erythroplasie Queyrat · Sekundärinfektionen · Plattenepithelkarzinom
> **Diagnose:** Anamnese · Inspektion · Vulvoskopie · Abstrich · Biopsie · Differentialdiagnose
> **Therapie:** lokale Entfernung · Prognose

Definition	Vulväre **intraepitheliale Neoplasie (VIN)** ist der Oberbegriff für sämtliche prämalignen Veränderungen (Präkanzerosen) der Vulva. Man unterscheidet im Prinzip 3 Gewebsveränderungen:
M. Bowen	Neoplasie der Epithelzellen, meist solitärer Herd
Erythroplasie Queyrat	ebenfalls vom Epithel ausgehende Herde mit ovaler Form und dunkelroter Oberfläche
M. Paget	von den Hautanhangsdrüsen ausgehende Neoplasie der basalen Epithelzellschichten
– Epidemiologie	• tritt gehäuft ab dem 60. Lebensjahr auf • M. Paget geht selten in ein invasives Karzinom über, **begleitet jedoch häufig Karzinome** der Mamma, Zervix oder des Verdauungstrakts
Ätiologie/Pathogenese	
Risikofaktoren für die Entwicklung von VIN	• Nikotinabusus • virale Erkrankungen (z. B. Infektion mit Papillomaviren, HIV) • unzureichende Genitalhygiene und/oder Promiskuität • Immunsuppression (z. B. durch HIV oder Immunsuppressiva)

> ! Studien zeigen, dass Frauen mit vielen Sexualpartnern **signifikant häufiger** an Karzinomen der Vulva und Vagina erkranken. Dies hängt wohl unter anderem mit der Aufnahme verschiedener Bakterien und Schmutzpartikel zusammen, die ebenso wie Smegma **kanzerogen** wirken.

WHO-Einteilung	• **VIN I:** geringe Dysplasie • **VIN II:** mittlere Dysplasie • **VIN III:** schwere Dysplasie und Carcinoma in situ • **M. Paget der Vulva:** fortgeschrittenste Form der vaginalen Neoplasie

>
> - **Dysplasie:** Fehlbildung eines Gewebes oder eines Organs mit unzureichender Differenzierung
> - **Neoplasie:** unkontrollierte Gewebeneubildung infolge einer Störung der Wachstumsregulation
> - **Präkanzerose:** Gewebsanomalie, die ein potentielles Vorstadium zum Karzinom darstellt

Klinik
- **Allgemeinsymptome:** Pruritus vulvae, Blutungen, Schmerzen, verfärbte Hautareale, Nekrosen, Ulzerationen
- **M. Bowen:** multiple papulöse Dysplasien im Vulva-Bereich
- **M. Paget:** ekzemähnliche Hautveränderungen, die auch perianal auftreten können
- **Erythroplasie Queyrat:** typische, meist rund-ovale, scharf begrenzte, weiche und dunkelrote Herde
- **Sekundärinfektionen:** durch die Läsionen kann es zu einer Besiedelung mit pathogenen Keimen kommen

Komplikationen
Übergang in ein **Plattenepithelkarzinom**

Diagnose

Anamnese
Frage nach Hygiene, Vorerkrankungen, dauerhaftem Juckreiz, häufigen Infektionen, Sexualgewohnheiten, Schwangerschaften

Untersuchung
- **Inspektion:** Suche nach Unregelmäßigkeiten in der Hautoberfläche der Vulva
- **Vulvoskopie**
- **Abstrich:** Suche nach Erregern einer Sekundärinfektion, Dysplasie der Zellen
- **Biopsieentnahme:** bei unklarer Diagnose

Differentialdiagnose
- Vulvakarzinom
- bakterielle Infektion
- Vulvadystrophie

Therapie
lokale Entfernung der Anomalie durch Exzision. Bei VIN III großzügigen Sicherheitsabstand von 0,5–1 cm einhalten.

Prognose
nach Entfernung häufige Nachkontrollen nötig (ca. alle 6 Monate)

Vulvakarzinom

> **Definition:** Plattenepithelkarzinom · Epidemiologie
> **Ätiologie/Pathogenese:** Risikofaktoren · lymphogene Metastasierung · FIGO-/TNM-Stadien
> **Klinik:** Allgemeinsymptome · Hämaturie · peranaler Blutabgang · LK-Schwellung
> **Diagnose:** Anamnese · Inspektion · Vulvoskopie · Abstrich · Biopsie · Sonographie · Rektoskopie · Differentialdiagnose
> **Therapie:** Resektionsausmaß abhängig von FIGO-Stadium · ggf. präoperative Radiatio / palliative Chemotherapie · Prognose

Definition
Beim **Vulvakarzinom** (Vulva-CA) handelt es sich meist um ein **Plattenepithelkarzinom** (ca. 90–95 % d. F.).

Epidemiologie
Altersgipfel: 65. Lebensjahr

9.1 Tumoren der Vulva und Vagina

Ätiologie / Pathogenese

Risikofaktoren — wie bei VIN

Metastasierung
- frühzeitige **lymphogene Metastasierung** in die pelvinen, iliakalen und v.a. inguinalen Lymphknoten
- selten **hämatogene Metastasierung**

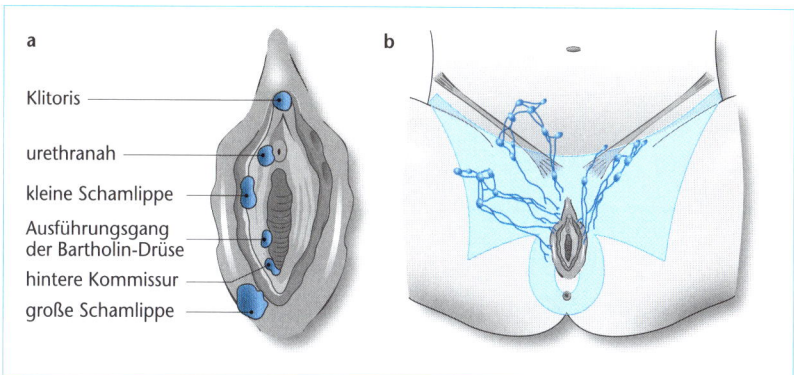

Abb. 9.1: Lokalisation (a) und Lymphabflusswege (b) beim Vulvakarzinom [4]

FIGO- und TNM-Stadien

FIGO	TNM	Kriterien	LK-Befall inguinal
0	Tis	Carcinoma in situ	0 %
Ia	T1	Tumor auf Vulva begrenzt: Durchmesser ≤ 2 cm, Invasionstiefe ≤ 1 mm	20 %
Ib	T1	Tumor begrenzt auf Vulva: Durchmesser ≤ 2 cm, Invasionstiefe > 1 mm	
II	T2	Tumor der Vulva > 2 cm	40–45 %
III	T3	Übergriff auf Vagina, Urethra, Peritoneum und Anus	
IVa	T4	Infiltration Beckenknochen, Schleimhaut von Rektum und Blase	> 50 %
IVb	M1	Fernmetastase	
	N1	einseitig befallener LK, beweglich	
	N2	beidseitg befallene LK, beweglich	
	N3	ein- oder beidseitig befallene LK, fixiert.	

Tab. 9.1: Stadieneinteilung des Vulvakarzinoms nach FIGO (**F**édération **I**nternationale de **G**ynécologie et d'**O**bstétrique) und TNM (Primä**r**tumor, **N**odi lymphatici, Fern**m**etastase)

Klinik

- meist **Beschwerdefreiheit**
- **Allgemeinsymptome:** Pruritus vulvae, Blutungen, Schmerzen, verfärbte Hautareale, Nekrosen und Ulzerationen
- **Hämaturie, Dysurie** bei Befall der ableitenden Harnwege
- **Blut im Stuhl** bei Befall des unteren Darmes (Rektum)
- Lymphknotenschwellung

Wegen der uncharakteristischen Symptome erfolgt die Diagnosestellung eines Vulvakarzinoms häufig **erst in sehr fortgeschrittenen Stadien.**

Diagnose	wie bei VIN, zusätzlich:
apparativ	• **Sonographie:** Suche nach Zweitmalignom, Metastasen und Infiltrationen im Bereich des Abdomens • ggf. **Zystoskopie** und **Rektoskopie**
Differentialdiagnose	entzündliche Erkrankungen der Vulva
Therapie	die Art der Behandlung hängt vom Tumorstadium ab:
FIGO-Stadium 0	**lokale Exzision** des Tumors mit einem Sicherheitsabstand von mind. 10 mm
FIGO-Stadium I	• **Vulvektomie** oder lokale Exzision mit einem Sicherheitsabstand von mind.10 mm • **Lymphadenektomie**, bei Lymphknotenmetastasen evtl. beidseits
FIGO-Stadium II und III	• **radikale Vulvektomie** und bilaterale Lymphadenektomie der inguinalen und femoralen Lymphknoten • ggf. Mitentfernung von Teilen der Vagina und des Rektums • Chemotherapie • Radiatio
FIGO-Stadium III und IV	• evtl. **präoperative Radiatio** • **Vulvektomie,** Mitentfernung von Urethra, Rektum und Vagina • Lymphknotendissektion • ggf. **palliative Chemotherapie** mit Cisplatin und 5 Fluorouracil (5-FU)

 Die **Radiatio eines Vulvakarzinoms** ist häufig mit erheblichen Nebenwirkungen (z.B. **Vulvitiden, Ulcera im Bereich des Bestrahlungsfeldes**) verbunden, die einer sorgfältigen Nachsorge bedürfen.
In neueren Studien wird die Kombination aus Radio-/Chemotherapie untersucht, die chirurgische Therapie steht dabei eher im Hintergrund.

 Man unterscheidet bei der **Therapie von Malignomen** verschiedene Therapieansätze:
- **kurativ:** Heilung des Patienten
- **palliativ:** wegen Tumorgröße, bestehenden Metastasen oder einem anderen Grund keine Aussicht auf Heilung des Patienten. Die Therapie dient nur der Verbesserung der Lebensqualität (z.B. durch Linderung von Symptomen und Schmerzen)
- **adjuvant:** zusätzlich zum kurativen Verfahren angewandte Therapie (meist Chemotherapie oder Radiochemotherapie)
- **neoadjuvant:** vor einem kurativen Verfahren angewandte Therapie, dient der Tumorreduktion im Operationsgebiet und soll Metastasierung verhindern helfen

Prognose	Die Prognose ist abhängig vom Befall der benachbarten Lymphknoten und vom Auftreten von Fernmetastasen. Wenn keine inguinalen LK befallen sind, liegt die 5-Jahres-Überlebensrate bei 85–90 %, bei Fernmetastasen bei etwa 10–15 %.

Vaginale intraepitheliale Neoplasie (VAIN)

 Mit Hilfe der **5-Jahres-Überlebensrate (5-JÜR)** kann man in etwa das durchschnittliche Überleben in den jeweiligen Tumorstadien abschätzen. Die 5-JÜR werden aus den Tumorregistern erstellt und jedes Jahr neu ausgewertet und aktualisiert.

Vaginale intraepitheliale Neoplasie (VAIN)

Definition: Präkanzerose im Vaginalbereich · Epidemiologie
Ätiologie/Pathogenese: Risikofaktoren · WHO-Einteilung VAIN I–III
Klinik: kaum Beschwerden · Juckreiz · Blutungen · Übergang in Plattenepithelkarzinom
Diagnose: Anamnese · Inspektion · Abstrich mit Infektionsdiagnostik · Biopsie · Differentialdiagnose
Therapie: lokale Exzision · Prognose

Definition	Bei vaginalen intraepithelialen Neoplasien (VAIN) handelt es sich um **Präkanzerosen im Vaginalbereich,** vergleichbar mit VIN (siehe dort).
Epidemiologie	• Altersgipfel: ca. 60. Lebensjahr • Inzidenz: 2/1.000.000
Ätiologie/Pathogenese	
Risikofaktoren	wie bei VIN und Vulvakarzinom
WHO-Einteilung	Die Einteilung erfolgt wie bei VIN nach dem Grad der Zelldysplasie: • **VAIN I:** geringe Dysplasie • **VAIN II:** mittlere Dysplasie • **VAIN III:** schwere Dysplasie
Klinik	• kaum Beschwerden, nur uncharakteristisches Beschwerdebild mit Blutungen und Juckreiz • Befunde finden sich überproportional häufig im Bereich des oberen Vaginaldrittels
Komplikationen	Übergang in ein **Plattenepithelkarzinom**
Diagnose	
Anamnese	wie bei VIN
Untersuchung	• **Inspektion der Vagina:** Suche nach Veränderungen des Schleimhautreliefs (Farbe, Oberfläche)

 Essigsäuretest: Nach Einspritzen von 3-%iger Essigsäure in die Vaginalhöhle und Einwirkzeit von ca. 60 sec kommt es zur Weißfärbung dysplastischer Areale. Bei weißlichen Verfärbungen besteht immer der Verdacht auf VAIN.
Collins-Test: Verwendung von 1-%igem Toluidinblau nach gleichem Prinzip wie bei Essigsäuretest, Dysplasien färben sich blau.

	• Abstrich mit Zytologie und Infektionssuche • Biopsie
Differentialdiagnose	• Karzinome im Bereich der Vagina • entzündliche Erkrankungen der Vagina (z. B. Mykosen, bakterielle Vaginosen)

Therapie	lokale Exzision mit Sicherheitsabstand
Prognose	nach vollständiger Entfernung häufige Nachkontrollen empfohlen

Vaginalkarzinom

> **Definition:** Plattenepithelkarzinom · Adenokarzinom · Epidemiologie
> **Ätiologie/Pathogenese:** Risikofaktoren · Einteilung · Metastasierung · FIGO-/TNM-Stadien
> **Klinik:** uncharakteristisch · Fluor · Blutungen · Schmerzen
> **Diagnose:** wie bei VAIN · fraktionierte Kürettage · Tumorsuche · Differentialdiagnose
> **Therapie:** je nach Stadium Chemotherapie · Strahlentherapie · Prognose

Definitionen	Vaginalkarzinome sind zu etwa 85–90 % **Plattenepithelkarzinome** und zu etwa 10 % **Adenokarzinome**. Man findet sie häufiger im oberen Scheidendrittel.
Epidemiologie	• Plattenepithelkarzinome: Altersgipfel 50–70 Jahre • Adenokarzinome: Altersgipfel 18–32 Jahre
Ätiologie / Pathogenese	
Risikofaktoren	• Wie bei VIN und VAIN • **Nikotinabusus** • **Behandlung der Mutter in der Schwangerschaft mit Diethylstilbestrol:** Medikament zur Vorbeugung einer Frühgeburt (nicht mehr im Handel), erhöht bei Frauen, die als Fetus exponiert wurden, die Wahrscheinlichkeit, an einem Adenokarzinom der Vagina zu erkranken.
Einteilung	Unterscheidung in primäres und sekundäres Vaginalkarzinom: • **primäres Vaginalkarzinom:** vom Scheidengewebe selbst ausgehend • **sekundäres Vaginalkarzinom:** Befall der Vagina durch Ausbreitung von anderen Karzinomen (z. B. Vulva-, Rektum-, Blasen-, Ovarial-CA)
Metastasierung	• Wachstum **per continuitatem** in benachbarte Strukturen • **lymphogene** Metastasierung (vgl. Abb. 9.1) • **hämatogene** Metastasierung selten
FIGO- und TNM-Stadien	(siehe Tabelle unten)

FIGO	TNM	Kriterien
0	Tis	Carcinoma in situ
I	T1	Tumor auf Vaginalwand beschränkt
II	T2	Tumorausbreitung in paravaginales Gewebe
III	T3	Tumor erreicht Beckenwand
IVa	T4	Übergriff auf die Schleimhaut von Harnblase und / oder Rektum. Ausbreitung des Tumors über das kleine Becken hinaus
IVb	M1	Fernmetastasen
	N1 (obere $^2/_3$ der Vagina)	Metastasen der Beckenlymphknoten
	N1 (untere $^2/_3$ der Vagina)	Metastasen der inguinalen LK, unilateral
	N3	Metastasen der inguinalen LK, bilateral

Tab. 9.2: Stadieneinteilung des Vaginalkarzinoms nach FIGO und TNM

Klinik	ca. 20 % der Patientinnen haben keine klinischen Beschwerden, uncharakteristische Symptome: • **Fluor:** fleischwasserfarben, blutig tingiert • **Blutungen** • **Schmerzen**
	Häufig ist die Diagnosestellung des Vaginalkarzinoms **erst in sehr fortgeschrittenen Stadien** möglich.
Diagnose	
Anamnese	wie bei VIN und VAIN
Untersuchung	wie bei VAIN, zusätzlich: • **fraktionierte Kürettage (Abrasio)** zur genauen Diagnosestellung und Abklärung der Ausbreitung • **Metastasensuche:** Sonographie (v. a. Leber), Röntgen Thorax, CT (Abdomen, Thorax, ggf. Schädel)
Differentialdiagnose	• andere Tumoren im Bereich der Vagina (z. B. Melanome, Sarkome) • entzündliche Erkrankungen der Vagina (z. B. Mykosen, bakterielle Vaginosen)
	Fraktionierte Kürettage (Abrasio): Entnahme von Gewebematerial mithilfe einer scharfen Kürette, meist zuerst aus dem Zervixkanal und dem Corpus uteri. Das entnommene Material wird histologisch aufgearbeitet.
Therapie	je nach Lokalisation und Größe des Tumors
FIGO-Stadium I und II	**radikale Operation** mit Hysterektomie, pelviner Lymphadenektomie und Kolpektomie
FIGO-Stadium III und IV	**intrakavitäre und perkutane Strahlentherapie.** Bei Vorliegen von Fernmetastasen ggf. palliative Chemotherapie mit Cisplatin und 5-FU
Prognose	abhängig vom Stadium

9.2 Uterustumoren

9.2.1 Benigne Tumoren der Cervix uteri

Polypen · Zysten

Polypen der Cervix uteri

Definition: lokalisierte Hyperplasie des Zylinderepithels der Endozervix · Epidemiologie
Ätiologie/Pathogenese: postmenopausal gehäuft
Klinik: symptomlos · Blutungen · Ausfluss · Übergang in Endometriumkarzinom
Diagnose: Zufallsbefund · Abtragung · histologische Untersuchung · Differentialdiagnose
Therapie: Abtragung · Prognose

Definition	Bei Polypen handelt es sich um **eine lokalisierte Hyperplasie des Zylinderepithels der Endozervix.**
Epidemiologie	• die meisten Polypen treten postmenopausal auf • häufigste Polypenform im Uterusbereich: **endozervikaler Polyp**
Ätiologie/Pathogenese	man unterscheidet 3 Polypenarten: • **endozervikaler Polyp:** Hyperplasie der Zervixschleimhaut • **epitheliale Einschlusszyste:** enspricht dem Ovulum Nabothi • **mikroglanduläre Hyperplasie der Zervixschleimhaut:** vermutlich führen die Gestagene in Kontrazeptiva zu einer vermehrten Hyperplasie des Zervixepithels

> Bei V.a. mikroglanduläre Hyperplasie der Zervixschleimhaut ist differentialdiagnostisch ein **Adeno-CA** auszuschließen.

Klinik	• meist **keine Symptome** • selten **postmenopausale Blutungen** • vermehrter **Ausfluss**
Komplikationen	selten Entartung (Übergang in Endometrium-CA)
Diagnose	Die meisten Polypen werden als **Zufallsbefund** (Blickdiagnose) bei der gynäkologischen Untersuchung entdeckt.
Differentialdiagnose	Die Gefahr der **Fehlinterpretation** ist bei Polypen groß: Hinter jedem Polypen kann auch ein **Endometrium-CA** stecken. Deshalb muss nach Polypenabtragung eine genaue Abklärung mit histologischer Untersuchung erfolgen.
Therapie	Abtragung bei Beschwerden, wegen der Gefahr der malignen Entartung oder zur Diagnosestellung (histologische Aufarbeitung)
Prognose	selten Entartung

Zysten der Cervix uteri

> **Definition:** Schleimretentionszysten
> **Ätiologie/Pathogenese:** Reepithelialisierung von Ektopien · Zysteninhalt gelblich-weißlicher Schleim
> **Klinik:** keine Beschwerden · Ausfluss · Sekundärinfektion · Komplikationen
> **Diagnose:** Inspektion · Differentialdiagnose
> **Therapie:** Inzision

Definition	Bei Zervixzysten handelt es sich meist um sog. **Schleimretentionszysten** (Ovula Nabothi).
Ätiologie/Pathogenese	Zervixzysten treten als Folge einer **Reepithelialisierung von Ektopien** auf. Ihr Inhalt besteht im Wesentlichen aus **gelblich-weißlichem Schleim**.
Klinik	• meist **keine Beschwerden** • gelegentlich übel riechender **Ausfluss**
Komplikationen	sehr selten Sekundärinfektion

Diagnose	**Inspektion:** weißliche, blasenartige Vorwölbungen der Portiooberfläche (Ovula Nabothi)
Differentialdiagnose	Polypen
Therapie	bei Beschwerden Inzision

9.2.2 Benigne Tumoren des Corpus uteri

> Polypen · Zysten · Endometriose · Myom

Die wichtigsten benignen tumorartigen Läsionen des Corpus uteri sind die Endometriose und die Myome.

Polypen / Zysten
Im Corpus uteri finden sich ebenso wie auch im Zervixbereich Polypen und Zysten. Die Uteruspolypen gehen von der Basis der Endometriumschleimhaut aus und sind wesentlich seltener als die Zervixpolypen. Auch sie entarten sehr selten, sollten aber trotzdem entfernt werden.

Endometriose

> **Definition:** Ansiedlung von ektoper Endometriumschleimhaut außerhalb des Cavum uteri · Epidemiologie
> **Ätiologie/Pathogenese:** Entstehung · Risikofaktoren · Lokalisation · WHO-Stadien I–IV
> **Klinik:** sekundäre Dysmenorrhoe · Bauchschmerzen · Zyklusunregelmäßigkeiten · Dyspareunie · Sterilität · Fehlgeburten
> **Diagnose:** Anamnese · Untersuchung · Sonographie · diagnostische Laparoskopie · Biopsie · Differentialdiagnose
> **Therapie:** medikamentös · operativ · Kombinationstherapie · Prognose

Definition	Bei der Endometriose kommt es zur **Ansiedlung von funktionsfähiger Endometriumschleimhaut außerhalb des Cavum uteri** (= ektope Endometriumschleimhaut). Diese Zellen unterliegen genau wie das Endometrium der hormonellen Regulation des Körpers.
Epidemiologie	**2–4 % aller geschlechtsreifen Frauen** sind an einer Endometriose erkrankt
Ätiologie / Pathogenese	

Entstehung	Es gibt verschiedene Erklärungsmodelle für die Entstehung einer Endometriose, aber letztlich ist die Ätiologie immer noch ungeklärt:
	• **lymphogene** oder **hämotogene Verschleppung** von Endometriumzellen
	• **fehlerhafte Anlage** von Endometriumzellen während der **Embryonalanlage**
	• **Verschleppung** von vitalem Endometrium **durch Menstruation:**
	  – **retrograd:** in Tuben und Bauchraum
	  – **anterograd:** in Vagina und Vulva
	• **iatrogene Endometriose:** Verschleppung von vitalem Endometrium bei intrauterinen Eingriffen

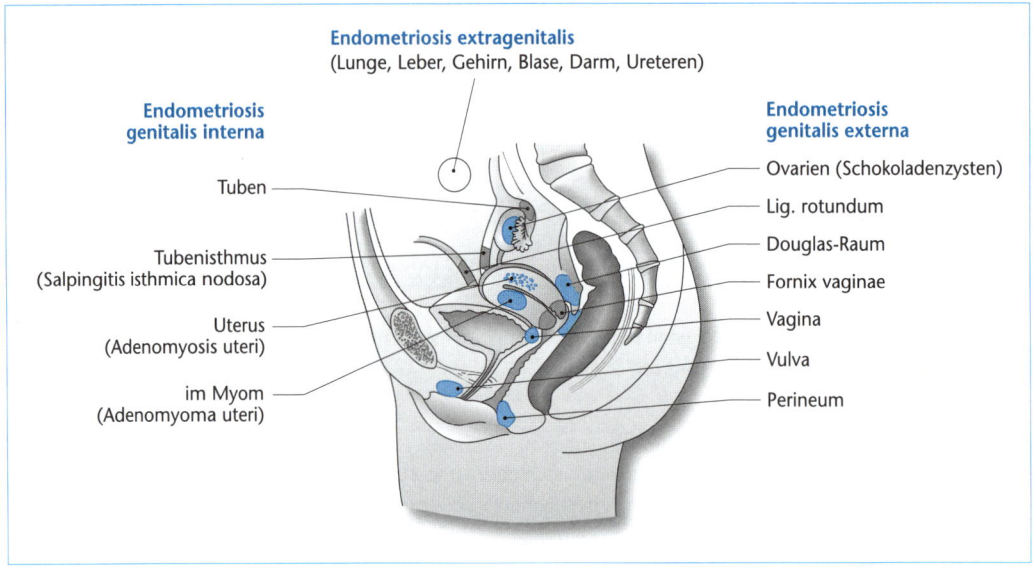

Abb. 9.2: Endometrioseherde

Risikofaktoren	• Nullipara • Adipositas • Sterilität • frühe Menarche
Lokalisation	je nach Herdlokalisation unterscheidet man 4 Formen: • **Endometriosis genitalis interna** (Adenomyosis uteri): Endometrioseherde im Bereich des Myometriums • **Endometriosis genitalis externa:** Endometrioseherde außerhalb der Gebärmutter im Bereich der Strukturen des kleinen Beckens (z. B. Vagina, Vulva, Ovarien, Douglas-Raum) • **Endometriosis tubae interna:** Endometrioseherde im Bereich der Tuben • **Endometriosis extragenitalis:** Endometrioseherde außerhalb des kleinen Beckens (z. B. Gehirn, Leber, Lunge, Darm)

 Am häufigsten finden sich Endometrioseherde **im Bereich des Lig. sacrouterinum** (ca. 2/3 d. F.) und **am Ovar** (ca. 50 % d. F.).

WHO-Stadien

Stadium	Befunde
I	• Herde im kleinen Becken (< 5 mm) • Herde an der Portio (< 5 mm) • Tuben beidseits frei durchgängig
II	• Herde im kleinen Becken (> 5 mm) • Herde an der Portio (> 5 mm) • Herde auf dem Blasendach • periovarielle / peritubare Verwachsungen mit hochgradiger Stenose der Ampulla tubae • Blutsee im Douglas-Raum

Stadium	Befunde
III	• Adenomyosis uteri (Endometrioseherde intramural) • Endometriose im Tubenwinkel • ovarielle Schokoladenzysten • Endometrioseknoten an den Ligg. sacrouterinae
IV	• extragenitale Endometriose

Tab. 9.3: Stadieneinteilung der Endometriose laut WHO

Klinik	• **sekundäre Dysmenorrhoe:** tritt bei ca. 60 % der Patientinnen auf. Es handelt sich dabei um starke, krampfartige Schmerzen im Bereich des Unterbauchs, v. a. knapp vor und während der Monatsblutungen. • **Sterilität:** die Endometriose gilt als eine der häufigsten Ursachen für Sterilität und erhöhte Wahrscheinlichkeit, eine Fehlgeburt zu erleiden. • **Unregelmäßigkeiten des Zyklus:** bei ca. 10 % der Patientinnen • **Bauchschmerzen:** Zyklusunabhängige Bauchschmerzen treten bei ca. 35 % der Patientinnen auf. • **Dyspareunie** • **Dysurie** • **zyklische Hämaturie/Blut im Stuhl** • **Hypermenorrhoe**
Komplikationen	Komplikationen ergeben sich im Hinblick auf den Kinderwunsch der einzelnen Patientinnen: Es besteht bei etwa der Hälfte der Patientinnen **Sterilität.** Bei schwangeren Endometriosepatientinnen ist die **Fehlgeburtenrate signifikant erhöht.**
Diagnose	
Anamnese	Abfrage der Risikofaktoren (s. o.), Zyklusanamnese, Geburten, Menarchezeitpunkt etc.
Untersuchung	Palpation, Spekulumuntersuchung

 Endometrioseherde imponieren makroskopisch als dunkelbraune, etwa stecknadelkopfgroße, meist gruppierte Herde.
Im Bereich des Ovars fallen insbesondere bei viszeralchirurgischen Eingriffen nebenbefundlich oft sog. **Schokoladenzysten** (eingeblutete Endometriosezysten am Ovar) auf.

apparativ	• **Sonographie:** Suche nach echoarmen Zysten • **diagnostische Laparoskopie:** – Durchführung am besten **prämenstruell,** da die oben beschriebenen Herde dann am deutlichsten erkennbar sind. – **Biopsieentnahme** zur genauen histologischen Klärung
Differentialdiagnose	andere Unterleibstumoren (z. B. Ovarial-, Darm-CA)
Therapie	Je nach Beschwerdebild, Alter und Ausprägung der Erkrankung muss bei der Endometriose die Therapie genau geplant werden. Man unterscheidet verschiedene Ansätze:
medikamentös	• **Indikation:** chronische Beschwerden, Stadium III–IV, inoperable Befunde

- **Durchführung:** Hormontherapie zur Unterdrückung der Funktion des Ovars und damit Unterdrückung der ektopen Gebärmutterschleimhaut
  - **Danazol:** Gestagen, das zu einer Hemmung der ovariellen Steroidsynthese beiträgt. Die anderen Gestagene unterdrücken hauptsächlich die Endometriumproliferation.
  - **GnRH-Agonisten:** Hemmung der Synthese von FSH und LH
  - **Gestagene:** Unterdrückung der Endometriumproliferation
  - **Gestrion:** Antiprogesteron, Hemmung der Gonadotropinsekretion
  - **Prostaglandinsynthesehemmer:** Schmerzbekämpfung

operativ
- **Indikation:** kleine Zufallsbefunde, ausgedehnte Befunde, Befunde, die auf eine medikamentöse Therapie nicht oder nur unzureichend ansprechen
- **Durchführung:** laparoskopische Entfernung der Endometrioseherde (abhängig vom Befund z. B. durch Koagulation mit Strom, Laserung, Ausschälung)

Kombinationstherapie

In vielen Fällen scheint die Kombination von chirurgischen und medikamentösen Maßnahmen am erfolgversprechendsten. Die medikamentöse Therapie wird dabei entweder vor oder unmittelbar nach der Operation angewandt.

Prognose

> Bei leichten Fällen von Endometriose **bessert sich die Symptomatik im Laufe einer Gravidität** erheblich. Auch nach der Schwangerschaft bleiben viele dieser Patientinnen weiterhin beschwerdefrei, allerdings sind auch Rezidive möglich. Nach operativer Therapie sind Rezidive häufig.

Myom

Definition: gutartiger Tumor glatter Uterus-Muskelzellen · Leiomyom · Fibromyom · Adenomyom · Epidemiologie
Ätiologie/Pathogenese: monoklonale Tumoren · wachstumsfördernde Faktoren · Menopause · Lokalisation
Klinik: Blutungsstörungen · Anämie · Bauchschmerzen · Sterilität · Pollakisurie · Defäkationsbeschwerden · Kompression · Infektion · Nekrose · Sterilität · Komplikationen
Diagnose: Anamnese · Untersuchung · Sonographie · CT · Laparoskopie · Differentialdiagnose
Therapie: medikamentös · operativ · Kombinationstherapie · Prognose

Definition

Bei Myomen handelt es sich um **gutartige Tumoren glatter Muskelzellen des Uterus.**
Man unterscheidet nach histologischen Kriterien 3 Arten von Myomen:
- **Leiomyom:** besteht überwiegend aus Muskelzellen
- **Fibromyom:** besteht überwiegend aus bindegewebigen Anteilen
- **Adenomyom:** besteht überwiegend aus Endometriosezellen

Epidemiologie
- bei Frauen **häufigster gutartiger Unterbauchtumor**
- **Altersgipfel** 35.–45. Lebensjahr

Ätiologie/Pathogenese
- Myome sind sog. **monoklonale Tumoren,** die durch wiederholte Zellteilung aus einer einzelnen Myometriumszelle entstehen
- vermutlich Wachstum bedingt durch den Einfluss von **wachstumsfördernden Faktoren** (Östrogene oder auch andere Hormone)

9.2 Uterustumoren

- nach Reduktion der Östrogenproduktion im Rahmen der **Menopause** treten Myome so gut wie nicht mehr auf

Lokalisation

Man unterscheidet je nach Lokalisation im Uterus **5 Formen** (siehe auch Abb. 9.3)
- **submuköses Myom:** liegt unterhalb des Endometriums und stülpt das Endometrium in die Gebärmutterhöhle (seltene Form des Myoms)
- **intramurales Myom:** liegt im Myometrium (häufigste Form des Myoms)
- **subseröses Myom:** liegt als derber Knoten unter der Serosa und ist oft nur über einen Stil mit dem Uterus verbunden
- **intraligamentäres Myom:** liegt innerhalb des Lig. latum, kann zu Druck auf Nerven, Harnleiter und Gefäße führen
- **Myom in statu nascendi:** gestieltes Myom liegt im Bereich der Gebärmutterhöhle, kann durch die Portio bis in die Vagina reichen

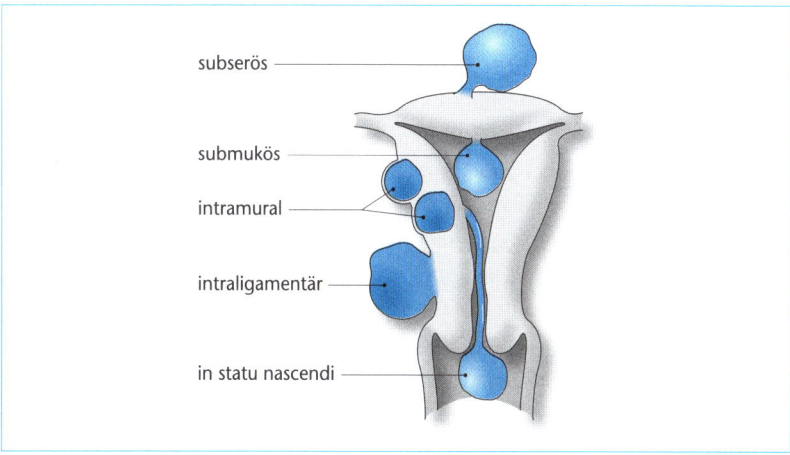

Abb. 9.3: Lokalisation von Myomen [2]

Klinik

je nach Lokalisation, Größe und Beziehungen zu Nachbarorganen reicht die Symptomatik von völliger Schmerzfreiheit bis zu massiven Komplikationen (z.B. Harnaufstau, schwere Anämien)
- **Blutungsstörungen** mit nachfolgenden **Anämien**
- Unterbauchschmerzen
- Sterilität
- Nierenaufstau, Pollakisurie
- Störungen bei Defäkation

Komplikationen

- **Kompression benachbarter anatomischer Strukturen,** z.B. Harnleiterkompression → Harnaufstau; Nervenkompression → motorische und sensible Ausfälle
- **Infektion und Nekrose von Myomen** mit lokalen und systemischen Entzündungszeichen
- **Stieldrehung** → Unterbrechung der Blutzufuhr und anschließende Ischämie mit Infarzierung
- Verkalkung
- Sterilität
- **Uterus myomatosus während der Gravidität** kann zu Frühgeburten führen

Diagnose	
Anamnese	Frage nach Blutungsanomalien und Unterbauchschmerzen
Untersuchung	• größere Myome tastbar • gestielte Myome bei Spekulumuntersuchung sichtbar • evtl. abweichende Uteruslage möglich durch große Myome
apparativ	• **Sonographie:** wichtigstes diagnostisches Mittel zum Nachweis von Lage, Größe und Ausdehnung auf benachbarte Strukturen • **CT** • **Laparoskopie**
Differentialdiagnose	wegen der unterschiedlichen Lokalisationsmöglichkeiten am Uterus und der Lagevarianten ist die Zahl der potentiellen Differentialdiagnosen sehr groß: • **subseröses Myom:** Endometriose, Sarkome, Tumoren im Bereich der Adnexen • **intraligamentäres Myom:** Zervixtumoren, Tumoren der benachbarten Organe (z. B. der Blase, recto-sigmoidaler Übergang) • **intramurales Myom:** Gravidität, fehlerhafte Anlage des Uterus (s. Kap. 1.5) • **submuköses Myom:** Endometrium-CA • **Myom in statu nascendi:** Polypen, Cervix- und Corpus-CA
Therapie	Bei Beschwerdefreiheit können Myome belassen werden. Therapieindikationen stellen schnelles Wachstum, Beschwerden und Sterilität dar.
medikamentös	Grundsätzlich ist eine **Therapie mit Antiöstrogenen, Gestagenen oder GnRH-Analoga** möglich. Allerdings ist die **Rezidivquote nach Absetzen der Medikamente mit über 60 %** sehr hoch.
operativ	Entfernung mittels **Hysteroskopie, Laparoskopie** oder in akuten Notfällen mittels **Laparotomie.**
Kombinationstherapie	Eine präoperative medikamtentöse Therapie kann die Operation erleichtern, da die Myome sich verkleinern.
Prognose	• bei Therapie mit Antiöstrogenen Rezidive möglich • nach Hysterektomie 100 % Heilung

9.2.3 Maligne Tumoren der Cevix uteri

> zervikale intraepitheliale Neoplasie · Zervixkarzinom

Zervikale intraepitheliale Neoplasien (CIN)

> **Definition:** Präkanzerosen im Bereich der Cervix uteri · Epidemiologie
> **Ätiologie/Pathogenese:** Risikofaktoren wie bei VIN und VAIN · WHO-Einteilung Grad I–III und Carcinoma in situ (Cis)
> **Klinik:** Blutungsanomalien · Übergang in Zervix-CA
> **Diagnose:** Anamnese · gynäkologische Untersuchung · Abstrich · Zytologie · Biopsie · Differentialdiagnose
> **Therapie:** Konisation · Prognose

Definition	analog zu den VIN und VAIN handelt es sich bei den zervikalen intraepithelialen Neoplasien (CIN) um **Präkanzerosen im Bereich der Cervix uteri**
Epidemiologie	• Inzidenz: 30/100.000 Neuerkrankungen/Jahr • 2 Altersgipfel (wie beim Zervix-CA): 40.–50. und 65.–75. Lebensjahr
Ätiologie / Pathogenese	
Risikofaktoren	wie bei VIN und VAIN, zusätzlich früher Geschlechtsverkehr
WHO-Einteilung	Die Einteilung erfolgt wie bei VIN und VAIN nach dem Grad der Zelldysplasie: • **CIN I:** geringe Dysplasie • **CIN II:** mittlere Dysplasie (Zellatypien in höheren Epithelschichten, viele Mitosen, Kernatypien) • **CIN III:** schwere Dysplasie, aber Epithelschichtung noch erkennbar • **Carcinoma in situ (Cis):** wie CIN III, aber Epithelschichtung nicht mehr erkennbar
Klinik	
Symptome	**Blutungsanomalien** (v. a. Kontaktblutungen, Zwischenblutungen, postmenopausale Blutungen)
Komplikationen	Übergang in Zervix-CA
Diagnose	
Anamnese	wie bei VIN und VAIN
Untersuchung	wie bei VAIN
Differentialdiagnose	Abgrenzung zum Zervixkarzinom klinisch schwierig
Therapie	Die Entfernung des verdächtigen Materials erfolgt meist durch eine Konisation.
Prognose	nach Entfernung engmaschige gynäkologische Kontrolluntersuchungen (alle 3–6 Monate)

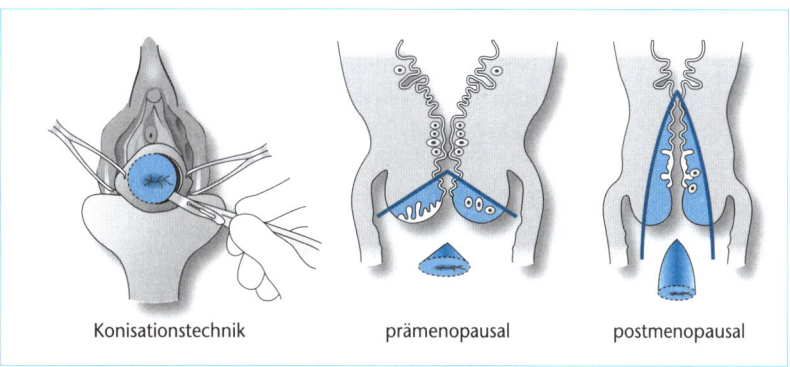

Abb. 9.4: Schnittführung bei Konisation: prämenopausal flach, postmenopausal spitz

Zervixkarzinom

Definition: meist Plattenepithelkarzinom · Epidemiologie · zweithäufigstes Karzinom der Frau
Ätiologie/Pathogenese: Risikofaktoren · Metastasierung · FIGO-/TNM-Stadien

Klinik: je nach Stadium · Blutungen · Fluor · Hämaturie · Blut im Stuhl · Komplikationen
Diagnose: Anamnese · Untersuchung · Abstrich · Zytologie · Biopsien · Sonographie · radiologische Verfahren
Therapie: je nach Stadium · Konisation · Hysterektomie · Wertheim-Meigs-Operation · Radiatio · Chemotherapie · Prognose

Definition	Bei einem Cervix-CA handelt es sich meistens um ein **Plattenepithelkarzinom**.
Epidemiologie	Der **Altersgipfel liegt bei 45–55 Jahren**

> Bei dem Zervixkarzinom handelt es sich um das **zweithäufigste Karzinom der Frau.**

Ätiologie / Pathogenese

Risikofaktoren	• Nikotinabusus • **Immunsuppression** (z.B. HIV-Infektion, sonstige Immunschwäche, Z.n. Transplantation) • mangelnde Genitalhygiene

 Mangelnde Genitalhygiene bedeutet nicht nur die Hygiene der Frau. Studien haben bewiesen, dass das **männliche Smegma kanzerogen** wirkt und in hohem Maße zur Entstehung des Zervixkarzinoms beträgt. Bei Nonnen und Volksgruppen, bei denen eine Beschneidung des Mannes durchgeführt wird, gibt es signifikant weniger Zervixkarzinome.

• früher, häufiger Geschlechtsverkehr, Promiskuität
• Infektionen mit HPV und anderen Viren

Metastasierung	• **per continuitatem:** in benachbarte Organe • **lymphogen:** entlang der LK der A. iliaca communis, paraaortale LK • **hämatogen:** sehr selten: nur etwa 5 % in Skelett, Leber und Lunge
FIGO- und TNM-Stadien	(siehe Tabelle)

FIGO	TNM	Befund
	Tx	Primärtumor nicht beurteilbar
	T0	kein Anhalt für Primärtumor
0	Tis	**Carcinoma in situ**
I	**T1**	**Karzinom begrenzt auf den Uterus**
Ia	T1a	mikroinvasives Karzinom, nur histologisch diagnostizierbar
Ia1	T1a1	Invasionstiefe ≤3 mm, Oberflächenausdehnung ≤7 mm
Ia2	T1a2	Invasionstiefe 3–5 mm, Oberflächenausdehnung ≤7mm
Ib	T1b	klinisch erkennbare Läsion oder mikroskopische Ausdehnung größer als bei Ia
Ib1	T1b1	klinisch erkennbare Läsion ≤4 cm
Ib2	T1b2	klinisch erkennbare Läsion >4 cm
II	**T2**	**Uterus ist überschritten, Beckenwand und unteres Vaginadrittel nicht erreicht**
IIa	T2a	Befall der Vagina ohne Parametrien
IIb	T2b	Befall der Parametrien oder Befall von Parametrien und Vagina

FIGO	TNM	Befund
III	T3	**Befall der Parametrien bis zur Beckenwand und / oder Befall des unteren Vaginadrittels und / oder Hydronephrose bzw. stumme Niere**
IIIa	T3a	Befall des unteren Vaginadrittels
IIIb	T3b	Befall der Parametrien bis zur Beckenwand und/oder Hydronephrose bzw. stumme Niere
IVa	T4	**Infiltration von Blasen- und / oder Rektumschleimhaut**
IVb	M1	**Metastasen außerhalb des kleinen Beckens**
	Nx	Lymphknoten (LK) nicht beurteilbar
	N0	keine LK-Metastasen
	N1	regionäre LK-Metastasen (bis zum Leistenband oder der Aortenbifurkation
	N2, N3	keine Anwendung beim Cervix-CA
	N4	LK-Befall oberhalb der Aortenbifurkation/unterhalb des Leistenbandes

Tab. 9.4: Stadieneinteilung des Zervixkarzinoms nach FIGO und TNM

Klinik

je nach Tumorstadium sind folgende Symptome möglich:

FIGO-Stadium 0 und I
- allenfalls **leichte Blutungsanomalien**
- meist **keine spezifischen Symptome**

FIGO-Stadium II und III
- **blutiger Fluor**
- **irreguläre Blutungen:** postmenopausale Blutungen, prä- oder postmenstruelle Schmierblutungen, postkoitale Kontaktblutungen

FIGO-Stadium IV
- wie bei Stadium II–III
- **bei Einbruch in benachbarte Organe:** Hämaturie, Blut im Stuhl
- **massive Blutungen aus dem Tumor,** die einen operativen Noteingriff nötig machen, sind möglich

Komplikationen
je nach Stadium verschieden, bei Einbruch in Nachbarorgane häufige Fistelbildungen mit Superinfektionen

Diagnose

Anamnese
wie bei VIN, VAIN und CIN

Untersuchung
- **Inspektion der Vagina:** Suche nach Veränderungen des Schleimhautreliefs (Farbe, Oberfläche)
- **PAP-Einteilung:** s. Tab. 9.20

Eine hämatogene Metastasierung ist zwar selten, sollte aber immer ausgeschlossen werden. Bei Vorliegen von Fernmetastasen liegt immer Stadium IVb mit schlechter Prognose und ggf. Inoperabilität vor.

- Abstrich mit Zytologie
- **Biopsien** oder **histologische Aufarbeitung nach Konisation**

apparativ
- **Sonographie:** Abgrenzung zu anderen Organen, ggf. Metastasensuche im Bereich der Leber
- **radiologische Verfahren:** Röntgen Thorax, CT-Untersuchung

Therapie

Wahl der Therapie nach Tumorstadium:

FIGO-Stadium 0
Konisation mit ausgiebiger Kürettage, bei älteren Patientinnen oder bei erfülltem Kinderwunsch **Entfernung des Uterus (Hysterektomie, HE)**

FIGO-Stadium Ia–Ia1	**Konisation** und **Hysterektomie**
	Beim Stadium **Ia–Ia1 darf** nur bei ausdrücklichem Kinderwunsch auf die Hysterektomie verzichtet werden!
FIGO-Stadium Ia2–IIb	Durchführung einer **Operation nach Wertheim-Meigs,** ab dem Stadium IIa zusätzlich **paraaortale Lymphadenektomie**
	Die **Wertheim-Meigs-Operation** stellt eine der größten Operationen in der Gynäkologie dar. Dabei kommt es zur Entfernung von: • Uterus • Scheidenmanschette • Parametrien • pelvinen Lymphknoten • parakolpischem Gewebe
	! Bei der Wertheim-Meigs Operation wird **keine Adnektomie** durchgeführt!
FIGO-Stadium III	**primäre Radiatio** (Kombination aus perkutaner Hochvolt- und Kontaktbestrahlung), ggf. **zusätzliche Chemotherapie**
FIGO-Stadium IV	**primäre Radiatio,** ggf. **Exenteration** (d.h. erweiterte partielle bis totale Entfernung von befallenen Organen im Bereich des kleinen Beckens)
Prognose	

Stadium (n. FIGO)	5-JÜR (in %)
0	~100 %
I	95–77 %
II	70–55 %
III	45–32 %
IV	15–5 %

Tab. 9.5: 5-Jahres-Überlebensrate (5-JÜR) beim Zervixkarzinom

9.2.4 Maligne Tumoren des Corpus uteri

Endometriumkarzinom · Uterussarkom

Endometriumkarzinom (Korpuskarzinom)

Definition: maligner Tumor der Epithelzellen des Endometriums · meist Adenokarzinom · Epidemiologie
Ätiologie/Pathogenese: atypische Endometriumhyperplasie · hohe Östrogenkonzentration · niedrige SHBG-Konzentration · Risikofaktoren · Metastasierung · FIGO-/TNM-Stadien

> **Klinik:** Blutungsanomalien · Fluor · Unterbauchschmerzen · B-Symptomatik · Komplikationen
> **Diagnose:** Anamnese · Untersuchung · Vaginalsonographie · Hysteroskopie · fraktionierte Kürettage · radiologische Zusatzverfahren
> **Therapie:** operativ · Radiatio · Chemotherapie · Hormontherapie · Prognose

Definition	Beim Korpuskarzinom handelt es sich um einen **malignen Tumor, der von den Epithelzellen des Endometriums** ausgeht. In den meisten Fällen handelt es sich dabei um ein Adenokarzinom, seltener um ein klarzelliges, serös-papilläres oder Plattenepithelkarzinom.
Epidemiologie	**Altersgipfel** 50.-70. Lebensjahr
Ätiologie/ Pathogenese	Das Endometriumkarzinom entsteht in den meisten Fällen aus einer **komplexen atypischen Hyperplasie des Endometriums.** Man geht davon aus, dass eine **erhöhte Konzentration von Östrogen** und **niedrige Konzentrationen von SHBG** (Sexualhormon bindendes Protein) zu einer verstärkten **Wirkung am Endometrium** führt. Dadurch kommt es zur **Hyperplasie** und letztendlich zum **Karzinom.**
Risikofaktoren	• Adipositas • frühe Menarche, späte Menopause • lang andauernde alleinige Östrogeneinnahme • **Tamoxifengabe:** wird bei Mamma-CA (s. Kap. 9.5) eingesetzt und hat selbst kanzerogene Wirkung • Myome • Infertilität • Diabetes mellitus • arterielle Hypertonie • Störungen des Metabolismus (z. B. Leberfunktionsstörungen)
Metastasierung	• **per continuitatem:** in benachbarte Organe, v.a. oberes Drittel der Vagina • **lymphogen:** selten pelvine LK und paraaortale LK • **hämatogen:** sehr selten in Skelett, Leber, Lunge • **Ovarialmetastasen**

FIGO	TNM	Befund
	Tx	Primärtumor nicht beurteilbar
	T0	kein Anhalt für Primärtumor
0	Tis	**Carcinoma in situ**
I	T1	**Tumor begrenzt auf Corpus uteri**
I A	T1a	Tumor begrenzt auf Endometrium
I B	T1b	Infiltration in die innere Hälfte des Myometriums
I C	T1c	Infiltration in die äußere Hälfte des Myometriums
II	T2	**Tumor infiltriert die Cervix uteri, überschreitet aber nicht den Uterus**
II A	T2a	Befall endozervikaler Drüsen
II B	T2b	Invasion des Zervixstromas
III	T3	**Tumor überschreitet die Grenzen des Uterus, begrenzt auf das kleine Becken**

FIGO	TNM	Befund
III A	T3a	Infiltration der Serosa des Uterus und / oder der Adnexe (durch direkte Ausbreitung oder Metastasierung) und / oder Tumorzellen in Aszites oder Peritoneallavage
III B	T3b	Infiltration der Vagina
III C	N1	Metastasen im Bereich der pelvinen LK und / oder der paraaortalen LK
IV A	T4	**Infiltration von Blase und / oder Darm**
IV B	M1	**Fernmetastasen**

Tab. 9.6: Stadieneinteilung des Korpuskarzinoms nach FIGO und TNM

Klinik
Symptome

- **Blutungsanomalien** (prä- oder postmenstruelle Blutungen, Zwischenblutungen, postmenopausale Blutungen)
- **Fluor** (eitrig, fötide, rötlich)
- **Schmerzen im Unterbauch**
- **B-Symptomatik**

Unter **B-Symptomatik** versteht man die Symptome, die eine maligne Erkrankung begleiten und bei jedem Verdacht auf eine maligne Erkrankung abgefragt werden sollten:
- Appetitlosigkeit
- Nachtschweiß (durch Tumorzellzerfall)
- Fieber (durch Tumorzellzerfall)
- Leistungsminderung
- Gewichtsverlust

Komplikationen

je nach Stadium, bereits frühe Metastasierung

Diagnose
Anamnese

Bei der Diagnosestellung eines Korpuskarzinoms sollte man besonders auf **Blutungsanaomalien** achten.

Untersuchung

apparativ

Inspektion und Palpation

- **Vaginalsonographie**

Bei der **Vaginalsonographie** wird ein Ultraschallkopf in die Vagina eingeführt und von dort aus die Beschaffenheit des Endometriums untersucht. Im Bereich des Endometriums verstrichene oder unruhige Echostrukturen weisen auf ein Korpuskarzinom hin und sollten weiter abgeklärt werden.
Die Vaginalsonographie ist ein hoch sensitives, aber wenig spezifisches Verfahren, das sich besonders zum Ausschluss einer Verdachtsdiagnose eignet.

- **Hysteroskopie**
- **fraktionierte Kürettage (Abrasio):** gezielte Ausschabung mit anschließender histologischer Untersuchung des Materials
- **radiologische Verfahren:** bei bereits ausgeprägteren Befunden zur OP-Planung CT, MRT, Rö. Thorax

9.2 Uterustumoren

Therapie

Die Therapie richtet sich nach dem Stadium und Ausmaß der Erkrankung. Grundsätzlich aber unterscheidet man **4 Therapieoptionen** (operativ, Radiatio, Chemotherapie, Hormontherapie), die kombiniert werden können.

operativ

FIGO	Operatives Vorgehen
I II C	abdominelle Hysterektomie mit Adnektomie beidseits ggf. zusätzlich Lymphadenektomie der pelvinen und paraaortalen LK
II	OP nach Wertheim-Meigs mit Adnektomie beidseits und Lymphadenektomie der pelvinen und paraaortalen LK
III III A, III C III B	 abdominelle Hysterektomie mit Adnektomie beidseits und Lymphonodektomie der pelvinen und paraaortalen LK, zusätzlich Omentektomie OP nach Wertheim-Meigs mit Adnektomie beidseits und Lymphonodektomie der pelvinen und paraaortalen LK
IV (Metastasen operabel)	OP wie bei Stadium III und Metastasenentfernung **oder** isolierte Beseitigung der Metastasen, die zur Kompression wichtiger anatomischer Strukturen (z. B. Niere, Darm) führen

Tab. 9.7: Operatives Vorgehen beim Korpuskarzinom in Abhängigkeit vom Krankheitsstadium (n. FIGO)

Radiatio

Bei der **Radiatio des Korpuskarzinoms** kommen verschiedene Bestrahlungstechniken zum Einsatz, die je nach Krankheitsstadium primär oder postoperativ angewendet werden:
- **Kontaktbestrahlung (Afterloading):** Einbringen einer Sonde mit Strahlenquelle über Vagina oder Rektum in direkter Tumornähe und Bestrahlung eines selektiven Feldes.
- **primär:** Versuch, die Operabilität inoperabler Tumoren herzustellen
- **postoperativ:** Reduktion von Metastasen im OP-Gebiet und bei aggressiv wachsenden Tumoren
- **perkutane Bestrahlung:** Bestrahlung genau festgelegter Felder durch eine Strahlenquelle außerhalb des Körpers. Nachteil dieser Methode ist, dass im Strahlengang liegende Strukturen (z. B. Haut) mitbestrahlt werden.
primär: Stadium III B, Stadium IV A und inoperable Tumoren
postoperativ: niedrig differenzierte Tumoren, Stadium I C, unklarer Lymphknotenstatus, Metastasen im Bereich des kleinen Beckens

Chemotherapie

In Studien wird derzeit untersucht, ob die Chemotherapie bei der adjuvanten oder neoadjuvanten Therapie eine Hilfestellung sein kann. In manchen Zentren kommen mittlerweile bereits Therapieschemata mit Platin und anderen neueren Chemotherapeutika zum Einsatz.

Hormontherapie

bei einem Stadium IV kann zusätzlich ein Therapieversuch mit **Gestagenpräparaten** versucht werden

Prognose

FIGO	5-JÜR (in %)
I A	~90
I B	85–90
I C	80–85

FIGO	5-JÜR (in %)
II A	~75
II B	~65
III A	~60
III B	~40
III C	~30
IV A	~20
IV B	~5

Tab. 9.8: Mittlere 5-Jahres-Überlebensrate (5-JÜR) beim Corpuskarzinom in Abhängigkeit vom Krankheitsstadium (n. FIGO)

Uterussarkom

Definition: von den glatten Muskelzellen ausgehender maligner Tumor · Epidemiologie
Ätiologie/Pathogenese: Entstehung aus Myomen · Leiomyosarkom · Stromasarkom · mesodermaler Mischtumor
Klinik: Blutungsanomalien · Unterbauchschmerzen · tastbarer Tumor · schnell wachsender Tumor im Uterusbereich · Fremdkörpergefühl
Diagnose: Anamnese · Untersuchung · Kürettage · Schnellschnitt · Differentialdiagnose
Therapie: operativ · Hysterektomie mit Adnektomie · Prognose

Definition
Beim Uterussarkom handelt es sich um einen malignen Tumor, der von **den Zellen der glatten Uterusmuskulatur** ausgeht.

Epidemiologie
Es handelt sich insgesamt um einen sehr seltenen Tumor, Altersgipfel **50.–70. Lebensjahr**

Ätiologie/Pathogenese
Man unterscheidet mehrere Typen von Sarkomen, die von unterschiedlichen Geweben des Uterus ausgehen. Die wichtigsten Vertreter sind:
- **Leiomyosarkom:** entstehen aus den glatten Muskelzellen des Uterus, wahrscheinlich über die Vorstufe Leiomyom (mit > 50 % größte Gruppe der Sarkome)
- **Stromasarkom:** entstehen aus den endometrialen Stromazellen des Uterus
- **mesodermaler Mischtumor**

Klinik
- **Blutungsanomalien** wie beim Corpus-CA
- **Unterbauchschmerzen** mit **tastbarem Tumor** im Bereich des Unterbauches
- **schnell wachsender Tumor** im Uterusbereich
- **Fremdkörpergefühl**

Diagnose
Anamnese: Zyklusanamnese, Blutungsanomalien

Untersuchung:
> ! Das Uterussarkom ist meist ein **Zufallsbefund**.

operativ: **Kürettage mit** intraoperativem Schnellschnitt

Differentialdiagnose:
- Corpus-CA
- andere Karzinome (z. B. Colon-CA, Urothel-CA)

Therapie	**Hysterektomie mit Adnektomie,** je nach Befund zusätzlich Entfernung von infiltriertem Gewebe (z. B. LK, Blase, Darm)
Prognose	Die 5-JÜR beträgt je nach Ausdehnung und Absiedelung des Tumors 60–11 %

9.3 Tubentumoren

9.3.1 Benigne Tubentumoren

> **Definition:** Lipom · Adenom · Fibrom · Myom · Endometrioseherde · Zysten · flüssigkeitsbedingte Auftreibung der Tube · Salpingitis isthmica nodosa · Epidemiologie
> **Ätiologie/Pathogenese:** je nach Grunderkrankung unterschiedlich
> **Klinik:** Entzündungssymptome · Schmerzen · Sterilität · maligne Entartung
> **Diagnose:** Anamnese · Untersuchung · Labor · Abstrich · Vaginalsonographie · Sonographie · Laparoskopie
> **Therapie:** Antibiotika · operative Entfernung · Prognose

Definition	Beim benignen Tubentumor handelt es sich oft um ein **Lipom, Adenom, Fibrom** oder **Myom.** Aber auch ein **Endometrioseherd** oder eine **Zyste** (z. B. **Hyatiden** = wassergefüllte gestielte Reste des Müller-Ganges) kann als benigner Tumor gedeutet werden. In manchen Fällen kommt es durch **Flüssigkeitsansammlung** zur Auftreibung der Tube (Hämatosalpinx, Pyosalpinx, Saktosalpinx). Als Sonderform eines gutartigen Tumors der Tube ist noch die **Salpingitis isthmica nodosa** zu nennen. Dabei handelt es sich um eine Endometriose des interstiellen Tubenabschnittes.
Epidemiologie	Im Bereich der Tube sind Tumoren allgemein sehr selten.
Ätiologie/ Pathogenese	Die Entstehung beniger Tubentumoren ist sehr vielfältig und je nach Ursache zu werten (s. o. sowie Kap. 7 und 8).
Klinik	abhängig von Genese des Tumors: • **Entzündungssymptome:** Fieber, Anstieg von Leukozyten und CRP • **Schmerzen** im Unterbauch • **Zyklusunregelmäßigkeiten** • **Sterilität**
Komplikationen	maligne Entartung
Diagnose	
Anamnese	Frage z. B. nach Schmerzen, Zyklusunregelmäßigkeiten, Kindern
Untersuchung	• **Inspektion** • **Palpation:** v. a. bei der bimanuellen Untersuchung lassen sich Tumoren im Bereich der Tuben tasten • **Abstrich:** Erregersicherung bei V. a. Entzündungen
Labor	Blutbild, CRP, β-HCG (bei V. a. auf Extrauteringravidität)
apparativ	• **Vaginalsonographie:** Tumorbefall der Parametrien • **Sonographie:** Nachweis größerer Raumforderungen im Tubenbereich möglich • **Laparoskopie:** Sicherung der Verdachtsdiagnose bei unklarem Befund

Therapie	• abhängig von Tumorgenese • **Entzündung:** Antibiotikatherapie • **Myome, Fibrome, Adenome, Lipome, Zysten, flüssigkeitsgefüllte Abschnitte:** operative Entfernung
Prognose	selten maligne Entartung

9.3.2 Maligne Tubentumoren

Tubenkarzinom

> **Definition:** Adenokarzinom · Hauptlokalisation · Epidemiologie
> **Ätiologie/Pathogenese:** Entstehung/Risikofaktoren unbekannt · Zufallsbefund · Metastasierung · FIGO-/TNM-Stadien
> **Klinik:** meist symptomlos · unklare einseitige Bauchschmerzen · Blutungsunregelmäßigkeiten · Fluor · Hydrops tubae profluens
> **Diagnose:** Anamnese · gynäkologische Untersuchung · apparativ · Tumormarker
> **Therapie:** operativ · Radiatio · Chemotherapie · Prognose

Definition	Beim Tubenkarzinom handelt es sich in über 90 % der Fälle um ein **Adenokarzinom,** das in 75 % d. F. einseitig auftritt. Hauptlokalisation ist der **ampulläre Teil der Tube.**
Epidemiologie	• **eher seltenes Malignom** der Frau • Altersgipfel **50.–60. Lebensjahr**

Ätiologie/Pathogenese

Entstehung/ Risikofaktoren	Pathogenese und Risikofaktoren sind noch **unbekannt.** Meist handelt es sich um einen **Zufallsbefund** im Rahmen einer Laparoskopie oder einer Früherkennungsuntersuchung.
Metastasierung	• **peritoneal:** wie beim Ovarial-CA • **lymphogen:** v. a. pelvine und paraaortale regionale Lymphknoten • **hämatogen:** v. a. in Lunge, Leber. ZNS und Knochen eher selten.

FIGO- und TNM-Stadien

FIGO	TNM	Kriterien
0	Tis	Carcinoma in situ
I	T1	**Tumor auf Tubenbereich beschränkt.**
Ia	T1a	Wachstum auf eine Tube beschränkt; keine Penetration der Serosa, keine Tumorzellen in der Peritonealspülung
Ib	T1b	Wachstum in beiden Tuben; keine Penetration der Serosa, keine Tumorzellen in der Peritonealspülung
Ic	T1c	Tumor auf Tuben begrenzt, Ausdehnung auf die Serosa; Tumorzellen in der Peritonealspülung
II	T2	**Tumorwachstum im Tubenbereich mit Ausdehnung im Becken**
IIa	T2a	Ausbreitung auf den Uterus oder Metastasen in Uterus und/oder Ovarien
IIb	T2b	Ausbreitung auf andere Beckenorgane
IIc	T2c	Ausbreitung im Becken und maligne Zellen in der Peritonealspülung

FIGO	TNM	Kriterien
III	T3	**Peritonealmetastasen außerhalb des Beckens oder regionäre LK-Metastasen**
IIIa	T3a	mikroskopische Peritonealmetastasen außerhalb des Beckens
IIIb	T3b	makroskopische Peritonealmetastasen außerhalb des Beckens
IIIc	T3c oder N1	makroskopische Peritonealmetastasen außerhalb des Beckens > 2 cm oder regionäre LK-Metastasen (paraaortal, inguinal oder paracaval)
IV	M1	**Fernmetastasen**

Tab. 9.9: Stadieneinteilung beim Tubenkarzinom nach FIGO und TNM

Klinik

Symptome
- in den meisten Fällen **symptomlos**
- selten **unklare Unterbauchschmerzen einseitig** möglich
- **Blutungsunregelmäßigkeiten**
- **Fluor:** bernsteinfarben, fleischwasserfarben

 Hydrops tubae profluens: Bei unvollständigem Tubenverschluss kommt es zur intermittierenden Entleerung großer Fluormengen.

Diagnose

Anamnese — Blutungsunregelmäßigkeiten, einseitige Schmerzen

Untersuchung
- **Inspektion**
- **Palpation:** meist einseitig länglicher Tumor tastbar

apparativ
- **Abdominal- und Vaginalsonographie:** meist längliche Raumforderung im Bereich der Tuben erkennbar
- **Röntgen-Verfahren:** bei Verdacht auf Metastasierung Röntgen Thorax, ggf. CT Abdomen

Labor — Tumormarker CA 125 unspezifisch erhöht

Therapie

Die Therapieempfehlungen des Tubenkarzinoms orientieren sich an denen des Ovarialkarzinoms (s. dort)

operativ
- **Radikaloperation** mit Hysterektomie, Adnektomie, Omentektomie, ggf. Entfernung von Peritoneum und Darmanteilen, ggf. Blasenwandresektion
- **Lymphadenektomie** zum Staging

Radiatio — im Anschluss an die OP meist Durchführung einer Radiatio

Chemotherapie — beim Nachweis maligner Zellen in der Peritonealflüssigkeit, im Douglas-Raum oder bei extrapelvinen Metastasen wird die Chemotherapie (meist mit platinhaltigen Chemotherapeutika) empfohlen

Prognose

FIGO	5-JÜR (in %)
I	60 %
II	30 %
III	15 %
IV	0 %

Tab. 9.10: 5-Jahres-Überlebensrate (5-JÜR) des Tubenkarzinoms in Abhängigkeit vom Krankheitsstadium (n. FIGO)

9.4 Ovarialtumoren

Tumoren am Ovar sind nicht selten. Da sich das Ovar aus verschiedenen Geweben (z. B. Epithel, Keimzellen, Bindegewebe) zusammensetzt, ist die Dignität eines Tumors nicht einfach zu erkennen. Ca. 20 % der Ovarialtumoren sind maligne, die restlichen 80 % benigne.

9.4.1 Benigne Ovarialtumoren

> Ovarialzysten · Keimstrangtumor · epithelialer Ovarialtumor · Keimzelltumor · polyzystische Ovarien

Ovarialzysten

> **Definition:** benigne Raumforderungen mit multipler Genese · Epidemiologie
> **Ätiologie/Pathogenese:** physiologische Zysten · Retentionszysten
> **Klinik:** symptomlos · Schmerzen · Stieldrehung des Ovars · akutes Abdomen · Ruptur · intraabdominale Blutung
> **Diagnose:** Anamnese · Palpation · Sonographie · Laparoskopie bei unklarem Befund · Differentialdiagnose
> **Therapie:** Kontrolle · Gestagen in der 2. Zyklushälfte · operative Entfernung · Prognose

Definition	Bei Ovarialzysten handelt es sich i. d. R. um Raumforderungen im Ovar mit multipler Genese.
Epidemiologie	Ovarialzysten findet man i. d. R. bei Frauen im geschlechtsreifen Alter.
Ätiologie/ Pathogenese	Es werden verschiedene Zystenformen im Bereich des Ovars unterschieden: • **physiologische Zyste:** nachweisbar im Verlauf des physiologischen Zyklus der Frau (z. B. Corpus luteum, Follikel) • **Retentionszyste:** Entstehung durch Einstülpung des Epithels, meist jahrelang keine Größenzunahme • **Corpus-luteum-Zyste:** Flüssigkeitsansammlung im Corpus luteum • **Thekaluteinzyste (Theka-Zyste):** entsteht durch einen nicht gesprungenen und nachträglich luteinisierten Follikel. Entwickelt sich häufig durch HCG-Überstimulation (z. B. infolge Zwillingsschwangerschaft oder Blasenmole) • **Follikelzyste:** nicht gesprungener Graaf-Follikel mit vermehrter Follikelflüssigkeit
Klinik	• meist **beschwerdefrei** • bei extremer und v. a. schneller Größenzunahme gelegentlich **Schmerzen**
Komplikationen	• **Stieldrehung des Ovars** → **akutes Abdomen.** Ohne Therapie Infarzierung oder Ruptur, ggf. Peritonitis • bei zusätzlicher **Gefäßruptur** → **intraabdominale Blutung** mit akutem Abdomen
Diagnose	
Anamnese	Frage nach Zyklus und Schwangerschaften
Untersuchung	• **bimanuelle Palpation:** ggf. derbe Struktur tastbar, druckschmerzhaftes Ovar

apparativ	• **Sonographie:** echoarme, glatt begrenzte und flüssigkeitsgefüllte Struktur im Bereich des Ovars, kein Randsaum • **Laparoskopie:** bei unklarem Befund oder Notfallsituation
	Ein Ovarialzysten sind ein **häufiger sonographischer Zufallsbefund.**
Differentialdiagnose	Ein Ovarialkarzinom ist immer auszuschließen.
Therapie	Bei **Zufallsbefunden** erfolgt zunächst eine Kontrolle nach der nächsten Menstruation. • **chronische Beschwerden:** Gestagengabe in der zweiten Zyklushälfte, ggf. operative Entfernung mittels Laparoskopie • **akute Beschwerden:** Ausschluss einer intraabdominellen Blutung oder Infarzierung, ggf. Laparoskopie mit operativer Entfernung
	Bei Blutung oder Infarzierung ist die **Indikation zur schnellstmöglichen Operation** zu stellen.

Keimstrangtumor

> **Definition:** Tumor des sexuell differenzierten Ovarialstromas · hormonproduzierend · Epidemiologie
> **Ätiologie/Pathogenese:** Gyandroblastom · Androblastom · Granulosa-/Thekazelltumor
> **Klinik:** Androgenüberschuss · Östrogenüberschuss · Komplikationen
> **Diagnose:** Anamnese · Untersuchung · Sonographie · laborchemische Untersuchungen · Differentialdiagnose
> **Therapie:** Ovarektomie

Definition	Unter Keimstrangtumoren versteht man **Tumoren des sexuell differenzierten Ovarialstromas.** Diese sind oft hormonproduzierend.
Epidemiologie	• etwa 10 % der Ovarialtumoren • **Altersgipfel** bei etwa 40 Jahren
Ätiologie/ Pathogenese	Man unterscheidet 3 Arten von Keimstrangtumoren: • **Gyandroblastom:** produziert Östrogen und Androgene • **Androblastom:** produziert Androgene, tritt v.a. bei jungen Frauen auf • **Granulosa-** und **Thekazelltumor:** produziert Östrogene
Klinik	Die Symptomatik wird wesentlich von der **Wirkung der produzierten Hormone** beeinflusst. Ansonsten gibt es nur wenige charakteristische Symptome, gelegentlich treten **Bauchschmerzen** auf
Androgenüberschuss	• Involution der weiblichen Geschlechtsorgane • Hypertrophie der Klitoris • Hirsutismus • Amenorrhoe • Infertilität

Östrogenüberschuss	• Vergrößerung der weiblichen Geschlechtsorgane, insb. Uterus und Mammae • sekundäre Amenorrhoe durch negativen Feedback-Mechanismus auf die Hypophyse • Endometriumhyperplasie • postmenopausale Blutung • verstärktes Wachstum vom Myomen • Infertilität Bei Kindern kommt es durch den Östrogenüberschuss zur **Pseudopubertas praecox.**
Komplikationen	wie bei Ovarialzysten: • **Stieldrehung des Ovars** mit akutem Abdomen. Ohne Therapie Infarzierung oder Ruptur, ggf. Peritonitis • bei zusätzlicher **Gefäßruptur** intraabdominale Blutung mit akutem Abdomen zusätzlich **Gefahr der malignen Entartung:** • bei Thekazelltumoren: fast nie • bei Granulosazelltumoren: ca. 25 % • bei Androgen produzierenden Tumoren: 10–20 %
Diagnose	
Anamnese	Zyklusanomalien, Veränderung der Geschlechtsorgane, unerfüllter Kinderwunsch
Untersuchung	**bimanuelle Palpation:** höckriger Tumor im Bereich des Ovars tastbar
apparativ	**Sonographie:** echodichte, nicht flüssigkeitsgefüllte Auftreibung im Bereich des Ovars
Labor	je nach Tumorart **erhöhte Sexualhormone**
Differentialdiagnose	andere Ovarialtumoren, Ovarial-CA
Therapie	**Ovarektomie** mit anschließender Schnellschnittuntersuchung

Epithelialer Ovarialtumor

> **Definition:** vom Oberflächenepithel des Ovars ausgehend · Synonym · Epidemiologie
> **Ätiologie/Pathogenese:** Brenner-Tumor · seröser/endometroider/muzinöser Tumor
> **Klinik:** uncharakteristisch · Zyklusstörungen · Unterleibsschmerzen · Komplikationen
> **Diagnose:** Anamnese · Untersuchung · Sonographie · Laparoskopie · Differentialdiagnose
> **Therapie:** operative laparoskopische Entfernung · Laparotomie · Adnektomie
> OP-Komplikationen · Prognose

Definition	Tumoren, die vom **Oberflächenepithel des Ovars** ausgehen, nennt man epitheliale Tumoren.
Synonym	Borderline-Tumor, LMP (**L**ow-**m**alignant-**p**otency-Tumor)
Epidemiologie	ca. 65–80 % aller benignen Ovarialtumoren

Ätiologie/Pathogenese	• **Brenner-Tumor:** ähnelt histologisch dem Urothel • **seröser Tumor** (seröses Kystom): tritt häufig beidseits auf und ähnelt histologisch dem Tubenepithel • **endometroider Tumor:** ähnelt histologisch dem Endometrium • **muzinöser Tumor** (muzinöses Kystom): ähnelt histologisch der Endozervix
Klinik	• meist **keine charakteristischen Frühsymptome** • **Zyklusstörungen** • **Unterleibsschmerzen** • verschlechterter Allgemeinzustand • Vergrößerung des Leibesumfangs
Komplikationen	Kystome können einen Durchmesser von 30 cm erreichen. Diese Tumorgröße kann zu zahlreichen Komplikationen führen, z. B.: • Obstipation durch Kompression von Darmanteilen → Ileus • Miktionsbeschwerden → massiver Nierenaufstau
Diagnose	
Anamnese	Zyklusanomalien, Veränderungen des Allgemeinbefundes, Veränderung des Stuhlganges und der Miktion
Untersuchung	**Palpation:** Raumforderung im Bereich des Ovars
apparativ	• **Sonographie:** mehrkammriger Tumor im Bereich der Ovarien, meist echoarme Struktur • **Laparoskopie:** bei unklarem Befund Laparoskopie mit Biopsie und anschließendem Schnellschnitt
Differentialdiagnose	andere Ovarialtumoren, Ovarial-CA
Therapie	**Entfernung des Tumors** laparoskopisch, ggf. auch durch **Laparotomie**. Anschließend einseitige **Adnektomie** (einzeitig, je nach Verfahren ebenfalls laparoskopisch oder offen), in der Postmenopause beidseitig.
operative Komplikationen	Bei der Entfernung darf **der Tumor auf keinen Fall eröffnet** werden: Bei versehentlicher intraoperativer Eröffnung oder Ruptur eines epithelialen Ovarialtumors kann es zur Ausbildung eines **Pseudomyxoma peritonei** (sog. **Gallert-Tumor**) kommen. Dieser Tumor geht mit massiver intraabdomineller Schleimbildung einher. Die Patientinnen versterben im Endeffekt an den chirurgischen Komplikationen nach mehrfachen Re-OPs.
Prognose	nach OP kaum Rezidive, ohne Ruptur des Tumors gute Heilung

Keimzelltumor

Definition: von embryonalen Keimzellen ausgehender Tumor
Ätiologie/Pathogenese: Keimzellen nach der ersten Meiose · 3 Keimblätter · Dysgerminom · Teratom
Klinik: Bauchschmerzen · maligne Entartung
Diagnose: Anamnese · Untersuchung · Sonographie · Röntgen Abdomen · Labor · Differentialdiagnose
Therapie: organerhaltende Operation · Adnektomie

Definition	Keimzelltumoren gehen von **embryonalen Keimzellen** innerhalb des Ovars aus
Epidemiologie	• ca. 20 % aller benignen Ovarialtumoren • Altersgipfel 20.–30. Lebensjahr
Ätiologie/ Pathogenese	• Keimzelltumoren stammen von **Keimzellen nach der 1. Meiose** ab • enthalten Elemente aller **3 Keimblätter:** Talgdrüsen, Haare, Zysten, andere Gewebe
Tumorformen	häufigste Keimzelltumoren: • Dysgerminom • Teratom

 Die sog. **Struma ovarii** ist ein Keimzelltumor, der Schilddrüsengewebe enthält. Durch unkontrolliertes Wachstum dieses Gewebes kann es zur Hyperthyreose kommen.

Klinik	• uncharakteristische **Bauchschmerzen** • **Zyklusstörungen**
Komplikationen	• starke Bauchschmerzen bis zum akuten Abdomen • maligne Entartung in 1–5 % der Fälle
Diagnose	
Anamnese	Zyklusanomalien, Schmerzen
Untersuchung	**bimanuelle Palpation:** teigig-weicher, nicht druckschmerzhafter, oft beweglicher Tumor tastbar
apparativ	• **Sonographie:** aufgetriebener Tumor im Bereich der Ovarien mit Gewebstrukturen, die fehl am Platz liegen, z. B. Zähne, Knochen • **Röngten Abdomen:** fremde Körperstrukturen im Bereich des Unterbauches, z.B Zähne und Knochen
Labor	AFP und HCG ↑
Differentialdiagnose	andere Ovarialtumoren (z. B. Ovarial-CA)
Therapie	Entfernung mittels Laparotomie mit Biopsie und Schnellschnittuntersuchung: • in der Prämenopause organerhaltende Operation • in der Postmenopause Adnektomie beidseits

Polyzystische Ovarien

> **Definition:** zystische Vergrößerung der Ovarien · Synonym
> **Ätiologie/Pathogenese:** Ätiologie unbekannt · Androgenüberproduktion in Nebenniere oder Fettgewebe
> **Klinik:** vergrößerte Ovarien mit multiplen Zysten · Hirsutismus · Zyklusunregelmäßigkeiten · Bauchschmerzen · Infertilität
> **Diagnose:** Anamnese · Untersuchung · Sonographie · Laparoskopie · Differentialdiagnose
> **Therapie:** medikamentös · operativ · Prognose

Definition	bei polyzystischen Ovarien kommt es zu einer **zystischen Vergrößerung der Ovarien**

Synonym	PCO, Stein-Leventhal-Syndrom
Ätiologie/ Pathogenese	vermutlich **Überproduktion von Androgenen** in der Nebenniere oder im Fettgewebe während der Pubertät, die genaue Ätiologie ist aber noch unbekannt
Klinik	• **Infertilität** • **vergrößerte Ovarien** mit multiplen Zysten, die u. U. zu Bauchschmerzen führen können • **Amenorrhoe** oder seltener **Oligomenorrhoe** • **Hirsutismus**
Komplikationen	Hauptkomplikation ist die **Infertilität**
Diagnose	
Anamnese	Frage nach unerfülltem Kinderwunsch, Zyklusunregelmäßigkeiten, Ausbleiben der Regel, Zunahme der Körperbehaarung
Untersuchung	**Palpation:** beidseits vergrößerte Ovarien tastbar
apparativ	**Sonographie/Laparoskopie:** beidseits stark vergrößerte Ovarien mit randständigen multiplen Zysten erkennbar
Differentialdiagnose	andere Ovarialtumoren (z. B. Ovarial-Karzinom tritt ebenfalls beidseitig auf)
Therapie	
medikamentös	• **Stimulation der Hypophyse,** um die Östrogensynthese zu stimulieren (z. B. mit Clomifen). Dadurch kommt es zur Wiederherstellung des ovulatorischen Zyklus. • **Einsatz von Antiandrogenen** (z. B. Diane35) bei Patientinnen ohne Kinderwunsch verhindern eine Schwangerschaft, da sie als Kontrazeptiva wirken.
operativ	**Verkleinerung des Ovars** durch Keilexzision mit anschließender Elektrokoagulation der Ovarialoberfläche
Prognose	Bei den meisten Störungen des Hormonhaushaltes liegt eine chronische oder gar progrediente Ursache vor. Deshalb kann je nach Grund der Störung eine **lebenslange medikamentöse Therapie** notwendig sein.

9.4.2 Maligne Ovarialtumoren

Ovarialkarzinom

> **Definition:** vom Ovarialepithel ausgehender maligner Tumor · Epidemiologie
> **Ätiologie/Pathogenese:** Risikofaktoren · Tumorformen · Metastasierung · FIGO-/TNM-Stadien
> **Klinik:** selten Frühsymptome · Unterbauchschmerzen · Fremdkörpergefühl · B-Symptomatik · Zunahme des Bauchumfangs · Aszites · Organverdrängung/-infiltration · Zyklusunregelmäßigkeiten · postmenopausale Blutungen · Peritonealkarzinose · Stieldrehung · Darm-/Harnwegsobstruktion
> **Diagnose:** Anamnese · Untersuchung · Sonographie · Staging · Laparoskopie · laborchemische Untersuchungen
> **Therapie:** operativ · medikamentös · palliativ · Prognose

Definition	das Ovarial-CA ist ein **vom Epithel des Ovars ausgehender maligner Tumor**
Epidemiologie	**Altersgipfel** 60.–65. Lebensjahr, allerdings werden ca. 10 % der Ovarial-CA vor dem 40. Lebensjahr diagnostiziert.

Ätiologie / Pathogenese

Risikofaktoren	• Alter > 40 Jahre • Kinderlosigkeit • weiße Hautfarbe • seltene Einnahme von Ovulationshemmern • hoher sozialökonomischer Status • andere Malignome: v. a. Mamma-CA
Tumorformen	• muzinös • serös • endometroid
Metastasierung	• hauptsächlich **diffuse intraperitoneale Metastasierung**, v. a. ins kleine Becken, ins Omentum majus und unter das Zwerchfell • **lymphogene Metastasierung**: in die iliakalen, inguinalen und paraaortalen Lymphknoten • **hämatogene Metastasierung** v. a. in Lunge, Leber, ZNS und Skelett möglich, aber eher selten.

Stadieneinteilung nach TNM und FIGO

TNM	FIGO	Kriterien
T1	**I**	**Tumor auf die Ovarien beschränkt**
T1a	IA	Tumor in einem Ovar, Kapsel intakt, kein Aszites
T1b	IB	Tumor in beiden Ovarien, Kapsel intakt
T1c	IC	Tumor in einem oder beiden Ovarien, Kapselruptur, Tumor an der Oberfläche, maligne Zellen in der Peritoneallavage oder im Aszites
T2	**II**	**Tumor auf das Becken beschränkt**
T2a	IIA	Befall von Uterus und / oder Tuben, ohne Aszites
T2b	IIB	Befall anderer Beckengewebe, ohne Aszites
T2c	IIC	Befall von Beckenorganen, maligne Zellen in der Peritoneallavage oder im Aszites
T3	**III**	**Tumor in einem oder beiden Ovarien, peritoneale Metastasen und / oder regionäre Lymphknotenmetastasen**
T3a	IIIA	mikroskopische peritoneale Metastasen
T3b	IIIB	makroskopische peritoneale Metastasen < 2 cm
T3c	IIIC	Metastasen > 2cm und / oder regionäre Lymphknotenmetastasen
M1	**IV**	**Fernmetastasen** (Lunge, Leber, Skelett, ZNS) außerhalb der Bauchhöhle
N0		kein Anhalt für Befall der regionären Lymphknoten
N1		Befall regionärer Lymphknoten

Tab. 9.11: Stadieneinteilung beim Ovarialkarzinom nach TNM und FIGO

Klinik	• So gut wie **nie Frühsymptome**, bei über 70 % Diagnosestellung erst im Stadium III oder IV n. FIGO • uncharakteristische **Unterbauchschmerzen** • **Fremdkörpergefühl** im Unterbauch • **B-Symptomatik:** Gewichtsabnahme, Appetitlosigkeit, Müdigkeit, Nachtschweiß, Fieber etc.

- Zunahme des Bauchumfangs, **Aszites**
- **Zyklusunregelmäßigkeiten,** postmenopausale Blutungen
- **Beschwerden durch Verdrängung oder Infiltration anderer Organe:** Subileus, Ileus, Miktionsbeschwerden, Nierenstauung etc.
- **Pleuraergüsse**

Komplikationen	• **Peritonealkarzinose mit Aszites und Pleuraergüssen** • **Obstruktion** von Abschnitten des Darm (Subileus, Ileus) oder Harntraktes (Miktionsbeschwerden, Stauungsniere) • **Stieldrehung des Ovars** • **hohe Rezidivgefahr**

Diagnose

Anamnese	Frage nach Zyklusstörungen, Familienanamnese (erbliche Komponente?), B-Symptomatik
Untersuchung	**Palpation:** • Knoten im Bereich der Ovarien tastbar • Raumforderungen im Bereich des Douglas-Raumes bei Peritonealkarzinose tastbar • vergrößerte Lymphknoten tastbar

apparativ	• **Sonographie:**
	  – echoreiche, z. T. gekammerte Strukturen im Bereich der Ovarien, unregelmäßiges Binnenecho, unregelmäßige Wandstrukturen
	  – Kammern sind v. a. beim Vaginalsono zu erkennen
	• **Laparoskopie:** bei völlig unklaren Befunden sollte eine Laparoskopie mit histologischer Sicherung des Materials erfolgen.
	• **bildgebende Zusatzuntersuchungen:** CT Abdomen und NMR zum Staging oder zur Operationsplanung

 Tumorstaging:
Genaue Festlegung des Tumorstadiums mit Suche nach Primärtumor und Metastasen in Leber, Lunge und Knochen.
Im Rahmen des Tumorstagings sollte u. a. eine **Ultraschalluntersuchung des Abdomens** durchgeführt werden, um etwaige Metastasen im Bauchraum zu erkennen.

Labor	Bestimmung der **Tumormarker:** CA 125, CASA, CA 72–4, HCG, AFP (v. a. bei Keimzelltumoren) als Verlaufsparameter

Therapie

operativ	• **Unterbauchlaparotomie** mit Inspektion der gesamten Bauchhöhle und Probenentnahmen zur histologischen Aufarbeitung • **bei eindeutig malignem Befund:** Radikaloperation mit beidseitiger Adnektomie, Hysterektomie, Appendektomie, Resektion des Omentum maius, pelviner, iliakaler und paraaortaler Lymphadenektomie. Ziel ist die R0-Resektion.

 R0-Resektion bedeutet, dass postoperativ keine Tumorreste im Körper verbleiben.

	• **bei Infiltration von Nachbarorganen:** größtmögliche Tumorreduktion, nötigenfalls z. B. Darmresektion, Blasenwandresektion. • **bei jungen Patientinnen:** In Stadium Ia kann eine einseitige Adnektomie ausreichend sein, falls Kinderwunsch besteht.
medikamentös	• **postoperative Polychemotherapie** mit Cisplatin/Cyclophosphamid oder Carboplatin (Standardtherapie) über 6 Zyklen (1 Zyklus alle 3 Wochen). • Nach dem 3. Zyklus sollte ein erneutes Staging erfolgen, ggf. Second-Look-Laparoskopie.
palliativ	Bei Vorliegen von Fernmetastasen ist deren Entfernung oder Therapie anzustreben. • bei Skelettmetastasen: Radiatio • bei solitären Lebermetastasen: chirurgische Entfernung
Prognose	

FIGO	5-JÜR (in %)
I	68–72 %
II	40–45 %
III	15–20 %
IV	5 %

Tab. 9.12: 5-Jahres-Überlebenswahrscheinlichkeit (5-JÜR) beim Ovarialkarzinom

9.5 Mammatumoren

9.5.1 Benigne Brustdrüsentumoren

Fibroadenom · Mastopathie

Fibroadenom

Definition: gutartiger epithelialer/mesenchymaler Mischtumor ·
Epidemiologie
Ätiologie/Pathogenese: östrogenbedingtes Wachstum atypisch angelegter Drüsen
Klinik: nicht schmerzhafter Knoten · Komplikationen
Diagnose: Anamnese · Untersuchung · Mammasonographie · Mammographie · Punktion · Differentialdiagnose
Therapie: Beobachtung/Kontrolle · Exstirpation · subkutane Mastektomie · Prognose

Definition	Das Fibroadenom ist ein **gutartiger Mischtumor mit epithelialen und mesenchymalen Anteilen** des Drüsengewebes.
Epidemiologie	• häufigster benigner Mammatumor vor Menopause • Altersgipfel 30.–35. Lebensjahr
Ätiologie/ Pathogenese	Durch **Östrogeneinfluss** (meist während der Schwangerschaft und in der Stillzeit) beginnen **fetal versprengte, atypisch angelegte Drüsen** im Bereich der Brust zu wachsen. Diese sind meist solitär, seltener multipel zu finden.

9.5 Mammatumoren

Klinik — **tastbare, nicht schmerzhafte Knoten** im Bereich der Brust

Komplikationen
- je nach Stadium und Therapie verschieden
- postoperativ häufig Schmerzen und Lymphödeme im Arm

Diagnose

Anamnese — Vorerkrankungen, Risikofaktoren Mamma-CA

Untersuchung — **Inspektion und Palpation** der Brust (glatter, runder, nicht verschieblicher Knoten tastbar) und der Lymphabflusswege

apparativ
- **Mammasonographie:** homogene, echoarme, glatt begrenzte Struktur eines soliden Tumors
- **Mammographie:**
  - glatt begrenzte, homogene Verschattung im Bereich der betroffenen Brust
  - Durchführung zum Ausschluss eines Mamma-CA

Labor — **Feinnadelpunktion:** zytologische Diagnosesicherung

> Feinnadelpunktion:
> Mittels Sonographie oder CT Lokalisation des zu punktierenden Knotens, anschließend Sonographie- oder CT-gesteuerte Punktion mit einer kleinen Kanüle, um wenig Weichteilschaden zu verursachen.

Differentialdiagnose
- **Cystosarkoma phylloides:**
  - sehr selten auftretender, **semimaligner** mesenchymal-epithelialer Tumor, ähnelt histologisch dem Fibroadenom
  - wächst sehr rasch und destruierend
  - Umwandlung zu einem malignen Sarkom möglich
- **Lipom:** gutartiges Fettkonglomerat
- **Hamartom:** gutartige, pseudokapsuläre Neubildung aus Fettgewebe und Epithelien

Therapie — Beobachtung und regelmäßige gynäkologische Kontrolle

operativ
- **bei starker Größenzunahme oder anderen Beschwerden:** ggf. Exstirpation
- **bei multiplem Befall einer Brust:** ggf. subkutane Mastektomie

Prognose
- in der Regel keine maligne Entartung
- nach Exstirpation sind Rezidive möglich

Mastopathie

> **Definition:** proliferativ-hyperplastisch · regressiv · Epidemiologie
> **Ätiologie/Pathogenese:** Störung des Homonhaushalts · Einteilung nach Prechtel
> **Klinik:** Schmerzen in der Brust · schmerzhafte Knötchen in der Brust · prämenstruelle Veränderungen der Brust · Sekretion · Zysten · Entwicklung eines Mamma-CA
> **Diagnose:** Palpation · Mammasonographie · Mammographie · Punktion · Differentialdiagnose
> **Therapie:** je nach Stadium supportiv/medikamentös/operativ · Prognose

Definition	Bei der **Mastopathie** handelt es sich um **proliferativ-hyperplastische oder regressive Veränderungen** im Bereich des Brustparenchyms und im Bindegewebe.
Synonym	fibrös-zystische Mastopathie, Mastopathia cystica fibrosa, M. chronica cystica
Epidemiologie	• häufigste Brusterkrankung bei Frauen (40–50 % aller Frauen) • Altersgipfel: ca. 40.–55. Lebensjahr

 Die Mastopathie ist die **häufigste Brusterkrankung** der Frau.

Ätiologie / Pathogenese	• Die **genaue Pathogenese ist ungeklärt.** Allerdings wird als Ursache eine **Störung des Hormonhaushalts** (insb. Östrogenübergewicht) vermutet. • **Ursachen für das Östrogenübergewicht:** Hyperöstrogenismus, genetische Disposition, Hypothyreose, Progesteronmangel oder Gestagenmangel • Durch hohe Östrogenspiegel wächst das Drüsengewebe der Brust, es bilden sich im **Bereich der Milchgänge Wucherungen und Gangerweiterungen,** im Parenchymbereich findet man **Hyalinosen.** Das Bindegewebe wird durch den hormonellen Einfluss fibrotisch.
Einteilung nach Prechtel	

Grad der Mastopathie	Befund	Häufigkeit (in %)
I	**einfache Mastopathie** • keine Zellatypien • keine Epithelproliferation	70 %
II	**einfache proliferative Mastopathie** • keine Zellatypien • Epithelproliferation	20 %
III	**atypische proliferative Mastopathie** • Zellatypien • Epithelproliferation	10 %

Tab. 9.13: Histologische Einteilung der Mastopathie nach Prechtel

Klinik	• **Schmerzen in der Brust** mit Ausstrahlung in den ipsilateralen Arm und die Axilla • **schmerzhafte Knötchen** in der Brust, diese können bis zu kirschkerngroß werden und sind immer verschieblich • pathologische **Sekretion** der Brust, bedingt durch die Störungen des Hormongleichgewichtes zugunsten der Östrogene • **prämenstruelle Veränderungen der Brust:** Spannungsgefühl (Mastodynie), Schweregefühl • **tastbare Zysten**
Komplikationen	Eine Mastopathie Grad III gilt als **Präkanzerose** mit erhöhter Wahrscheinlichkeit für die Entwicklung eines Mamma-CA
Diagnose	
Anamnese	Frage nach Verdichtungen der Brust bei Selbstuntersuchung, prämenstruelle Beschwerden, genaue Zyklusanamnese
Untersuchung	• **Inspektion der Brust:** auf Knötchen achten • **Palpation der Brust und der Axilla:** auf Hyperöstrogenismuszeichen (starke Schwellung der Brust, dunkle Pigmentierung der Areola) achten

apparativ	- **Mammasonographie:** mehrere deutlich hyperdense Knötchen, die klar abgegrenzt sind
- **ggf. Mammographie bei unklarem Befund:** diffuse Parenchymverdichtungen, ggf. Verkalkungen („Schrotkugelbrust")
Labor	**Punktion** verdächtiger Areale und anschließende histologische Untersuchung
Differentialdiagnose	! Bei pathologischen Veränderungen im Bereich der Brust ist **immer** ein Mamma-CA auszuschließen!
Therapie	
Mastopathie Grad I	- physikalische Maßnahmen
- Analgetikagabe
- **Verzicht auf methylxanthinhaltige Lebensmittel** (Tee, Kaffee) und **Medikamente (cave bei Asthmatherapie),** da diese eine Erhöhung des Östrogenspiegels verursachen können
- ggf. Exzision von Knoten
Mastopathie Grad II	- wie bei Mastopathie Grad I
- zusätzlich **lokale** (gestagenhaltige Salben, progesteronhaltige Gels) oder **systemische Hormongabe** (Antiöstrogene [z.B. Tamoxifen], Prolaktinhemmer, orale Gestagene) zum Ausgleich des Hormongleichgewichts
- ggf. **Exzision von Knoten**
Mastopathie Grad III	- wie bei Mastopathie Grad II
- bei häufigen Rezidiven, starken Schmerzen ggf. **subkutane Mastektomie** unter Erhalt der Mamille und anschließender Brustaufbau mit Implantaten
Prognose	- Mastopathie Grad II: 1,5fach erhöhtes CA-Risiko
- Mastopathie Grad III: 5fach erhöhtes CA-Risiko (Präkanzerose)

9.5.2 Maligne Mammatumoren

Mammakarzinom

> **Definition:** vom Brustdrüsengewebe ausgehende maligne Erkrankung · häufigstes Malignom der Frau
> **Ätiologie/Pathogenese:** vielfältige Risikofaktoren · Karzinomarten · WHO-Klassifikation · Lokalisation · Metastasierung · TNM-Stadien
> **Klinik:** Knoten/Schmerzen in der Brust · Hautveränderungen · pathologische Sekretion · LK-Schwellungen · frühe Metastasierung · Lymphödeme · Lokalrezidive
> **Diagnose:** Anamnese · Untersuchung · Mammasonographie · Mammographie · Galaktographie · Mamma-MRT · Biopsie · Hormonrezeptorstatus · Labor
> **Therapie:** Mastektomie · brusterhaltende Therapie (BET) · Lymphonodektomie · Mammarekonstruktion · adjuvante Strahlen-/Hormon-/Chemotherapie · palliative Therapie
> **Prognose:** Possinger-Score · Grading · axillärer LK-Befall

Definition	Das Mammakarzinom ist ein **maligner Tumor, der vom Brustdrüsengewebe ausgeht.**
Epidemiologie	• **häufigste maligne Erkrankung bei Frauen** (25 % aller CAs) und **häufigste Todesursache** bei Frauen zwischen dem 40. und 50. Lebensjahr • **2 Altersgipfel:** um das **40. Lebensjahr** und um das **55. Lebensjahr** (in der Postmenopause)

> Das Mammakarzinom ist die **häufigste maligne Erkrankung der Frau.**
> Es tritt häufiger in Industrie- als in Entwicklungsländern und häufiger bei der Stadt- als bei der Landbevölkerung auf.

Ätiologie / Pathogenese

Risikofaktoren

Es gibt eine Vielzahl von Risikofaktoren für die Entstehung des Mamma-CA (nach zunehmender Beeinflussbarkeit geordnet):
- **familiäre Disposition:** Mamma-CA bei nahen Verwandten
- **genetische Disposition:** BRCA-1-Gen (**br**east-**ca**ncer-Gen) auf Chromosom 17q21 und BRCA-2-Gen auf Chromosom 13q12–13
- **Mamma-CA auf der Gegenseite**
- **ethnische Faktoren**
- **hohes Lebensalter**
- **frühe Menarche** (< 12. Lebensjahr) oder sehr **späte Menarche** (>17. Lebensjahr)
- **späte Menopause:** langerer Östrogeneinfluss
- **Nullipara** oder **Kind nach dem 30. Lebensjahr**
- **Mastopathie Grad II oder III**
- **Gestagenmangel:** gestörtes Östrogen-Gestagen-Verhältnis
- **Hyperprolaktinämie**
- **andere Karzinome** (z.B. kolorektale Karzinome, Ovarial-CA, Endometrium-CA)
- **Adipositas**
- **einseitige Ernährung** (viel Fett und Fleisch)

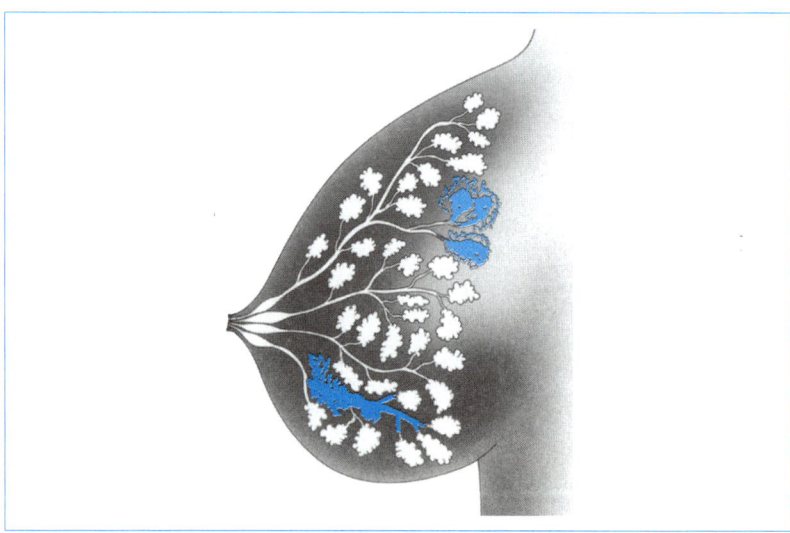

Abb. 9.5: Invasives duktales und lobuläres Mamma-Karzinom [4]

- **Noxen:** ionisierende Strahlung, Zigarettenrauchen
- **Östrogentherapie** in der Menopause
- umstritten: **Virusinfektionen**

Karzinomarten

Es gibt **verschiedene Ursprungsorte** für Karzinome im Bereich der Mamma, je nach Ursprungsort unterscheidet man:
- **duktales Karzinom:**
  - vom Epithel innerhalb der Milchgänge ausgehend
  - ca. 80–90 % d. F.
- **lobuläres Karzinom:**
  - von Zellen innerhalb der Lobuli, außerhalb der Milchgänge ausgehend
  - ca. 10–20 % d. F., häufiger als das duktale CA beidseitig
- **M. Paget:**
  - von Zellen der Mamille ausgehende ekzemartige Veränderungen im Bereich der Mamille
  - selteneres Karzinom
- **weitere Mamma-CA-Arten:** siehe Tab. 9.14

WHO-Klassifikation

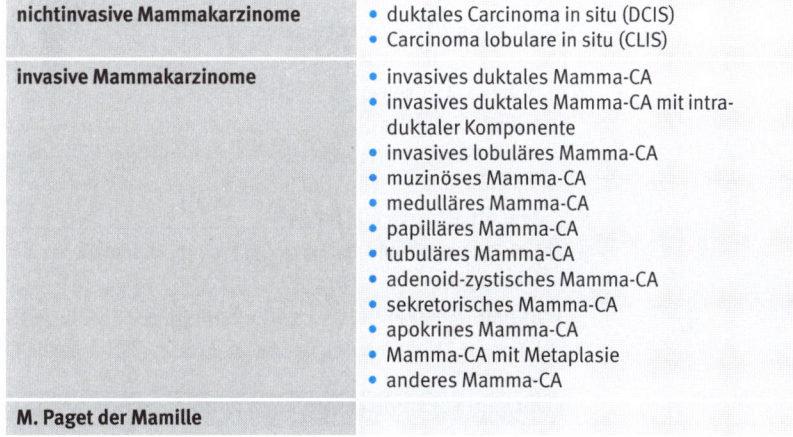

nichtinvasive Mammakarzinome	• duktales Carcinoma in situ (DCIS) • Carcinoma lobulare in situ (CLIS)
invasive Mammakarzinome	• invasives duktales Mamma-CA • invasives duktales Mamma-CA mit intraduktaler Komponente • invasives lobuläres Mamma-CA • muzinöses Mamma-CA • medulläres Mamma-CA • papilläres Mamma-CA • tubuläres Mamma-CA • adenoid-zystisches Mamma-CA • sekretorisches Mamma-CA • apokrines Mamma-CA • Mamma-CA mit Metaplasie • anderes Mamma-CA
M. Paget der Mamille	

Tab. 9.14: Klassifikation der Mammakarzinome nach WHO

Lokalisation

Das Mamma-CA findet sich über die Brust verteilt nicht in allen Quadranten gleich häufig

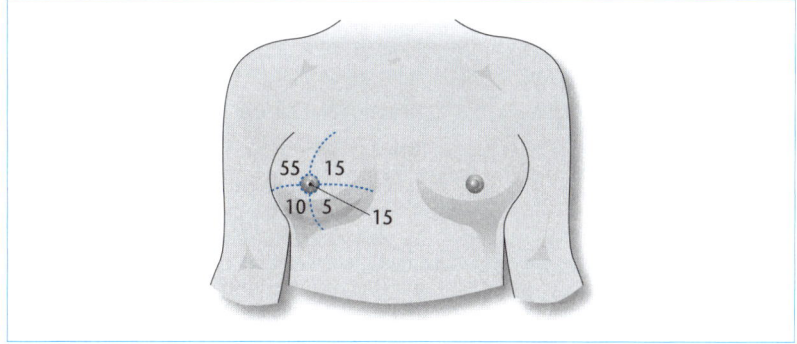

Abb. 9.6: Häufigkeitsverteilung des Mammakarzinoms in den einzelnen Quadranten der Brust (in %)

Metastasierung
- **lymphogen:** v. a. in die **axillären Lymphknoten**. Bei größerer Ausdehnung des Tumors und je nach Lokalisation auch Metastasierung nach **retrosternal, supraklavikulär** und nach **kontralateral** möglich.

> **Einteilung der axillären Lymphknoten:**
> - **Level I:** untere axilläre Lymphknoten lateral des Randes des M. pectoralis minor
> - **Level II:** mittlere axilläre und interpektorale Lymphknoten (sog. Rotter-Lymphknoten)
> - **Level III:** apikale axilläre Lymphknoten medial des medialen Randes des M. pectoralis minor (ohne die sub- und infraklavikulären Lymphknoten)

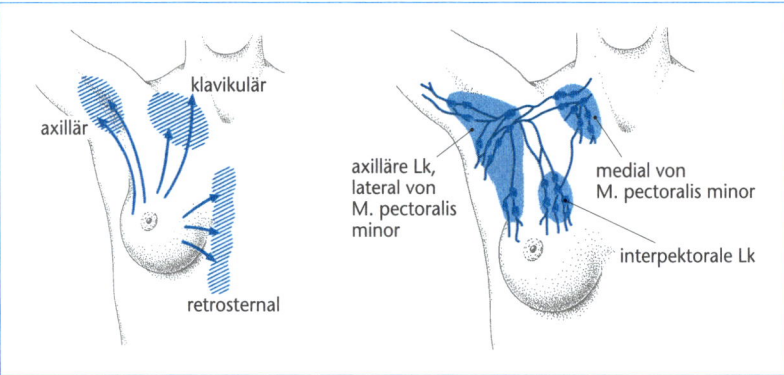

Abb. 9.7: Lymphabflussgebiete und Lymphknotenstationen der Mamma [2]

- **hämatogen:** bereits sehr **frühe hämatogene Metastasierung,** häufig ins **Skelett** (Rippen, Wirbelsäule), in **Lunge**, **Leber**, **ZNS** und die **Ovarien**

TNM-Stadien

TNM	Kriterien
TX	Primärtumor nicht beurteilbar
T0	kein Anhalt für Primärtumor
Tis	**Carcinoma in situ** (duktal oder lobulär), **M. Paget** ohne nachweisbaren Tumor
T1	**Tumor ≤ 2,0 cm**
T1mic	Mikroinvasion ≤ 0,1 cm (d. h., über die Basalmembran hinaus)
T1a	Tumorgröße > 0,1 und ≤ 0,5 cm
T1b	Tumorgröße > 0,5 ≤ 1,0 cm
T1c	Tumorgröße > 1,0 ≤ 2,0 cm
T2	**Tumorgröße ≤ 5,0 cm**
T3	**Tumorgröße > 5 cm**
T4	**Tumor jeder Größe mit direkter Infiltration der Brustwand oder Haut**
T4a	Ausdehnung auf die Brustwand (d. h. Rippen, Interkostalmuskulatur und M. serratus **ohne** M. pectoralis)
T4b	Infiltration der Brustwand mit Hautödem (Peau d'orange), Ulzerationen oder Hautmetastasen der ipsilateralen Brust
T4c	T4a und T4b gleichzeitig
T4d	entzündliches (inflammatorisches) CA mit diffuser, z. T. brauner Induration der betroffenen Haut, zusätzlich erysipelähnliches klinisches Bild

9.5 Mammatumoren

TNM	Kriterien
N0	keine regionären Lymphknotenmetastasen
NX	regionäre Lymphknoten nicht beurteilbar
N1	Metastasen in beweglichen, ipsilateralen axillären Lymphknoten
pN1a	nur Mikrometastasen ‹ 0,2 cm
pN1b	Metastasen in Lymphknoten, davon zumindest eine › 0,2 cm
pN1b (a) (pN1bi)	Metastasen in 1–3 Lymphknoten › 0,2 cm und ≤2,0 cm
pN1b (b) (pN1bii)	Metastasen in 4 oder mehr Lymphknoten › 0,2 cm und ≤2,0 cm
pN1b (c) (pN1biii)	Ausdehnung der Metastasen über die Lymphknoten-Kapsel hinaus (alle ‹ 2 cm)
pN1b (d) (pN1biiii)	Metastasen in Lymphknoten › 2 cm
N2	Metastasen in ipsilateralen axillären Lymphknoten, untereinander oder an anderen Strukturen fixiert
N3	homolaterale, verdächtige Lymphknoten supraklavikulär, infraklavikulär oder Lymphödem des Armes
MX	Fernmetastasen nicht beurteilbar
M0	keine Fernmetastasen
M1	Fernmetastasen vorhanden genaue Angaben zur Lokalisation (jeweilige Abkürzung in Klammern): Lunge (PUL), Leber (HEP), ZNS (BRA), Lymphknoten (LYM), Knochenmark (MAR), Pleura (PLE), Peritoneum (PER), Haut (SKI), andere (OTH)

Tab. 9.15: TNM-Stadien beim Mammakarzinom

Klinik
- **Leitsymptom: tasbarer, evtl. derber Knoten** im Bereich der Brust
- neu aufgetretene **Hauteinziehungen** oder **Vorwölbungen**
- neu aufgetretene **Asymmetrie der Brüste**
- pathologische **Sekretion**
- therapieresistentes und persistierendes **Erythem**
- **Peau d'orange:** Orangenhautzeichen (Haut sieht aus wie die Haut einer Orange, d.h. große Poren und derbe Hautstruktur), deutet auf eine subkutane oder kutane Infiltration hin.
- therapieresistente und persistierende **Ekzeme**
- sehr selten **Schmerzen in der betroffenen Brust**
- **Lymphknotenvergrößerungen**: v.a. axillär und subklavikulär

Komplikationen
- **frühe Metastasierung,** v.a. Skelett, die mit erheblichen Schmerzen einhergehen
- **häufig Lymphödeme**
- **häufig Lokalrezidive** auch nach Operation und anschließender Bestrahlung

Diagnose
Anamnese

Risikofaktoren, tastbare Knoten bei der Selbstuntersuchung

 Bei der Routineuntersuchung (auch ohne pathologischen Befund) ist die Frau immer zur **Selbstuntersuchung der Brust** anzuhalten. Dabei sollte die Frau die Quadranten von außen nach innen abtasten.

Untersuchung	- **Inspektion der Brust:** Asymmetrie, Orangenhaut, Erythem etc.
- **Palpation der Brust und der benachbarten Lymphknotenregionen:** Palpation der Mamma systematisch und nach Quadranten, Untersuchung im Stehen und Liegen
apparativ	- **Mammasonographie:** Schallabschwächung mit unscharfen Grenzen (sog. Tumorschatten)
- **Mammographie:** unscharf begrenzte Raumforderung mit Ausläufern sowie umgebenden Kalkspritzern
- **Galaktographie:** Bei pathologischer Sekretion sollte eine Darstellung der Milchgänge durch Einspritzen von Kontrastmittel erwogen werden.

 Bei **pathologischer Sekretion** sollte das Sekret immer asserviert und histologisch untersucht werden.

- **Mamma-MRT:** Durchführung mit Kontrastmittel: starke Kontrastmittelanreicherung der Raumforderung ist hochgradig tumorverdächtig, bei fehlender Kontrastmittelanreicherung kann man einen malignen Vorgang mit hoher Sicherheit ausschließen.

Biopsie	Bei verdächtigen Befunden in den technischen Untersuchungen (z. B. Mammasonographie, Mammographie) sollte immer eine **bioptische Sicherung des Befundes** erhoben werden.
- **Aspirationszytologie:** Feinnadelbiopsie unter sonographischer Kontrolle
- **operative Entfernung** eines Knotens mit Schnellschnittuntersuchung durch den Pathologen

 Bei einer histologischen Untersuchung sollte man immer den **Hormonrezeptorstatus** bestimmen. Dies ist zum einen wichtig für die weitere Therapie, zum anderen ein wichtiger Prognosefaktor.

 Zusätzlich sollte eine **Bestimmung des HER2-Proteins** (human epidermal growth factor receptors) durchgeführt werden. Ist die Zahl der HER-2-Proteine erhöht, verschlechtert sich die Prognose, da Rezidive häufig sind.

Labor	Bei V. a. Mamma-CA sollten die **Tumormarker** CEA, MCA, CA 5–3, CA 19–9 und CA 54–9 bestimmt werden. Zusätzlich Bestimmung von LH, FSH und Östrogen.

 Bei einem histologisch gesicherten Mamma-CA sollten ein **Staging** zur Tumorstadieneinteilung (Bestimmung der Tumorgröße und -ausbreitung innerhalb des befallenen Organs, der Lymphknoten und weiterer Organe) und Metastasensuche durchgeführt werden. Dies ist von Bedeutung für die Therapieplanung und die Prognose. Zum Staging werden folgende Untersuchungen durchgeführt:
- **Röntgen Thorax** (ggf. CT Thorax): Ausschluss von Lungenmetastasen
- **Oberbauchsonographie** (ggf. CT Abdomen): Ausschluss von Leber- und retroperitonealen Metastasen
- **Skelettszintigraphie:** Ausschluss von Skelettmetastasen

Therapie

operativ

– Mastektomie

Je nach Tumorausdehnung und Alter der Patientin können verschiedene chirurgische Verfahren in Betracht gezogen werden:

Man unterscheidet hier 3 Varianten:
- klassische radikale Mastektomie (OP nach Rotter/Halsted):
  - **Indikation:** invasive Mammakarzinome mit ungünstigen Tumorgrößen, multizentrische Karzinome, Rezidive
  - **Durchführung:** Entfernung der Brust, der Pektoralismuskulatur, der ipsilateralen axillären Lymphknoten und des axillären Fettgewebes
  - sehr radikale Operationsmethode mit dementsprechend schlechtem kosmetischem Ergebnis, deshalb nicht mehr sehr gebräuchlich
- modifizierte radikale Mastektomie (OP nach Patey):
  - **Indikation:** Tumoren > 3 cm und Lymphknotenmetastasen in Level I–II
  - **Durchführung:** Entfernung der Brust, der Pectoralisfaszie, der ipsilateralen axillären Lymphknoten und des axillären Fettgewebes bis zur V. axillaris
  - radikale Operationsmethode, wird heute noch häufig angewandt
- subkutane Mastektomie:
  - **Indikation:** fast ausschließlich prophylaktische Operationen (z. B. bei Nachweis eines der oben genannten Gene oder positiver Familienanamnese)
  - **Durchführung:** Entfernung des Brustdrüsenkörpers, dabei bleiben die Haut der Brust und im Bereich der Mamille erhalten. Diese Haut deckt dann einen Brustaufbau mit Implantaten.

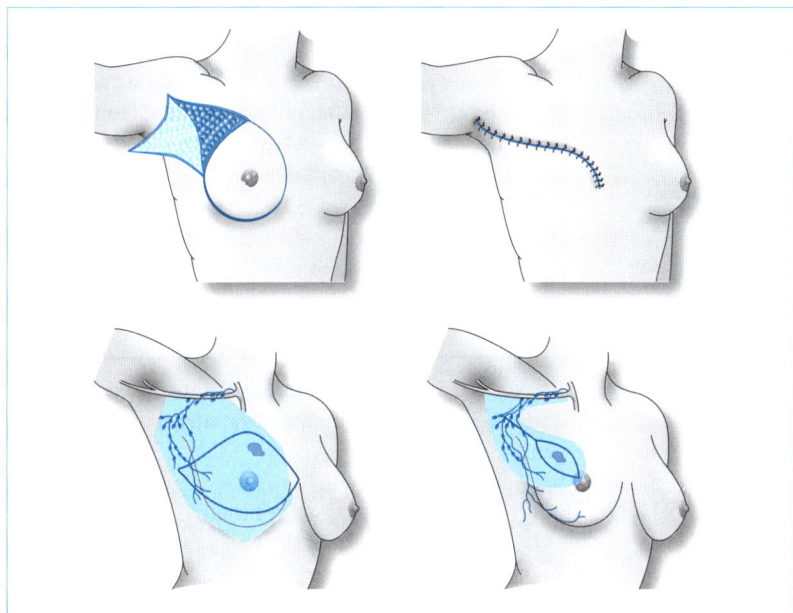

Abb. 9.8: Schnittführung bei Mastektomie, Schema

– brusterhaltende Therapie (BET)

Dieses Verfahren wird heute der Mastektomie vorgezogen, da es psychisch und physisch nicht so belastend ist. Bei beiden Verfahren ist die 5-Jahres-Überlebenswahrscheinlichkeit in etwa gleich, allerdings ist die Gefahr von Lokalrezidiven bei der BET 3fach erhöht. **Kontraindikationen für eine BET:**

- Infiltration der Haut
- multizentrische Karzinome
- nicht vollständig freier Tumorrand
- großer und ausgedehnter Tumor
- Einbruch ins Lymph- oder Blutgefäßsystem

Auch bei der BET unterscheidet man verschiedene Vorgehensweisen:
- Tumorektomie
  - **Indikation:** Tumorstadium T1 oder maximale Ausdehnung bis zu 2,5 cm
  - **Durchführung:** Tumorenukleation mitsamt der ihn bedeckenden Haut (Sicherheitsabstand mind. 1 cm nach allen Seiten hin) und Entfernung **der axillären Lymphknoten** über zusätzlichen Schnitt (einzeitiges Vorgehen)
- Segmentresektion/Quadrantektomie
  - **Indikation:** kleine, deutlich abgrenzbare Tumoren ohne LK-Befall
  - **Durchführung:** präoperative Markierung des Tumors mit Stahlstift oder Nadel (unter Röntgenkontrolle) zur gezielten Tumorentfernung, Entfernung eines Brustsegments oder -quadranten (Sicherheitsabstand mind. 2 cm) und Entfernung **der axillären Lymphknoten** über zusätzlichen Schnitt (einzeitiges Vorgehen)

> Die **axilläre Lymphonodektomie** (Lymphknotenentfernung) sollte sowohl bei der Mastektomie als auch bei der BET durchgeführt werden. Die Ermittlung des Lymphknotenstatus und die Entfernung etwaiger Lymphknotenmetastasen (N in der TNM-Klassifikation) ermöglicht prognostische Aussagen.
> **Durchführung:** Bei der Mastektomie LK-Entfernung über den gleichen Schnitt, bei der BET bzw. Segmentresektion/Quadrantektomie durch Anlegen eines zweiten Schnittes in der Axilla; Freilegung der anatomischen Strukturen (insb. Nerven und Gefäße) mit anschließender möglichst radikaler Entfernung der Lymphknoten der Level I und II.
> **Sentinel-Lymphknoten-Technik:** Dient der selektiven Entfernung von Lymphknoten, um so die Morbidität der Patientinnen herabzusetzen. Man versucht, einen präoperativ markierten Lymphknoten während der Operation aufzusuchen und zu biopsieren. Ist dieser Lymphknoten in der Schnellschnittuntersuchung tumorfrei, muss keine komplette Lymphonodektomie durchgeführt werden.

– Mammarekonstruktion

Bei der Mastektomie kann eine **Rekonstruktion der Mamma** angestrebt werden, da der Verlust der Brust für viele Patientinnen nicht nur kosmetisch, sondern vor allem psychisch sehr belastend ist. Es gibt verschiedene Arten der Rekonstruktion der Brust. Diese Verfahren können in der gleichen Operation erfolgen, in der auch die Mastektomie durchgeführt wird (einzeitig), oder nach Abschluss weiterer Therapieschritte, z. B. der Radiatio in einer weiteren Operation (zweizeitig). Es bieten sich u. a. folgende Verfahren an:
- **transversale Rectus-abdominis-Lappenplastik (TRAM):** Modellierung der Brust aus einem Teil des M. rectus zur neuen Brust
- **Latissimus-dorsi-Lappenplastik:** Modellierung der Brust aus einem Teil des M. latissimus dorsi
- **Einbringung von Prothesen,** z. B. Silikonkissen, NaCl-Kissen
- **Mamillenrekonstruktion:** aus autologem Material wie Labia majora oder mittels Tätowierung nach Abschluss des Brustaufbaus

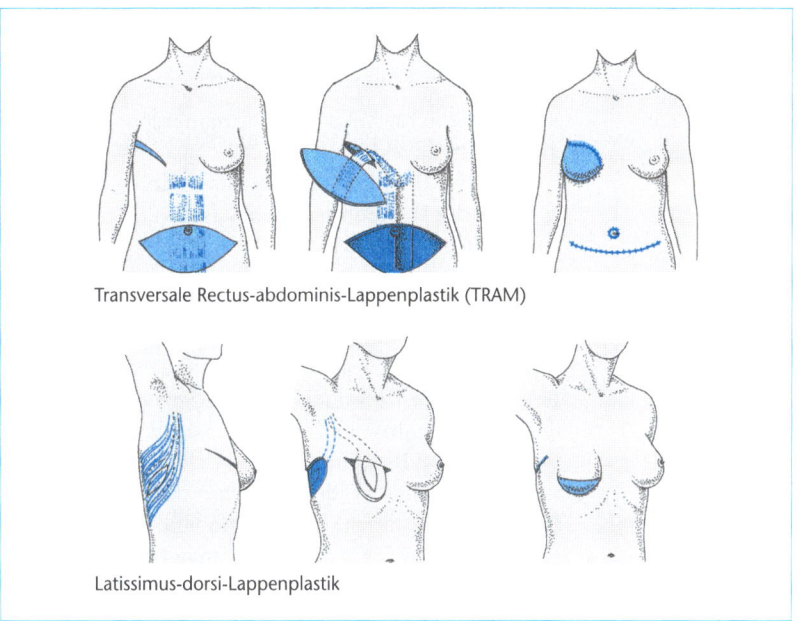

Abb. 9.9: TRAM und Latissimus-dorsi-Lappenplastik, Schema [4]

adjuvante (kurative) Therapie

Unter **adjuvanter Therapie** versteht man die postoperative Therapie beim Mamma-CA im M0-Stadium. Dabei sollen vermeintliche **Mikrometastasen** im ehemaligen Tumorgebiet und den angrenzenden Lymphabflussgebieten zerstört werden. Das Ziel ist die völlige Reduktion von Tumorgewebe, also die Heilung der Patientin. Dazu gibt es verschiedene Methoden, die u. U. miteinander kombiniert werden können:
- **Radiatio** (Strahlentherapie)
- **systemische Therapie** (**Chemo-** und **Hormontherapie**)

Radiatio (Strahlentherapie)

- **Indikation:** Die Strahlentherapie wird fast immer nach einer BET und fast nie nach einer Mastektomie (außer bei Infiltration des M. pectoralis) durchgeführt. Des Weiteren werden ausgedehnte Tumoren bestrahlt.
- **Durchführung:** perkutane Bestrahlung von Mamma, Thoraxwand, Lymphknotenabflussstationen und Axilla im weiteren Sinn. In einigen Zentren hat sich eine **Elektronenboostbestrahlung** (d.h. intensive Bestrahlung mit 10 Gy ausschließlich im Tumorbett) durchgesetzt. Die Gesamtdosis für 20–25 Sitzungen liegt bei 45–55 Gy.

> Nach Bestrahlung der Axilla kommt es häufig zu **Lymphödemen im Bereich des Armes,** da der Lymphabfluss gestört ist. Deshalb sollte sehr selektiv bestrahlt werden.

- Kombination mit Chemotherapie möglich

Chemotherapie

- **Indikation:** Die Indikation zur Chemotherapie wird im Hinblick auf die TNM-Klassifikation gestellt.
- **Durchführung:** Gemäß den Standards werden Chemotherapien nach dem AC- (Adramycin/Cyclophosphamid), EC- (Epirubicin/Cyclophosphamid)

	oder CMF-Schema (Cyclophosphamid/Methotrexat/5-Fluorouracil) durchgeführt.
	• Kombination mit Hormontherapie möglich
Hormontherapie	• **Indikation:** Nachweis von Hormonrezeptoren
	• Man unterscheidet:
	– **ablative Hormontherapie:** Ausschaltung der Ovarien
	– **additive Hormontherapie:** Gabe von Hormonen und Antihormonen zur Beeinflussung des Östrogen- oder Progesteronspiegels
	• Kombination mit Chemotherapie möglich.
– Tamoxifen	Mittel der Wahl. Es handelt sich um einen **kompetitiven Antagonisten am Östrogenrezeptor** (=**Antiöstrogen**). Gabe über 5 Jahre, bei prämenopausalen Patientinnen Kombination mit GnRH-Analoga.
– Aromatasehemmer	**Hemmung der Umwandlung von Androgenen in Östrogene** durch Hemmung des Enzyms Aromatase. Gabe bei Versagen von Tamoxifen für 5 Jahre.
– GnRH-Analoga	**Besetzung von Rezeptoren im Bereich der Hypophyse** → verminderte Ausschüttung von LH und FSH durch Rezeptordesensibilisierung → Downregulierung der Funktion der Ovarien (sog. **funktionelle Ovarektomie**). Gabe der Medikamente für mindestens 2 Jahre. Kombination mit Antiöstrogenen möglich.
palliative Therapie	Unter **palliativer Therapie** versteht man die Therapie bei M1-Stadium. Eine Heilung ist nicht mehr möglich. Das primäre Ziel der palliativen Therapie ist die Verbesserung und Erhaltung der Lebensqualität. Auch hier stehen wieder verschiedene Möglichkeiten zur Verfügung, welche u. U. kombiniert werden.
– operativ	Bei bereits präoperativ bekannten Fernmetastasen ist die operative Therapie nicht Mittel der Wahl. Es werden größere Tumormassen entfernt, wobei das Ziel keine R0-Resektion ist. Größere solitäre Metastasen werden entfernt.
– Chemotherapie	Die Chemotherapie zielt auf Verminderung der Tumormassen und der Metastasengröße ab.
– Hormontherapie	Es stehen die gleichen Medikamente wie bei der adjuvanten Therapie zur Verfügung. Es sollte bald mit der Hormontherapie begonnen werden, um das Wachstum von Tumor und Metastasen zu stoppen.

Prognose

Prognosekriterien n. Possinger

Man kann die Prognose mittels der Prognosekriterien n. Possinger festlegen: Dabei erhalten verschiedene Kriterien Punktwerte, die dann addiert werden.
- Summe < 7 Punkte: Prognose relativ günstig
- Summe > 7 Punkte: Prognose ungünstig

Kategorie	Kriterien	Punkte
Metastasenlokalisation	• Knochen, Haut, Weichteile, Erguss	je 1
	• Knochenmarkskarzinose (Leukozyten < 3000/μl, Thrombozyten < 100.000/μl)	4
	• Einzelne, knotige Lungenmetastasen, Anzahl bis 10	3
	• Diffuse, knotige Lungenmetastasen, Anzahl über 10	5
	• Lymphangiosis carcinomatosa pulmonalis	6
	• Lebermetastasen	6

Kategorie	Kriterien	Punkte
Rezeptorstatus	• positiv • unbekannt • negativ	1 2 3
krankheitsfreies Intervall (zwischen Primär-OP und Metastasendiagnose)	• ‹ 2 Jahre • › 2 Jahre	1 3

Tab. 9.16: Prognosekriterien beim Mammakarzinom nach Possinger

Grading / axillärer LK-Befall

Einschätzung der Prognose anhand des **Gradings** und der **Anzahl der befallenen axillären Lymphknoten** nach histologischer Aufarbeitung.

Das **Grading** wird vom Pathologen nach histologischer Untersuchung des OP-Präparates anhand der TNM-Klassifikation festgelegt. Das Grading gibt die Differenzierung des Tumors an: **Je höher das Grading, desto undifferenzierter ist die Tumormasse** und desto schwerer ist die Therapie.

Grading	5-JÜR (in %)
I	80 %
II	50 %
III	30 %
Anzahl der befallenen Lymphknoten	**10-JÜR (in %)**
0	60–80 %
1–3	35–50 %
› 4	10–35 %

Tab. 9.17: 5-Jahres-Überlebensrate (JÜR) in Abhängigkeit vom Grading und 10-Jahres-Überlebensrate in Abhängigkeit von den befallenen axillären Lymphknoten beim Mammakarzinom

Allgemein haben **inflammatorische und muzinöse Karzinome** eine sehr schlechte Prognose.

9.6 Nachsorge

9.6.1 Medizinische Nachsorge

Definition · Ziel · Zeitabstand · Nachsorgeuntersuchungen · Nachsorgemaßnahmen

Definition

Die medizinische Nachsorge dient der **Weiterbehandlung nach erfolgter operativer Therapie, Radiatio und/oder Chemotherapie eines Tumorleidens.**

Ziel

- Fortführung und Überwachung der durchgeführten Therapie
- Erkennen von **Komplikationen und Nebenwirkungen** der durchgeführten Therapien

Häufige postoperative Komplikatonen und Nebenwirkungen bei OP nach Wertheim-Meigs:
- Blasenentleerungsstörungen, Verletzung der Ureteren
- Lymphödem
- Verwachsungsbeschwerden bis zum Ileus
- Nervenschäden mit Einschränkungen der sensiblen und motorischen Innervation
- Dyspareunie

- **psychische Stabilisierung** und **psychosoziale Reintegration**
- bereits frühes Erkennen **von weiteren Erkrankungen,** die infolge des Tumorleidens aggravieren
- Erkennen von **Zweitmalignomen**

Zeitabstand   Nach Therapie eines Malignoms sollten bei den Nachsorgeuntersuchungen folgende Zeitabstände eingehalten werden:
- **bis 3. Jahr** nach Therapie: Nachuntersuchungen in 3-monatigen Abständen
- **3–5. Jahr** nach Therapie: Nachuntersuchung in 6-monatigen Abständen
- **ab 5. Jahr** nach Therapie: jährliche Kontrolle

 Die **Patientennachsorge** sollte in jedem Fall **länger als 5 Jahre** durchgeführt werden, da Rezidive (z.B. beim Mamma-CA) auch nach dieser Zeit noch auftreten können.

Nachsorgeuntersuchungen

Anamnese	Frage nach B-Symptomatik (Gewichtsveränderungen, Appetitlosigkeit, Leistungsminderung, Übelkeit, Nachtschweiß, Fieber und Abneigung gegen Fleischwaren)
Untersuchung	• **Inspektion** und Palpation der Brust und der regionären Lymphknoten • **vaginale Untersuchung** • ausgedehnte **körperliche Untersuchung** • **rektale Untersuchung** • **Auskultation von Herz und Lungen**
apparativ	Sonographie des Abdomens, ggf. CT Abdomen
Labor	Hämoglobin, Leukozyten, GOT, GPT, GGT, Calcium und alkalische Phosphatase
Nachsorgemaßnahmen	Sollte ein Rezidivverdacht bestehen, muss die Patientin unbedingt zur weiteren Diagnostik und ggf. Therapie vorgestellt werden. Sollten spezielle pflegerische oder physiotherapeutische Maßnahmen indiziert sein, kann dies mit der Krankenkasse vereinbart werden.

9.6.2 Psychische Betreuung

Gerade für Patienten mit einem Tumorleiden ist die psychische Betreuung von immenser Bedeutung. Für die **psychoonkologische Beratung** gibt es in größeren Zentren eigene psychoonkologische Ambulanzen, in kleineren Kliniken kann die Betreuung durch den Arzt, Seelsorger oder einen Sozialarbeiter durchgeführt werden:

- **Aufklärung** über die Krankheit, ihre Folgen und wie mit der Krankheit umgegangen werden kann
- Ansprechen und ggf. kurzzeitige medikamentöse **Behandlung von Depressionen oder Angstzuständen**
- **Verbesserung der Patienten-Compliance**
- **soziale Beratung** (oft Angst wegen des sozialen Umfeldes, Versorgung der Familie, Arbeitsplatz)

 Alle Patienten mit einem malignen Leiden sollten **psychoonkologisch** betreut werden.

9.6.3 Rehabilitation

Definition · Durchführung

Definition Die Rehabilitation dient der **Wiedereingliederung ins normale Alltagsleben,** inklusive **Wiedereingliederung ins Berufsleben.**

Durchführung Die Rehabilitation sollte **bereits im Krankenhaus beginnen** und in einer geeigneten **Reha-Klinik weitergeführt** werden. Bei der Durchführung der Reha-Maßnahmen sollte große Rücksicht auf die medizinische, berufliche und familiäre Situation der Patientin genommen werden. Insbesondere bei Frauen mit Kindern oder invaliden Patientinnen ist die Reha-Klinik in Absprache mit der Patientin sehr sorgfältig auszuwählen.

9.7 Früherkennung

Definition · Aufgaben der Früherkennung · Durchführung

Definition Vor einigen Jahren wurde noch der irreführende Begriff der Krebsvorsorge an Stelle des Begriffs Früherkennung verwendet. Sinn dieser Untersuchungen ist, Malignome bereits in frühen Stadien zu erkennen und damit auch einer frühen Therapie zuzuführen.

 Früherkennung bietet keinen Schutz vor einer Tumorerkrankung, sondern dient lediglich **der frühestmöglichen Diagnosestellung.**

Aufgaben der Früherkennung
- **Erkennen von Malignomen** und **gutartigen Tumoren** (allgemein und im Bereich der Genitalorgane)
- **Erkennen von Vorstufen** maligner Erkrankungen
- **Aufklärung über frühe Symptome** von Malignomen und Hinweis auf Möglichkeiten der Selbstuntersuchung, z. B. Mamma-Kontrolle durch Patientin
- **Hinweis auf potentielle Risikofaktoren** und evtl. **Vermeiden von Risikofaktoren**

Durchführung

Anamnese Frage nach **aktuellen Beschwerden, gynäkologischen Problemen** (z. B. Zyklusanomalien, Ausfluss, Fluor, Pruritus, Dyspareunie, Miktions- und Defäkations-

	probleme), **B-Symptomatik** (Gewichtsverlust, Nachtschweiß, Appetitlosigkeit, Leistungsminderung etc.), **Medikamenten** und **Familienanamnese**
Untersuchung	• **Allgemeinzustand** (z. B. starke Gewichtsabnahme, Zeichen einer allgemeinen Erkrankung) • Hinweise auf **Hautveränderungen**
– äußeres/inneres Genitale	• **Inspektion:** äußeres Genitale und Bauchdecke • **Spekulumuntersuchung:** Untersuchung des inneren Genitales und Entnahme von Abstrichen • **Kolposkopie:** Inspektion der Portiooberfläche mittels Lupenvergrößerung • **Palpation:** Bauchdecke, inguinale Lymphknoten, Vagina (**bimanuelle Palpation**) • **rektale Untersuchung**
– Mamma	• **Inspektion der Mammae** • Palpation der Mammae nach Quadranten. Dabei sollte auch auf Ausfluss aus dem Milchgang geachtet werden. • **Palpation der Lymphknoten** (v. a. axillär, supraklavikulär)
apparativ – Sonographie	• **Sonographie des Abdomens:** Suche nach tumor- oder metastasenverdächtigen Arealen in der Leber, Suche nach vergrößerten abdominellen Lymphknoten • **Vaginalsonographie:** Suche nach verdächtigen Strukturen im Bereich der Adnexen
– Mammographie	Eine **Mammographie** sollte unter folgenden Bedingungen durchgeführt werden: • bei tumorverdächtigen Arealen unverzüglich • bei positiver Familienanamnese oder Risikopatienten einmal im Jahr • ab dem 30. Lebensjahr sollte eine einmalige Mammographie als Referenzaufnahme durchgeführt werden. • ab dem 40. Lebensjahr: 2-jährliche Kontrollen • Bei verdächtigen Bezirken immer die Möglichkeit der diagnostischen Materialentnahme in Betracht ziehen.

Untersuchungsbefunde
– Spekulumuntersuchung/ Palpation

Spekulumuntersuchung	Palpation
• Tumor wirkt kraterförmig oder exophytisch wachsend • Kontaktblutungen bei Berührung • Ulzerationen • Jodprobe nach Schiller: gesundes Plattenepithel färbt sich braun, CA-Gewebe färbt sich nicht an	• Blutung nach Palpation • unregelmäßige Oberfläche der Portio und angrenzender Schleimhautbereiche • tastbare Veränderungen der Oberfläche mit Kratern oder Ausstülpungen • Infiltration der umliegenden Gewebe

Tab. 9.18: Spekulum- und Palpationsbefunde bei der gyn. Untersuchung des Cervix-CA

– Kolposkopie

 Bei der **Kolposkopie** erfolgt die Inspektion der Portio mittels Lupe (Vergrößerung ca. 40fach).
• **Nativbeobachtung:** Beurteilung der Transformationszone
• **Jod-Test n. Schiller:** Nach Auftragen verdünnter Essigsäure und Betupfen mit Jodlösung kommt es zur Braunfärbung normaler Plattenepithelzellen (jodpositiv), dysplastische Zellen bleiben ungefärbt (jodnegativ).

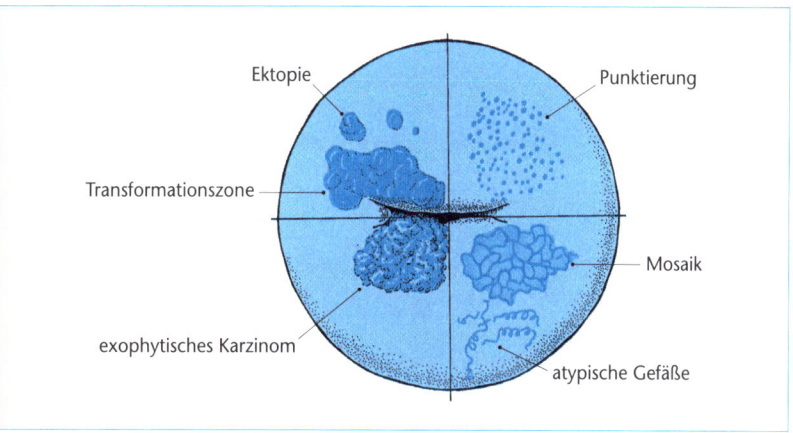

Abb. 9.10: Kolposkopiebefunde [4]

Beurteilung	Befund
normal	• Portio blassrosa • hochrote, scharf begrenzte Ektopie • **feine Gefäßzeichnung** in der Transformationszone • **keine** oder nur sehr wenig **Kontaktblutung**
patholo-gisch	• **atypische Gefäße:** wirr verlaufend, korkenzieherartig → V. a. Malignom • **jodnegative Bereiche:** keine Braunfärbung nach Auftragen von Jod → V. a. Malignom • **Leukoplakien** → V. a. Dystrophie oder Carcinoma in situ • **Punktierung:** Leukoplakiegrund, gefäßführende Papillen wirken nach Abstoßung der Hornschicht wie rote Pünktchen → V. a. Malignom (Malignomränder haben diese Form) • **essigweiße Bezirke** → V. a. Malignom • **Mosaik:** kleine helle Bezirke mit umgebendem Netz aus Gefäßen → V. a. Malignom

Tab. 9.19: Übersicht über die wichtigsten Kolposkopiebefunde

– Zytologie

 Für die **Zytologie** werden Abstriche aus dem Zervixkanal und von der Portiooberfläche genommen. Das Material wird auf einen Objektträger ausgestrichen und umgehend mittels Alkohol/Äther fixiert. Die Färbung und Klassifikation der Abstriche erfolgt nach **Papanicolaou (PAP I–V)**

PAP	Befund	Prozedere
0	unbrauchbarer Abstrich	sofortige Wiederholung
I	normales Zellbild	Kontrolle in 12 Monaten
II	entzündliche, aber unverdächtige Zellveränderungen	ggf. bei starken Entzündungsbeschwerden Wiederholung des Abstriches, ansonsten Kontrolle in 12 Monaten

PAP	Befund	Prozedere
III	schwere entzündliche oder degenerative Zellveränderungen, Carcinoma in situ (Cis) nicht sicher auszuschließen	kurzfristige Kontrolle, evtl. vorher Durchführung einer lokalen Therapie mit Östrogenen oder Entzündungshemmern
III D	Zellen mit leichter bis mäßiger Dysplasie	zytologische Kontrolle in 3 Monaten, ggf. Entnahme von Probenmaterial
III G	Drüsen- oder Stromazellen des Endometriums nach Menopause mit nicht sicher beurteilbarer Dignität	histologische Kontrolle nach Durchführung einer fraktionierten Kürettage
IV a	schwere Dysplasie oder Cis	histologische Kontrolle nach Durchführung einer Konisation oder gezielten Biopsie
IV b	schwere Dysplasie oder Cis, invasives CA nicht sicher auszuschließen	histologische Kontrolle nach Durchführung einer Konisation oder gezielten Biopsie
V	hochgradiger V. a. invasives Zervix-CA oder anderen malignen Tumor	histologische Kontrolle

Tab. 9.20: Klassifikation nach Papanicolaou und Prozedere

10 Lage- und Haltungsveränderungen der Beckenorgane

M. Gerstorfer

Die Organe des kleinen Beckens sind nicht fest fixiert, sondern werden durch Bänder und Bindegewebe in ihrer Position gehalten. Größere Lageveränderungen der weiblichen Beckenorgane können die Funktion der betroffenen Organe beeinträchtigen und zu einem **Organdeszensus bzw. -prolaps** oder zur Ausbildung einer **Harninkontinenz** führen (anatomische Grundlagen von Uterus und Beckenboden siehe Kap. 1.2).

 Descensus bzw. Prolaps der Beckenorgane und Harninkontinenz treten **häufig gemeinsam** auf.

10.1 Descensus und Prolaps von Uterus und Vagina

> **Definition:** Insuffizienz der Beckenbodenmuskulatur · Epidemiologie
> **Ätiologie/Pathogenese:** Beckenbodeninsuffizienz · Descensus uteri · Prolaps uteri · Descensus vaginae · Rektozele · Zystozele
> **Klinik:** Rückenschmerzen · Druckgefühl · Dyspareunie · Defäkations-/Miktionsbeschwerden · Blutungen · Infekte · Ulzerationen
> **Diagnose:** Anamnese · Untersuchung
> **Therapie:** medikamentös · operativ · Prognose

Definition	**Kaudalverlagerung des Uterus bzw. der Vagina** aus ihrer natürlichen Position
Epidemiologie	bei vielen älteren Frauen (> 55. Lebensjahr) findet sich bei der körperlichen Untersuchung eine **Bindegewebsschwäche**
Ätiologie/Pathogenese	zahlreiche Ursachen können zur **Beckenbodeninsuffizienz** und somit zur Senkung des weiblichen Genitaltraktes führen: • **Adipositas** • **Insuffizienz der Beckenbodenmuskulatur** bzw. des **Uterushalteapparates** • **Bindegewebsschwäche** • **Geburten** (v.a. bei lang andauernden Geburten, häufigen Geburten, Mehrlingsgeburten und in kurzer Zeit aufeinander folgenden Geburten) • **Erhöhung des intraabdominellen Druckes** (z.B. bei dauernder schwerer körperlicher Belastung)

 Adipositas (BMI > 35) führt zu einem siginifikant erhöhten Risiko, an einem Descensus uteri oder vaginae zu erkranken.

Senkungsformen	• **Descensus uteri:** Tiefertreten des Uterus in den Bereich der Scheide • **Prolaps uteri:** teilweiser (Partialprolaps) oder vollständiger (Totalprolaps) Vorfall des Uterus bis vor den Introitus vaginae

- **Descensus vaginae:** Senkung der Vagina nach außen
- **Rektozele:** Senkung des Rektums, resultierend aus Senkung der mit dem Rektum verwachsenen hinteren Scheidenwand (**Descensus vaginae posterior**)
- **Zystozele:** Senkung der Blase, resultierend aus Senkung der mit der Blase verwachsenen vorderen Scheidenwand (**Descensus vaginae anterior**)

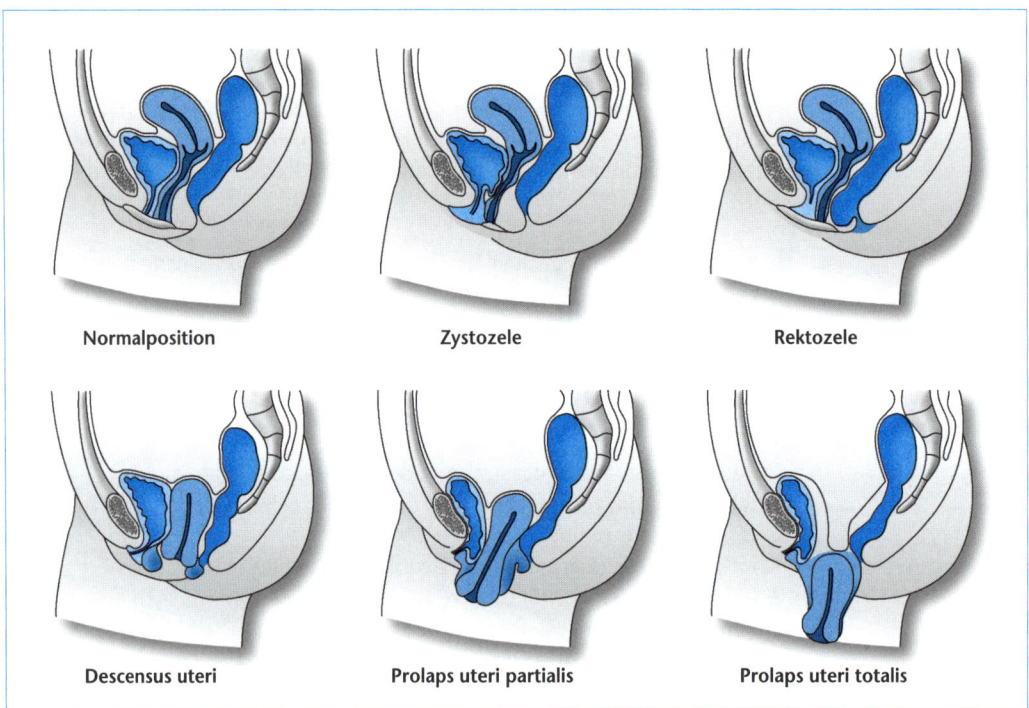

Abb. 10.1: Descensus- und Prolapsvarianten

Klinik

Je nach Art und Ausmaß des Vorfalls differieren die Symptome stark:
- **Schmerzen** (z.B. im Bereich des Rückens) durch Reizung der Nerven im Beckenbereich
- **Druckgefühl** (v.a. nach unten)
- **Dsypareunie**
- **Defäkationsbeschwerden** bei abgeklemmtem Darm (z.B. Obstipation, Schmerzen)
- **Miktionsbeschwerden** bei abgeklemmten Harnorganen (z.B. Harnverhalt, Brennen, Restharnbildung)
- **Stressinkontinenz**
- **Blutungen** aus der Vagina (eher selten und mit Schleimhautschäden verbunden)
- **gehäufte Infektionsrate** durch klaffenden Scheideneingang (v.a. Harnwegsinfekte) mit Ausfluss von Fluor
- **Ulzerationen** im Bereich der freiliegenden Vagina bzw. Portio

Diagnose

Anamnese

Frage nach Risikofaktoren (v.a. Geburten)

Untersuchung	• **gynäkologische Untersuchung** • **Pressversuch der Patientin:** erhöhter intraabdominellen Druck führt zu klaffendem Scheideneingang und vortretendem Uterus
Therapie supportiv	• **Beckenbodentraining:** Versuch der Stärkung von Muskulatur und Bindegewebe

 Nach dem Wochenbett empfiehlt sich die prophylaktische **Rückbildungsgymnastik** über einen längeren Zeitraum zur Vermeidung einer Beckenbodenschwäche.

	• ggf. Elektrostimulation der Beckenbodenmuskulatur • dauerhafte Einlage von unterschiedlich geformten **Pessaren** (z.B. Würfel, Ringe, Schalen) in die Scheide zur Stützung des darüber liegenden Gewebes

 Pessare müssen in monatlichen Abständen vom Frauenarzt **gereinigt** bzw. **gewechselt** werden. Durch das ständige Tragen kommt es häufig zu **Druckulzera**.

medikamentös	**Östrogene** (lokal oder systemisch: Stärkung der Durchblutung und Erhöhung des Wassergehaltes im Bindegewebe

operativ	• zur Beseitigung des Descensus wird in der Regel eine **Hysterektomie** (HE) durchgeführt. Die zahlreichen verschiedenen OP-Verfahren lassen sich in zwei Grundtechniken einteilen:
	  – **vaginale Hysterektomie:** nach HE über vaginalen Zugang wird Scheide gerafft und fixiert (Scheidenplastik = Kolporrhaphia)
	  – **abdominale Hysterektomie:** nach HE über abdominellen Zugang wird die Scheide refixiert
	• alternative Therapieoption wäre die **Diaphragmaplastik**.

Die chirurgische Therapie der Wahl ist die Hysterektomie. Sie sollte deshalb und wegen der hohen Rezidivrate nach einer Schwangerschaft erst **nach abgeschlossener Familienplanung** vorgenommen werden.

Prognose	hohe Rezidivrate auch bei operativer Therapie

10.2 Harninkontinenz

Ist die **Kontrolle der Blasenfunktion** (Harnkontinenz) gestört, kommt es zum **unwillkürlichen Harnabgang (Harninkontinenz)** infolge einer gestörten Reservoirfunktion der Blase. Man unterscheidet Stressinkontinenz, Dranginkontinenz und Überlaufinkontinenz.

Anatomie

Halteapparat	Uterus, Rectum und Harnblase werden von mehreren Bändern fixiert: • **Ligg. sacro-uterina und cardinale:** halten den Uterus im Bereich des kleinen Beckens fixiert • **Ligg. ovarii propria, rotunda und suspensoria ovarii:** Fixierung von Uterus, Tubae uterinae und Ovarien zueinander und zum Leistenband

Beckenboden	nach unten wird das Becken vom muskulären Beckenboden (= 3 übereinander angeordnete Muskelschichten) verschlossen
Diaphragma pelvis	• stärkste Schicht des muskulären Beckenbodens • **Lage:** überhalb des Diaphragma urogenitale als untere Begrenzung des Beckens • bildet den Abschluss des knöchernen Beckenrings zwischen den Beckenknochen nach unten • enthält nur Öffnungen für Harn- und Geschlechtsorgane sowie den Enddarm • besteht v.a. aus dem **M. levator ani** und dem **M. coccygeus** • **Innervation:** Plexus sacralis S3–4
Diaphragma urogenitale	• **Lage** zwischen Symphyse, Rami inferiores ossis pubis und Tuber ischiadicum • besteht v.a. aus dem **M. transversus perinei profundus** • **Innervation:** N. pudendus
Schließmuskelschicht	• **Lage:** unterhalb des Diaphragma urogenitale • besteht v.a. aus dem **M. sphincter ani externus** und dem **M. bulbospongiosus** • **Innervation:** N. pudendus
Sphinktersysteme	Das Halten des Harns wird durch 3 **Sphinktersysteme** möglich: • **Sphincter urethrae internus:** V.a. glatte Muskulatur mit Sitz am Blasenhals, wird durch den Sympathicus unwillkürlich innerviert • **Sphincter urethrae externus:** glatte und quer gestreifte Muskulatur mit Sitz im mittleren Harnröhrendrittel; Innervation durch den Plexus sacralis→ N. pudendus (willkürlich!). • **Beckenbodenmuskulatur** und **Bänder im Bereich des Beckens** als indirekter Sphinkter
Miktionsvorgang	• ausreichende Füllung der Blase → **Dehnungsrezeptoren** der Blase werden aktiviert → Afferenzen melden Füllung ans **Sakralmark** → **polysynaptische Umschaltung** im Sakralmark • Rückmeldung über den **N. pelvicus** zur Blase an die Muskelfasern des Blasenkörpers und des Blasenhalses (**M. sphincter vesicae interdus**) → Kontraktion der Muskulatur des Blasenkörpers (Frequenz der Kontraktionen steigt mit Füllungsgrad) → bei einer hohen Kontraktionsfrequenz erschlafft der innere Spinkter • willkürliche Erschlaffung des M. spincter vesicae externus bei ausreichender Blasenfüllung (Innervation über den **N. pudendus**, somatisch)

	anatomische Struktur
willkürlich	• Sphincter urethrae internus • Sphincter urethrae externus
unwillkürlich	• M. transversus perinei profundus • Venenplexus im Bereich des Sphincter urethrae externus

Tab. 10.1: Blasenverschlussmechanismen

10.2.1 Stressinkontinenz

> **Definition:** Abgang kleinerer Urinmengen bei erhöhtem Intraabdominaldruck · Epidemiologie
> **Ätiologie/Pathogenese:** Insuffizienz des M. Sphincter urethrae · vertikaler Descensus · rotatorischer Descensus · Risikofaktoren
> **Klinik:** Schweregrade I–III · Komplikationen
> **Diagnose:** Anamnese/Untersuchung · urodynamische Messungen · Zystogramm · Differentialdiagnose
> **Therapie:** konservativ · medikamentös · operativ · Prognose

Definition	Bei **Erhöhung des intraabdominellen Druckes** (z.B. durch Husten, körperliche Anstrengung, Bücken, Lachen) kommt es zum **Abgang kleinerer Urinmengen.**
Epidemiologie	Häufigkeit nimmt mit dem steigenden Lebensalter zu

> ❗ Stressinkontinenz ist nicht durch psychischen, sondern durch **physischen Stress** bedingt.

Ätiologie/ Pathogenese	**Beckenbodenschwäche** (z.B. postpartal) mit Absinken von Uterus und Vagina (Descensus vaginae et uteri) bedingt **Insuffizienz des M. sphincter urethrae.** Man unterscheidet folgende **Formen:**
vertikaler Descensus	Uterus und v.a. Blasenboden senken sich aufgrund ihrer geschwächten Symphysenbänder → Die Urethra kann den Druck nicht halten.
rotatorischer Descensus	Die Harnblase senkt sich aufgrund der Muskelschwäche des Beckenbodens in die Vagina hinein. Der Urethraverlauf bleibt nahezu unverändert, dagegen vergrößert sich der Winkel zwischen Blase und Harnleiter stark → der Verschluss der Blase ist nicht mehr gewährleistet.
Risikofaktoren	• schwere Adipositas • mehrere Geburten • Descensus uteri • Bindegewebsschwäche

> Beide Deszensusformen können einzeln oder kombiniert vorliegen und zusätzlich mit einer Vorwölbung der Blase **(Zystozele)** einhergehen.

Klinik

Schweregrad	Symptomatik
Grad I	unfreiwilliger Urinabgang bei starker körperlicher Belastung bzw. schneller Erhöhung des intraabdominellen Druckes (z.B. Niesen, Lachen, Husten, Heben schwerer Lasten)
Grad II	unfreiwilliger Urinabgang bei einfacher körperlicher Belastung (z.B. Laufen, Gehen, Treppensteigen, Aufstehen)
Grad III	unfreiwilliger Urinabgang unabhängig von körperlicher Belastung im Stehen, Sitzen oder Liegen (absolute Inkontinenz)

Tab. 10.2: Schweregrade der Stressinkontinenz

Komplikationen	häufige aszendierende Infektionen der Blase und ableitenden Harnwege

Diagnose
Anamnese — Frage v. a. nach Schwangerschaften, Geburten, bekannte Bindegewebsschwäche

Untersuchung — v. a. Blasen- und Uterussenkung in Steinschnittlage sicht- und prüfbar

apparativ
- **urodynamische Messung** (Urethro-Zystotonometrie): Messung des Blaseninnendrucks und des Sphinkterdruckes über eine in die Harnblase eingebrachte flexible Mess-Sonde (s. auch Lehrbücher der Urologie)
- **Zystogramm:** retrogrades Auffüllen der Blase mit Röntgen-Kontrastmittel zur Darstellung der Blase und der Urethra, Röntgenaufnahme von lateral im Stehen sowohl in Ruhe als auch beim Pressen

Differentialdagnose — andere Formen der Inkontinenz

Therapie — Inkontinenz Grad I–II

– supportiv
- **Beckenbodentraining** (auch mit Biofeedback) und **Miktionstraining** (kontrolliertes Halten des Urins über eine gewisse Zeit im Rahmen des Beckenbodentrainings. Anschließend kontrollierte Abgabe von Urin)
- **Gewichtsreduktion**
- **autogenes Training** zur Entspannung

– medikamentös
- **α-Sympathomimetika:** Tonuserhöhung der glatten Muskulatur
- **β-Sympathomimetika:** Kontraktion des M. sphincter externus
- **Östrogensubstitution:** vermehrte Füllung der Venenplexus im Beckenbereich und Proliferation des Harnröhrenepithels
- **Antidepressiva:** stark parasympatholytische Wirkung

Inkontinenz Grad II
– operativ

Bei Versagen der supportiven und medikamentösen Therapie gibt es eine Vielzahl von Möglichkeiten zur Operation, z. B.:
- Kollageninjektionen in die Harnblase
- **Harnröhrenschlingensuspension** (sog. TVT-Plastik), in Lokalanästhesie: Vorschieben eines Haltebandes von vaginal zwischen Blase und Symphyse zur Stützung der Blase
- **Blasenhalskorrektur** mit Rekonstruktion des physiologischen Blasenhalswinkels
- **vaginale Hysterektomie mit vorderer und hinterer Scheidenplastik:** der Uterus wird ohne Laparotomie über die Vagina entfernt, anschließend wird die Scheide gerafft und dadurch die Blasensenkung beseitigt

 Aufgrund der hohen Rezidivneigung sollte man ein **operatives Vorgehen möglichst lange vermeiden.**

Prognose
- bei Inkontinez Grad I mit konsequenter Beckenbodengymnastik gut, allerdings häufige Rezidive
- nach operativer Therapie i. d. R. gute Prognose

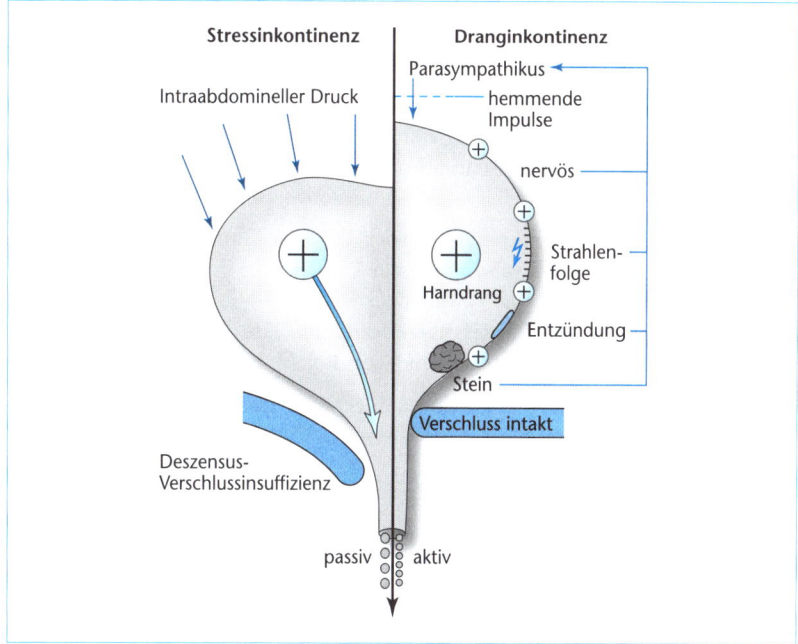

Abb. 10.2: Pathogenese der Stress- und Dranginkontinenz [4]

10.2.2 Dranginkontinenz

> **Definition:** unwillkürliche Kontraktionen des M. detrusor vesicae · Synonym · Epidemiologie
> **Ätiologie/Pathogenese:** sensorische Dranginkontinenz · motorische Dranginkontinenz
> **Klinik:** plötzlicher imperativer Harndrang · Komplikationen
> **Diagnose:** Anamnese · gynäkologische Untersuchung · Urin-Status · Zystoskopie · urodynamische Messungen · Differentialdiagnose
> **Therapie:** sensorische Dranginkontinenz · Biofeedback · medikamentös · motorische Dranginkontinenz · medikamentös

Definition	Bei der Dranginkontinenz führt ein **Innervationsdefekt** zu **unwillkürlichen Kontraktionen des M. detrusor vesicae**, wodurch es (trotz intaktem Blasenverschlussmechanismus) zu einem unfreiwilligen Harnabgang in größeren Mengen kommt.
Synonym	Urge-Inkontinenz
Epidemiologie	Häufigkeit nimmt mit dem steigenden Lebensalter zu
Ätiologie/ Pathogenese	man unterscheidet **zwei Arten der Dranginkontinenz:**
sensorische Dranginkontinenz – Ursache	• Harnwegsinfekte und Blasensteine • postmenopausaler Östrogenmangel • Tumoren der Blasenwand

– Pathomechanismus	• Chemo- und Strahlentherapie • Operationen im kleinen Becken (z. B. Hysterektomien, (Rektum-)Eingriffe) erniedrigte Reizschwelle der Dehnungsrezeptoren, die den Füllungszustand der Harnblase kontrollieren → Harndrang bereits bei geringer Blasenfüllung und Harnabgang durch spontane Relaxation des Blasensphinkters und Kontraktion der Blasenmuskulatur
motorische Dranginkontinenz – Ursache	• Erkrankungen des ZNS (v. a. Tumoren und Zerebralsklerose) • psychosomatische Ursachen
– Pathomechanismus	Wegfall hemmender Impulse → unwillkürliche Kontraktionen des **M. detrusor vesicae (Hyperreflexie)** und Drucksteigerung der Harnblase mit unwillkürlicher Blasenentleerung (sog. **Reizblase**)
Klinik	plötzlicher sog. **imperativer Harndrang** (engl. urge = Drang) mit unmittelbar nachfolgender Entleerung der Blase
Komplikationen	• häufige aszendierende Infektionen der Blase und ableitenden Harnwege • hohe psychische Belastung
Diagnostik	
Anamnese	Frage v. a. nach Vorerkrankungen, Operationen, Radiatio
Untersuchung	Ausschluss anderer Ursachen
Labor	**Urin-Status:** Nachweis eines Harnwegsinfekts
apparativ	• **Zystoskopie:** Nachweis von Tumoren, mechanischen Hindernissen (Blasensteine) oder Infektionen • **urodynamische Messung:** Messung des Blaseninnendrucks und des Sphinkterdruckes (s. auch Lehrbücher der Urologie) • **Zystotonometrie:** Aufzeichnung unwillkürlicher Detrusorkontraktionen
Differentialdiagnose	neurogene Reflexinkontinenz durch Trauma im Bereich des Rückenmarks

 Im Gegensatz zur neurogenen Reflexinkontinenz (z. B. bei Querschnittslähmung) ist bei der Dranginkontinenz eine **willkürliche Blasenentleerung möglich.**

Therapie	
sensorische Dranginkontinenz	• **Entspannungstraining** oder **Biofeedback** • **Antidepressiva:** Parasympatholyse • ggf. **Östrogensubstitution**
motorische Dranginkontinenz	• **Parasympatholytika:** medikamentöse Blasensedierung • ggf. Östrogensubstitution

Die **Dranginkontinenz** ist **nur medikamentös zu behandeln!** In seltenen Fällen (z. B. Tumor im Bereich der Blase oder Stenose des ableitenden Harnsystems) kann man eine symptomatische Operation anstreben.

10.2.3 Überlaufinkontinenz

> **Definition:** Überlaufen der Blase nach Überschreiten des urethralen Verschlussdruckes · Synonym
> **Ätiologie:** Tumoren · Fehlfunktion des Reflexbogens · Gravidität · Prolaps uteri
> **Pathogenese:** pathologischen Überdehnung der Blasenwand durch Abflusshindernis
> **Klinik:** Ständiges Harnträufeln · Komplikationen
> **Diagnose:** wie 10.2.1 / 10.2.2
> **Therapie:** Katheteranlage · Operative Entfernung des Abflusshindernisses · Prognose

Definition	Die Überlaufinkontinenz entsteht, wenn der Blasendruck den urethralen Verschlussdruck **überschreitet.** Dies geschieht bei meist übervoller Blase aufgrund einer **Harnabflussbehinderung.**
Synonym	Überlaufblase, Ischuria paradoxa
Ätiologie	häufigste Ursachen der **Harnabflussbehinderung:** • **benigne oder maligne Tumoren** (z. B. Myome, Karzinome) • **Fehlfunktion des Reflexbogens,** der zur **Blasenentleerung** führt (z. B. durch diabetische Neuropathie, Verletzung des Rückenmarks, Blasendenervierungen nach größeren Operationen im Bereich des kleinen Beckens) • **Gravidität** • **Prolaps uteri**
Pathogenese	Das Abflusshindernis führt zu einer **pathologischen Überdehnung der Blasenwand**, durch den hohen Blasendruck wird der Verschlussmechanismus überschritten und es kommt zum Urinabgang.

 Bei der Überlaufinkontinenz kann sich die Blase meist wegen eines Abflusshindernisses kaudal der Blase nicht entleeren und es kommt erst zum Harnabgang, wenn die Blase „überläuft".

Klinik	ständiges Harntröpfeln
Komplikationen	• häufige Harnwegsinfekte • Entzündungen der Nieren und oberen Harnwege
Diagnostik	wie bei den anderen Inkontinenzformen
Differentialdiagnose	andere Formen der Inkontinenz
Therapie	• Blasenentleerung durch **Katheteranlage** • Beseitigung des **Abflusshindernisses durch OP,** ggf. Anlage einer suprapubischen Blasenfistel
Prognose	Je nach Ursache verschieden: Bei manchen Ursachen (z. B. maligne Tumoren) ist die Anlage einer Blasenfistel die einzig mögliche Therapie.

10.3 Harnfistel

> **Definition:** pathologische Verbindung ableitender Harnwege mit nicht zu den Harnwegen gehörigen Organen/Strukturen · Synonym · Epidemiologie
> **Ätiologie/Pathogenese:** maligne Erkrankung · Z. n. OP · Trauma · iatrogen
> **Klinik:** Entlerung von Urin aus Fistelöffnung · Komplikationen
> **Diagnose:** Anamnese · Untersuchung · radiologische Darstellung · Prognose

Definition	Bei der Harnfistel haben die ableitenden Harnwege Verbindung mit Organen bzw. Strukturen, die nicht zu den Harnwegen gehören.
Synonym	extraurethrale bzw. absolute Harninkontinenz
Epidemiologie	tritt nahezu immer bei Patienten mit einer **Voroperation, Bestrahlung** oder einer **schweren Entzündung** im Bereich des kleinen Beckens auf
Ätiologie/ Pathogenese	eine Fistelbildung kann verschiedene Ursachen haben: • **maligne Erkrankung** (z. B. Nekrose nach Tumordurchbruch in Blase) • **Z. n. operativen Eingriffen** im Bereich des kleinen Beckens • **Trauma** allgemein (z. B. Pfählungsverletzung) oder im Rahmen von Geburten • **iatrogen**, z. B. suprapubische Blasenfistel
Klinik	fast kontinuierliche Entleerung von Urin aus Fistelgang
Komplikationen	je nach Fistelausgang häufig Harnwegsinfekte
Diagnose	
Anamnese	v. a. Frage nach ständigem Harnabgang, Vorerkrankungen, Operationen, Radiatio
Untersuchung	• Sondierung des Fistelgangs • Ausschluss anderer Ursachen • **Blauprobe**: i.v. Gabe eines harngängigen Farbstoffes zur Identifizierung von Harnleiter-Scheidenfisteln
apparativ	**radiologische Kontrastmitteldarstellung** des Fistelgangs mittels über die Fistelöffnung eingebrachtem Kontrastmittel
Therapie	**Versuch der Verklebung** z. B. mit Fibrinkleber oder operative Sanierung durch Übernähung
Prognose	• je nach Grunderkrankung und Ursache der Fistel unterschiedliche Prognose • häufig sind mehrere Therapieversuche nötig, um eine Fistel langsam zu verschließen

11 Akute Notfallsituationen

M. Gerstorfer

In der Gynäkologie kann es aufgrund von Tumoren, Traumata oder Entzündungen zu akuten Nofallsituationen kommen, die u.U. eine schnelle Diagnostik und Therapie erforderlich machen.

11.1 Blutungen

> **Definition:** von Menstruationsblutung abweichend bezüglich Intervall/Dauer/Stärke
> **Ätiologie/Pathogenese:** Verletzungen · Tumoren · weitere Ursachen · Entstehungsort
> **Klinik:** vulvovaginale/uterine/intraabdominale Blutungen
> **Diagnose:** Anamnese · Untersuchung · Labor · apparativ · operativ · Differentialdiagnose
> **Therapie:** supportiv · medikamentös · operativ · Prognose

Definition

Irreguläre Blutungen in der Gynäkologie und Geburtshilfe unterscheiden sich von regulären Menstruationsblutungen durch Abweichungen bezüglich Blutungsintervall, -dauer und -stärke.

Einerseits werden irreguläre Blutungen in ihrer Bedrohlichkeit oft überschätzt, andererseits führen sie im Gegensatz zu regulären Menstruationsblutungen häufig zu **lebensbedrohlichen Notfällen.**

Ätiologie/Pathogenese

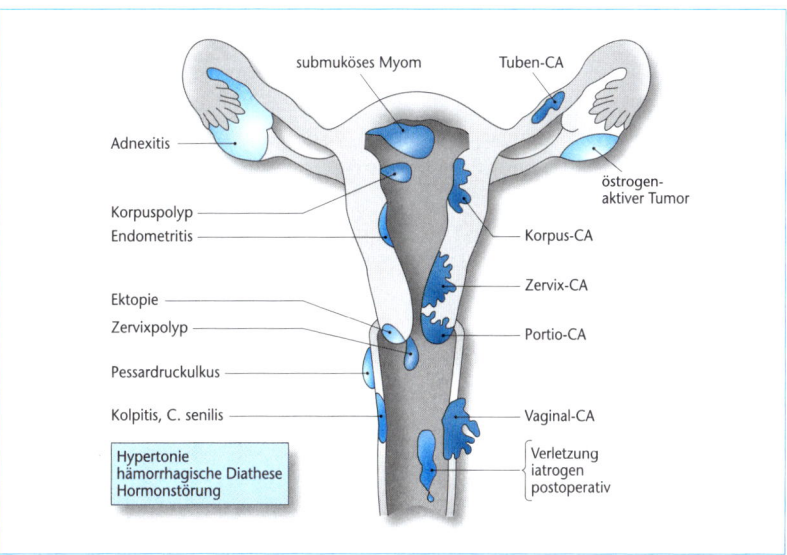

Abb. 11.1: Irreguläre genitale Blutungen

11 Akute Notfallsituationen

Irreguläre gynäkologische Blutungen resultieren meist aus Verletzungen oder Tumoren der Geschlechtsorgane und können uterin, vulvovaginal oder im Abdomen entstehen:

Verletzungen
- v.a. Vulva/Vagina betroffen
- Unfälle (Sturz auf Dammbereich, Fremdkörper, Pfählung)
- Vergewaltigung
- sexuelle Betätigung (Masturbation, Kohabitation)
- postoperativ

Tumoren
- maligne Tumoren (z.B. Vaginalkarzinom, Zervixkarzinom)
- benigne Tumoren (z.B. Uteruspolypen, Myom)

> **Blutungen in der Postmenopause** sind immer als pathologisch anzusehen und müssen immer abgeklärt werden.

weitere Ursachen
- angeborene Uterusanomalien
- Abort
- Extrauteringravidität
- Zyklusstörungen (Hypermenorrhoe, Menorrhagie, Metrorrhagie)
- postpartal
- Verletzungen/Tumoren der Nachbarorgane
- Antikoagulantientherapie

Zeitpunkt	Lokalisation	Blutungsursache
neonatologische Periode	Uterus	• Abbruchblutung
Ruheperiode, Präpubertät	Vulva/Vagina	• Verletzung (z.B. Vergewaltigung, Unfall) • Entzündung • Tumor (z.B. Scheidensarkom)
	Uterus	• Pubertas praecox • Pseudopubertas praecox
Pubertät	Vulva/Vagina	• Verletzung (z.B. Defloration, Vergewaltigung, Unfall) • Kolpitis
	Uterus	• Menarche • Menstruation
geschlechtsreife Periode	Vulva/Vagina	• Verletzung (z.B. Kohabitation, Vergewaltigung, Masturbation) • Varizen • Tumor (z.B. Vaginalkarzinom)
	Uterus	• dysfunktionelle Blutung • Zyklusstörngen (Hypermenorrhoe, Menorrhagie, Metrorrhagie) • Schwangerschaft (z.B. Nidationsblutung, Placenta praevia, vorzeitige Plazentalösung, Abort) • Geburt (z.B. vorzeitige Plazentalösung, Uterusruptur, Plazentalösungsstörung, atomische Nachblutung)
	intraabdominell	• Tumor (z.B. Zervixpolyp, Uterus myomatosus, Zervixkarzinom) • Extrauteringravidität • Corpus-luteum-Blutung • postoperativ

11.1 Blutungen

Zeitpunkt	Lokalisation	Blutungsursache
Postmeno-pause, Senium	Vagina	• Verletzung (z. B. erhöhte Verletzlichkeit bei Östrogenmangel, Pessar-Druckulkus) • Tumor (z. B. Vulvakarzinom, Vaginalkarzinom, Tumordurchbruch von Nachbarorganen)
	Uterus	• Abbruchblutung (bei Östrogentherapie) • Tumor (z. B. Polyposis uteri, Zervixkarzinom, Ovarialkarzinom, Tubenkarzinom)

Tab. 11.1: Zeitpunkt und Lokalisation gynäkologischer Blutungen

Klinik
- Blutung aus dem äußeren oder inneren Genitale bzw. auch intraabdominal
- ggf. sichtbare Verletzung von äußerem oder innerem Genitale
- z. T. mit akuten Schmerzen verbunden
- je nach Blutungsstärke evtl. hämorrhagischer Schock

> Bei akuten gynäkologischen Blutungen muss man immer eine **Verletzung oder Beteiligung von Nachbarorganen** (Blase, Harnröhre, Harnleiter, Rectum) in Betracht ziehen und ausschließen

Diagnose

Anamnese: genaue Zyklusanamnese, vorherige Blutungen, Ursache der Blutung (Trauma, Einnahme von Mitteln zur Blutverdünnung), Schmerzen, Schwangerschaften

Untersuchung:
- **Inspektion** des Genitales: Suche nach Blutungsursache im Vulva-/Vagina-/Zervixbereich (z. B. Malignom)
- **Palpation** zur Abklärung von Tumoren oder etwaigen Anomalien

Labor: Hb-Kontrolle, Elektrolyte, Gerinnung

apparativ:
- **Sonographie:** Lokalisation der Blutungsquelle, Aufsuchen des Douglas-Raumes

> Der Douglas-Raum ist anatomisch gesehen der **tiefste Punkt der Bauchhöhle**. In diesem Bereich sammelt sich Flüssigkeit (z. B. im Rahmen von Entzündungen oder Blutungen).

- ggf. **Röntgen** Abdomen, **CT** Abdomen

operativ: ggf. **Laparoskopie** oder **Laparotomie** als diagnostische und/oder therapeutische Maßnahme

Differentialdiagnose: nicht-gynäkologische Blutungsursachen (z. B. Hämorrhoiden, Dickdarmpolypen, Hämaturie)

Therapie

supportiv:
- Blutstillung durch **Kompression**, z. B. vaginale Tamponade
- medikamentöse Sicherung der **Vitalfunktionen** (z. B. Infusionen, Blutkonserven)

operativ:
- rasche chirurgische Versorgung der Wunde (z. B. bei akuter Lebensgefahr durch starke Blutung, Hb-wirksamen Blutungen oder starken Schmerzen)
- Laparotomie bei Verletzung des hinteren Scheidengewölbes und V. a. intraabdominelle Blutungen
- ggf. chirurgische Versorgung mitverletzter Nachbarorgane

Prognose: je nach Ursache und Ausmaß der Blutungen sowie der anschließenden Therapie verschieden

11.2 Akutes Abdomen

> **Definition:** lebensbedrohliche Erkrankungen mit akuten Bauchschmerzen
> **Ätiologie/Pathogenese:** sämtliche Fachgebiete · gynäkologische Ursachen
> **Klinik:** Verschlechterung des Allgemeinzustandes · abdominelle Schmerzen · peritoneale Reizung
> **Diagnose:** Anamnese · allgemeine/gynäkologische Untersuchung · Labor · apparativ · operativ · Differentialdiagnose
> **Therapie:** Sicherung der Vitalfunktionen · Schmerztherapie · Ursachenbeseitigung · Prognose

Definition

Akutes Abdomen ist der **Sammelbegriff für verschiedene Krankheitsbilder, die mit akuten, heftigen Bauchschmerzen einhergehen.** Diese in der Regel lebensbedrohlichen Krankheitsbilder bedürfen einer sofortigen Diagnostik und oft einer raschen chirurgischen Therapie.

Ätiologie/Pathogenese

Die Ursachen eines akuten Abdomens sind mannigfaltig und **betreffen sämtliche Fachgebiete** (siehe Differentialdiagnose und Lehrbücher der Chirurgie)

gynäkologische Ursachen
– bei jungen Frauen
- Extrauteringravidität
- Adnexitis
- stielgedrehtes Ovar
- intraabdominelle Blutung

– bei älteren Frauen
maligner Tumor

Klinik
- zunehmende **Verschlechterung des Allgemeinzustandes**
- akut auftretende **Schmerzen im Abdomen**
- Störung der Darmmotorik und /oder Miktion
- peritoneale Reizung
- Fieber
- Übelkeit, z. T. mit Erbrechen

 Abwehrspannung, Druck- und Loslassschmerz weisen auf eine **peritoneale Reizung** hin.

Diagnostik

Anamnese

Zyklusanamnese, Schwangerschaften, genaue Schmerzanamnese (Beginn der Schmerzen, Dauer, Schmerzcharakter, Lokalisation, Ausstrahlung), Frage nach Miktion und Stuhlgang, Auslandsaufenthalten, Geschlechtsverkehr, Infektionskrankheiten

allgemeine Untersuchung
- **Inspektion** der Bauchdecke: Hautveränderungen, Narben, äußere Verletzungen
- **Perkussion:** gebläht Abdomen
- **Palpation:** Beschaffenheit der Bauchdecke (harte Bauchdecke mit Abwehrspannung bei intraabdominellem Krankheitsbild), Resistenzen (z.B. walzenförmige Resistenz im linken Unterbauch als Zeichen einer Sigmadivertikulitis), Druckschmerz
- **Auskultation:** Darmgeräusche, Nebengeräusche (z.B. Strömungsgeräusch von Blutgefäßen)

gynäkologische Untersuchung	• Inspektion des Genitales • bimanuelle Untersuchung • Untersuchung mit dem Spekulum
Labor	Hb-Kontrolle, Elektrolyte, Lactat, Gerinnung
apparativ	• **Sonographie:** je nach Ursache z. B. freie Flüssigkeit im Bereich des Douglas-Raumes, Ruptur von Organen • ggf. Vaginalsonographie • ggf. Röntgen Abdomen • ggf. CT
operativ	ggf. Laparoskopie oder Laparotomie
Differentialdiagnose	Es kommen Differentialdiagnosen aus vielen Fachbereichen infrage, z. B.: – **Chirurgie** (z. B. Appendizitis, Sigmadivertikulitis, Darmruptur, Ileus, Mesenterialinfarkt, Meckel-Divertikel, Ulkusperforation) – **Urologie** (z. B. Nierenkoliken, Harnwegsinfekte) – **Innere Medizin** (z. B. Gastroenteritis)

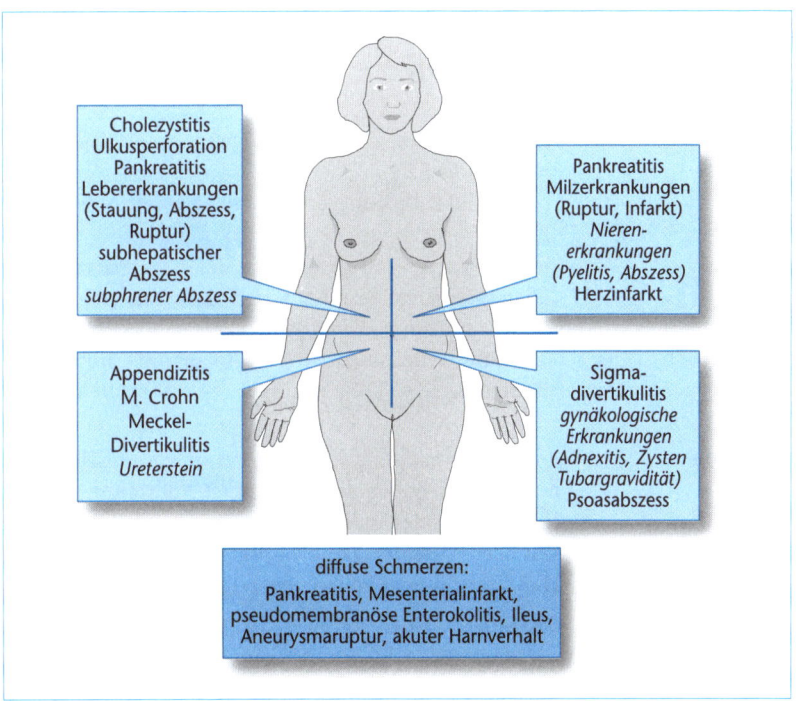

Abb. 11.2: Differentialdiagnose des akuten Abdomens [8]

Therapie

Sicherung der Vitalfunktionen	• Sauerstoffgabe • Volumengabe • Sicherung der Atemwege
Schmerztherapie	• Mittel erster Wahl: Buscopan und Novalgin i.v. • bei Versagen dieser Medikation Opiat oder Opioid (z. B. Dipidolor oder Fentanyl)

> **Schmerzmittel** sollte man **erst nach Abschluss der körperlichen Untersuchung** verabreichen, da sonst eventuell wichtige Symptome bei der körperlichen Untersuchung nicht bemerkt werden **(Verschleierungsgefahr)**.

Ursachenbeseitigung	ggf. durch Operation
Prognose	je nach Ursache und Ausmaß der zugrunde liegenden Erkrankung sowie der anschließenden Therapie verschieden

11.3 Toxisches Schocksyndrom

siehe Kap. 7.2.3

11.4 Ovarielles Überstimulationssyndrom

siehe Kap. 1.7.3

11.5 Vergewaltigung

> **Definition:** Geschlechtsverkehr gegen den Willen der Frau · Synonym · Epidemiologie
> **Ätiologie/Pathogenese:** Verletzungen · psychisches Trauma
> **Klinik:** Verletzungen des äußeren Genitales bis zu Pfählungs- oder Rissverletzungen
> **Diagnose:** kurze Rekonstruktion des Tathergangs · Anamnese · Untersuchung · Labor · apparativ · Differentialdiagnose
> **Therapie:** Wundversorgung · Empfängnisverhütung · psychologische Betreuung

Definition	Eine Vergewaltigung liegt vor, wenn der **Geschlechtsverkehr gegen den ausdrücklichen Willen der Frau** (unter Androhung bzw. Anwendung von körperlicher Gewalt oder anderer nachteiliger Folgen) erzwungen bzw. bei **Bewusstlosigkeit** oder **Willenlosigkeit** vollzogen wird. Es handelt sich dabei um eine **strafbare Handlung**, die der Polizei angezeigt werden muss.
Synonym	Sexualdelikt, Notzucht
Epidemiologie	sehr hohe Dunkelziffer, da nicht alle Straftaten der Polizei zur Anzeige gebracht werden
Ätiologie/ Pathogenese	Vergewaltigungen sind als dringende Notfälle zu betrachten, da einerseits der erzwungene Geschlechtsverkehr häufig zu **Verletzungen** (v.a. Genitalorgane, Rektum- und Dammbereich) führt, andererseits die Opfer **psychisch stark traumatisiert** sind.

11.5 Vergewaltigung

> Eine Vergewaltigung ist **altersunabhängig,** deshalb auch bei Säuglingen, Kindern und älteren Frauen bei entsprechender Verletzung an eine potentielle Vergewaltigung denken! **Meist sind die Täter dem Opfer bekannt,** oft sind es Verwandte, Bekannte oder der Lebenspartner, deshalb bei Bedarf solche Personen aus dem Raum bitten.

Klinik
Die Symptomatik ist sehr unterschiedlich und reicht von leichten **Verletzungen der Scheidenregion** bis zu komplizierten **Pfählungs- oder Rissverletzungen,** die u. U. bis ins Peritoneum reichen können.

Diagnose
Vergewaltigungsopfer befinden sich in einer psychischen Extremsituation. Um die Patientin keinem weiteren emotionalen Stress auszusetzen, sollten **Anamnese und Untersuchung möglichst behutsam** durchgeführt werden. Bei Möglichkeit sollte die untersuchende Person weiblich sein und die Untersuchung in Anwesenheit einer weiteren Person vornehmen.

> Der Arzt ist erst nach schriftlicher Einverständniserklärung der Patientin von der **Schweigepflicht gegenüber Dritten** (z. B. Polizei) entbunden.

kurze Rekonstruktion des Tathergangs
vorsichtiges, beruhigendes Eingehen auf die Patientin, brüske Formulierung der Fragen vermeiden. Wenn die Patientin bei eindeutigen Hinweisen auf eine Straftat **keine Angaben machen will,** ist es ratsam, sie trotzdem genauestens zu beraten (ggf. Telefonnummer eines Frauenhauses oder einer Beratungsstelle mitgeben). Bei **Kindern** sollte jedem Verdacht sehr genau nachgegangen werden (ggf. Jugendamt oder Staatsanwaltschaft benachrichtigen).
- **Tathergang:** Ort, Zeit, Art und Dauer der Gewaltanwendung (z. B. Schläge, Würgen)
- **Art der sexuellen Handlung** (z. B. Verwendung von Fremdkörpern)
- **Verhalten nach der Tat** (z. B. Duschen, ausgiebiges Waschen, Erstversorgung von Verletzungen)
- **Art der Verletzungen**

Anamnese
Frage nach Zyklus, Schwangerschaften, Krankheiten (v. a. Geschlechtskrankheiten), letztem freiwilligen Geschlechtsverkehr, Medikamenten (v. a. Kontrazeptiva), aktuellem Drogen- oder Alkoholgenuss

Untersuchung
dient v. a. der **Feststellung von Verletzungen** und dem **Asservieren von Spuren** für eine etwaige rechtsmedizinische Untersuchung. Folgender Untersuchungsgang sollte berücksichtigt werden:
- Beurteilung des Allgemeinzustandes
- **Untersuchung des gesamten Körpers:** Suche nach Verletzungen und Spuren des Täters (z. B. Bissabdrücke, Haare, Körpersekret). Körpersekrete des Täters (z. B. Speichelreste) werden mit einem feuchten Tuch entfernt und im getrockneten Zustand an das rechtsmedizinische Institut weitergeleitet.

> Alle erhobenen Befunde, z. B. Hämatome, Kratzer, Würgemale, Schlagfolgen, Schürfwunden usw., müssen genauestens dokumentiert werden. Ggf. sind Skizzen oder Fotografien anzufertigen.

- gynäkologische Untersuchung:
  - **Inspektion des äußeren Genitales** mit Suche nach Verletzungen (z. B. Schleimhautschäden, Fissuren, Defloration)
  - **Inspektion des inneren Genitales** mit Abstrichentnahme (dabei mehrere Wattetupfer benutzen, nach dem Abstrich lufttrocknen und sicher verwahren)
- **Untersuchung der Analregion**, ggf. Abstrichentnahme
- **Untersuchung der Mundregion**, ggf. Abstrichentnahme

Die **körperliche Untersuchung nach Vergewaltigung** sollte mit größter Vorsicht durchgeführt werden, um nicht zu einer weiteren Verletzung beizutragen. Außerdem empfinden vergewaltigte Frauen große Angst vor einer vaginalen Untersuchung. Als Mann sollte man, wenn möglich, eine weibliche Kollegin bitten, die Untersuchungen durchzuführen.

Labor
- Urinprobe
- Gonorrhoe-, Lues-, HIV-, Hepatitis-Screening
- HCG-Bestimmung zum Schwangerschaftsausschluss

Nach Vergewaltigung empfiehlt sich eine sofortige serologische Untersuchung, um den **Status vor der Vergewaltigung** zu dokumentieren. Der HIV-Test sollte deshalb zusätzlich nach 1, 6 und 12 Monaten wiederholt werden

apparativ

je nach Verletzungen Durchführung **weiterer diagnostischer Maßnahmen** (z. B. Sonographie, Röntgen, CT)

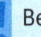

Beweismaterial für Rechtsmedizin:
- Körpersekrete des Täters
- Abstriche (genital, anal, oral)
- Auskämmen der Schamhaare
- Urinprobe
- (Unter-)Wäsche

Therapie

Wundversorgung

je nach Verletzung sollte die entsprechende Therapie eingeleitet werden:
- Blutstillung
- Wundversorgung
- Naht von Rissen im Vaginal-, Damm- und Anusbereich bzw. Operation
- Entfernung von Fremdkörpern

Empfängnisverhütung

bei unsicherem Empfängnisschutz **Möglichkeit zur Empfängnisverhütung** anbieten
- Medikament der Wahl ist die „Pille danach" (z. B. Tetragynon)
- bis 5 Tage postkoital Einsetzen eines IUP

psychologische Betreuung

die Patientin sollte möglichst zeitnah die Möglichkeit einer **psychologischen Betreuung** erhalten

Register

A

A. axillaris 23
A. iliaca interna 15
A. ovarica 18, 21
A. pudenda interna 15
A. rectalis media 15
A. subclavia 23
A. thoracica interna 23
A. thoracica lateralis 23
A. umbilicalis 81
A. uterina 15, 18
A. vaginalis 15
A. vesicalis inferior 15
Aa. intercostales 23
Aberrationen
 chromosomale 2
 nummerische 2
 strukurelle 2
Abbruchsblutung 37
aberrierende Mamma 25
Abnabelung 177
Abort 92, 312
 artifiziell 93
 spontan 92
 Abortus febrilis 93
 Abortus habitualis 93
 Abortus icipiens 93
 Abortus imminens 93
 Abortus incompletus 93
Abrasio 218, 264
absolutes Missverhältnis 147
Abstillen 202
Abszess-Spaltung 208
Abtreibungsstrafrecht 125
Aciclovir 238
Acquired Immune Deficiency
 Syndrome 234
Adaptation des Neugeborenen 178
Adaptationsstörungen des
 Neugeborenen 180
Adenokarzinom 254, 266, 272
Adenom 271
Adenomyom 260
Adenomyosis uteri 258
Adipositas 301
Adnektomie 277
Adnexitis 218, 314
adrenogenitales Syndrom 8
AFP 281
Afterloading 269
Ahlfeld-Zeichen 139
AIDS 234
Akrosomenreaktion 72

Aktivphase 138
akute Schmerzzustände 159
akutes Abdomen 314
Akzeleration 162
Akzeptor 146
akzessorische Mamma 24
Algopareunie 59
Alibidinie 59
Alkoholembryopathie 77
Alopezie 228
Alteration 72
Alterskolpitis 57
Alvarez-Wellen 135
Alveolen 22
Amastie 24
Amenorrhoe 42
 primär 42
 sekundär 42
AMH 1
Amnionhöhle 78
Amnioninfektionssyndrom 109
Amnionsflüssigkeit 83
Amnioskopie 124
Amniozentese 123
Analatresie 188
Anämie 100, 261
Androblastom 275
Androgene 35
Androgenüberschuss 275
Anlegen 201
Anorgasmie 60
anovulatorischer Zyklus 43
Anteflexio 17
Anteversio 16
Antidepressiva 306, 308
Anti-HBc 241
Anti-HBs 241
Anti-HCV 243
Anti-HCV-IgM 243
Antikoagulantientherapie 312
Antiöstrogene 262
Apgar-Score 173
Aphthen 238
Appendizitis 315
Areola mammae 23
Aromatasehemmer 294
Asphyxie 180
Aspirationszytologie 290
Aszites 281
Athelie 24
Atherom 248
äußere Beckenmaße 128
äußere Wendung 144

äußeres Genitale
 Blutversorgung 13
 Funktion 13
 Innervation 13
 Lymphabfluss 13
Austauschmechanismen 81
Austreibungsperiode 138
Austreibungswehen 135
Azidose 172

B

Babinski-Reflex 176
Babkin-Reflex 176
Bartholin-(Pseudo-)Abszess 209
Bartholin-Drüsen 13, 57
Bartholinitis 209, 231
 primär 210
 sekundär 210
Bartholin-Zyste 248
Basaltemperaturkurve 38
Bauchschmerzen 314
Becken 10
 Aufbau 11
 großes 11
 kleines 11
 knöchernes 10
 Schwangerschaft 11
Beckenausgangsraum 131
Beckenboden 11, 12, 131, 304
 funktionelle Einteilung 11
Beckenbodenmuskulatur 305
 Insuffizienz 301
Beckenbodentraining 303
Beckendystokie 148
Beckenebenen 129
Beckeneingangsraum 130
Beckenendlage 131, 143
Beckenmaße 117, 128
Beckenmitte 130
Beckenräume 130
Beckenring 11
Behçet-Syndrom 238
Beratungsmodell 126
Beratungsregelung 126
Beschäftigungsverbot 121
Bestrahlung, perkutan 269
Bestrahlungsfeld 252
Bevölkerungsentwicklung 61
β-HCG 113, 271
Bickenbach 144
Billings-Methode 63
bimanuelle Untersuchung 218
Biofeedback 308
Biopsieentnahme 250

Register

Bishop-Score 136
Bläschen 237
Blasenfistel
  suprapubisch 309
Blasenhalskorrektur 307
Blasenmole
  destruktiv 88
  inkomplett 87
  invasiv 88
  komplett 87
Blasensprung 137, 138
Blastomer 73
Blastozyste 73
Blauprobe 310
Blutbild 271
Blutgruppeninkompatibilität 103
Blutstillung 313
Blutstillungsmechanismen 139
Blutungen 156, 311
  intraabdominell 314
  irregulär 311
  im Wochenbett 196
Blutungsanomalien 268
Blutungsstörung, klimakterisch 55
Blutverlust 170
Borderline-Tumor 276
Bracht 144
Braxton-Hicks-Kontraktionen 99, 135
BRCA-1-Gen 286
BRCA-2-Gen 286
Breast-cancer-Gen 286
Brenner-Tumor 277
Brustdrüse 12, 21, 200
  Altersveränderungen 24
  Aufbau 22
  Ausführungsgangsystem 22
  Bindegewebe 22
  Blutgefäße 23
  benigne Tumoren 282
  Drüsengewebe 22
  Fehlbildungen 24
  Fettgewebe 22
  Gangsystem 22
  Lokalisation 21
  Lymphgefäße 23
brusterhaltende Therapie (BET) 291
Brustwarze 23
β-Sympathomimetika 306
B-Symptomatik 268
Bubonen 228

C

CA 125 273
CA 19-9 290
CA 549 290
CA 72-4 281
Candida albicans 247
Candida glabrata 247

Caput succedaneum 183
Carcinoma in situ (Cis) 263
Cavitas uteri 17
CD4-positive Lymphozyten 235
Cervix s. Zervix
Cervix uteri 14, 17
Cervixkarzinome 17
Cervix-Score nach Insler 38
Chemotherapie 252, 269
  Mamma 293
  palliativ 252
Chiari-Frommel-Syndrom 198
Chlamydia trachomatis 230
Chlamydiosen 230
Choanalatresie 187, 204
Choriogonadotropin 80
Chorion 79
  frondosum 79
  laeve 79
  villosum 78
Chorionepitheliom 88
Chorionkarzinom 89
Chorionsack 79
Chorionzottenbiopsie 123
Cin 262
Cisplatin 252
CMV-Fetopathie 85
Coelom 79
Coitus interruptus 65
Collins-Test 253
Colpitis senilis 57
Condylomata acuminata 238, 248
Condylomata lata 228, 239, 248
Conjugata anatomica 129
Conjugata diagonalis 129
Conjugata externa 128
Conjugata vera obstetrica 128
Cooper-Septen 22
Corporae clitoridis 13
Corpus luteum 21, 36
  graviditatis 80
  menstruationis 80
Corpus mammae 22
Corpus uteri 17
Corpus-luteum-Phase 16, 38
Corpus-luteum-Zyste 274
Credé-Handgriff 169
Credé-Prophylaxe 227
CRP 271
CT Abdomen 273
CTG 162
Cystosarkoma phylloides 283

D

Dammriss 170
  Einteilung 171
  Prophylaxe 171
Dammschnitt 171
Dammschutz 161, 171
Danazol 260

Darmruptur 315
Dead-fetus-Syndrom 94
Defizienz 2
Deflexionslage 140
Deletion 2
Depotpräparat 69
Descensus
  rotatorisch 305
  uteri 301
  vaginae 301
  vertikal 305
Desquamationsphase 37
Dezeleration 162
Dezidua basalis 79
deziduale Umwandlung 78
Diabetes mellitus 102, 207, 267
Diameter obliqua 129
Diameter transversa 129
Diaphragma pelvis 11, 304
Diaphragma urogenitale 11, 304
Diaphragmaplastik 304
Diethylstilbestrol 254
Diktyotän 26
DIP 162
Distantia cristarum 128
Distantia spinarum 128
Distantia trochanterica 128
Döderlein-Stäbchen 16
Donator 146
Dottersack, primitiver 78
Dottersack, sekundärer 79
Douglas-Abszess 218, 220
Douglas-Raum 15, 313
Dranginkontinenz 307
  motorisch 308
  sensorisch 307
Druckulzera 303
Drüsenläppchen 22
Drüsenlappen 22
Ductus lactiferus 22
Duncan 139
Dunkelfeldmikroskop 229
Duodenalatresie 187
Durchblutungsstörungen 172
Durchschneiden 138
dysfunktionelle Blutung 44
Dysmenorrhoe 45
  primär 45
  sekundär 45
Dyspareunie 59
Dysthelie 23
Dystrophien 248

E

E. coli 234
EIA (Enzym-Immunoassay) 231
Eierstock 20
Eihäute 79
Eileiter 20
eineiige Zwillinge 145

320

Register

Einschlusszyste 256
Einschneiden 138
Einstellung 132
Einstellungsanomalie 142
Eklampsie 101, 158
Ektoderm 76
Ektopie der Portio 17, 216
Ekzeme 289
Elektrostimulation der
 Beckenbodenmuskulatur 303
Elternzeit 122
Embolie 159, 196
Embryonalperiode 76
Embryonalphase 77
Embryopathia diabetica 103
Embryopathien 77
Empfängnisverhütung 318
Endoderm 76
endometrialer (= menstrueller)
 Zyklus 35, 37
Endometriose 257
 -herde 259, 271
 extragenitalis 258
 genitalis externa 258
 genitalis interna 258
 tubae interna 258
Endometritis 195, 216
Endometrium 17
Endometriumkarzinom
 (Korpuskarzinom) 266
Endometriumschleimhaut 257
Entoderm 76
Entwicklung der Brust 24
Entwicklungsstadien 25
Entzündliche Erkrankungen
 Adnexe 218
 Brust 222
 Uterus und Parametrien 216
 Vagina 211
 Vulva 206
Epilepsie 157
Episiotomie 161, 171
Ernährung in Schwangerschaft 118
Eröffnungsperiode 137
Eröffnungswehen 135
Erregungsphase 57
Erythroblast 73
Erythroblastosis fetalis 104
Erythroplasie Queyrat 249
Erziehungsurlaub 122
Essigsäuretest 253
Eumenorrhoe 41
Exhibitionismus 60
externe Ableitung 162
Extrauteringravidität 90, 312, 314
Exzision 252

F

Familienplanung 61
Farnkrautphänomen 38

Fehlbildungen des
 Neugeborenen 186
fehlendes X-Chromosom 5
Fehlgeburt 92
Feinnadelpunktion 283
Femidom 65
Fertilisation 72
Fetalblutentnahme 124
Fetalblutuntersuchung 163
Fetalentwicklung 85
Fetalperiode 71
fetofetales
 Transfusionssyndrom 146
fetomaternale Einheit 82
Fetopathia diabetica 103
Fetopathie 85
Fibrinkleber 310
Fibroadenom 282
Fibrom 271
Fibromyom 260
FIGO-Stadium 265
Filzlausbefall 246
Fimbrien 20
Fisteln 207
Flachwarzen 203
Flavivirus 242
Flexionshaltung 132
Fluor 100
Fluor genitalis 212
Fluorbeschaffenheit 212
5-Fluorouracil 252
Follikel, dominanter 36
Follikelphase 15, 36, 38
Follikelreifung 21
Follikelzyste 274
Follikulitis 211
Fortpflanzungsorgane 12
Fossa ovarica 21
fragiles X-Chromosom 8
Frakturen des Neugeborenen 184
Frigidität 59
Fritsch-Handgriff 169, 170
Fruchtwasser 83
Fruchtwasserembolie 105, 160
Fruchtwasserverfärbung 85
Früherkennung 297
Frühgeburt 153
Frühgeburtlichkeit 204
Frühschwangerschaft 86
FSH 32, 36, 40
FTA-ABS-Test 229
Führungslinie 131
Fundussenkung 136
Furchung 73
Furunkel 211
Fußgreifreflex 176

G

Galaktogenese 200
Galaktographie 290

Galaktokinese 200
Galaktopoese 200
Galaktorrhoe 202
Galant-Reflex 176
Gallert-Tumor 277
Gartner-Gang 1
Gartner-Gang-Zyste 248
Gastroenteritis 315
Gastroschisis 189
Gaumenspalte 204
Geburtsbereitschaft 136
Geburtseinleitung 164
Geburtserleichterung 139
Geburtskanal 128
Geburtskanaltumoren 150
Geburtskräfte 128, 134
Geburtsleitung 147
Geburtsmechanik 128, 131
Geburtstermin 117
Geburtsverlauf 137
Geburtsverletzungen 182
Geburtsvorbereitung 121
Geburtsweg 131
Geburtswegsverletzungen 170
Gefäßruptur 274
Gelbkörper 36
genetische Beratung 122
Genitale
 äußeres 13
 inneres 14
Genitaltuberkulose 220
Geschlechtsentwicklung 1
Geschlechtsmerkmale
 primäre 12, 25
 sekundäre 12, 25
geschlechtsreife Periode 27
Gesichtslage 141
Gestagene 34, 260
Gestationsdiabetes 102
Gestationshypertonie 100
Gestose 100
Gestrion 260
Glabellareflex 176
Glandulae paraurethrales 13
Glandulae vestibulares minores 13
Glans ciltoridis 13
Gll. areolae 23
GnRH-Agonisten 260
GnRH-Analoga 294
Gonadendysgenesie 3
Gonadotropin-Releasing-
 Hormon 31
Gonoblennorrhoe 227
Gonoblennorrhoe-Prophylaxe 177
Gonorrhö 225
 obere 225
 untere 225
Graaf-Follikel 36
Gram- oder Giemsa-Färbung 232
Granulosazellen 36

Granulosazelltumor 275
Gravidarium 117
Greifreflex 176
große Teile 132
Gyandroblastom 275

H
Habitus 132
Haemophilus ducreyi 232
Haftstiel 79, 81
Haftzotten 79
Halteapparat des Uterus 18, 304
Haltung 132
Haltungsanomalien 140
Hamartom 283
Hämatometra 14
Hämatosalpinx 14
Hämaturie 250
Harnabflussbehinderung 309
Harndrang
　imperativ 308
Harnfistel 310
Harninkontinenz 207, 304
　absolut 310
　extraurethral 310
Harnröhrenschlingen-
　suspension 307
Harnwegsinfekte 207, 315
harter Schanker 227
hatching 73
HBeAg 241
HBsAg 241
HCG 80
HCS 80
HCV-RNA 243
HELLP-Syndrom 101, 102
Hepatitis
　B (HBV) 240
　C (HCV) 242
　A 239
　B 239
　C 239
　D 239
　E 239
HER2-Protein 290
Hermaphroditismus verus 9
Herpes genitalis 207, 236
Herpes-simplex-Virus Typ 2 236
Herpes-Encephalitis 238
Herzfehler 189
Hexenmilch 26
hintere Hinterhauptslage 140
Hinterhaupt 132
HIV 234
　Stadieneinteilung 235
　HIV-Enzephalitis 235
Hodge 129
hoher Geradstand 142
Hohlwarzen 203
Hormonbestimmung 40

Hormonbildung 21
　Hormone der Ovarien 33
　Hormone des HHL 33
　Hormone des HVL 32
　Hormone des Hypothalamus 30
Hormonimplantat 69
Hormonproduktion, plazentar 80
Hormontherapie 269
Hormonumstellung 190
HPV 264
HPV-Infektion 208
Human epidermal growth factor
　receptors 290
Humanes Immundefizienzvirus
　(HIV) 234
Humanes Papillomvirus
　(HPV) 238
Hutchinson-Trias 229
Hydatide 271
Hydrops fetalis 104
Hydrops tubae profluens 273
Hymen 13
Hymenalatresie 14
Hyperemesis 100
Hyperplasie der
　Zervixschleimhaut 256
Hyperprolaktinämie 223, 286
hypertensive Erkrankung 100
Hypogalaktie 202
Hypoglykämie 181
Hypothermie 173
Hysterektomie 169, 170, 303
Hysterokontrastsonographie 50
Hysterosalpingographie 51
Hysteroskopie 51, 262

I
i. v. Pyelographie 20
ICL (= idiopathische CD4-
　Lymphozytopenie) 236
ICSI 51
Icterus neonatorum 182
Ileus 315
Iliosakralgelenk (ISG) 11
Implantation 74
Impotenz 47
　Impotentia coeundi 47
　Impotentia concipiendi 47
　Impotentia generandi 47
　Impotentia gestandi 47
Imprägnation 72
Indikationsmodell 126
Infektion, pränatal 77
Infektionen des Neugeborenen 186
Infektionsschutzgesetz (IfSG) 224
Infertilität 47
Informationsgebot 121
innere Beckenmaße 128
Insertio centralis 81
Insertio lateralis 81

Insertio marginalis 81
Insertio velamentosa 81
Insertion 2
Interferon α 243
Intermediärzellen 16
interne Ableitung 162
Intersexualität 3
intervillöser Raum 79
intraepithelialen Neoplasien 239
intrakranielle Blutung 185
intrauteriner Fruchttod 109
intrauteriner Sauerstoffmangel 163
Intrauterinpessar 66
intrazytoplasmatische
　Spermieninjektion 51
In-vitro-Fertilisation 51
Involution 190
Ischuria paradoxa 309
Isochromosom 2
isthmozervikale Insuffizienz 150
Isthmus uteri 17
IUP Siehe Intrauterinpessar
IVF 51

J
5-Jahres-Überlebensrate 252
Jod-Test n. Schiller 298
Juckreiz 209

K
Kalendermethode 64
Kapazitation 72
Kaposi-Sarkom 235
Karbunkel 211
Kardiotokographie 162
Karzinom
　hepatozellulär 242
Käseschmiere 83
KBR 229
Keimblattenwicklung 76
Keimscheibe 76
Keimstrangtumor 275
Keimzelltumor 277
Kephalhämatom 183
Kindbettfieber 195
Klassifikation Papanicolaou 300
klassische Beckenebenen 129
klimakterisches Syndrom 54
Klimakterium 27, 52
Klimax 52
Klinefelter-Syndrom 5
Klitoris 13
Klitorisriss 170
Knaus-Ogino-Methode 64
knöchernes kleines Becken 128
KOH-Test 244
Kollageninjektionen 306
Kolostrum 200
Kolpitis 207, 213, 244
　atrophe 213

Kolporrhaphia 304
Kolposkopie 298
Kombinationspräparat 67
Kondom 65, 248
Kontaktbestrahlung 269
Kontraktionsstörung 169
Kontrastmitteldarstellung 310
Kontrazeption 61
  hormonell 67
  nichthormonell 63
Kontrazeptiva 41
  nichtoral 69
  oral 67
Konzeption 71
körperliche Untersuchung nach Vergewaltigung 318
Korpuskarzinom 266
Kotyledonen 79
Kreislauf, uteroplazentar 78
kriminologische Indikation 126
Kündigungsschutz 121
Kürettage 268
Kurzrock-Miller-Test 50
Küstner-Zeichen 139
Kystom
  muzinös 277
  serös 277

L

Labia 13
  maiora 13
  minora 13
Lactobacillus acidophilus 16
Lage 131
Lage- und Haltungsveränderungen der Beckenorgane 301
Lageanomalien 143
Laktationsatrophie 198
Laktobazillen 212
Laktogenese 200
Lakunensystem 78
Lamina basalis 17
Lamina functionalis 18
Längslage 131
Laparoskopie 40, 262
Laparotomie 313
Läsionen
  tumorartig 248
Latenzphase 138
Latissimus-dorsi-Lappenplastik 292
Lebermetastasen 282
Leiomyom 260
Leistenband 304
Leopold-Handgriffe 115, 162
LH 32, 36, 40

Lichen sclerosus 248
Lichen sclerosus et atrophicus 56
Lichen simplex 248
Life-Table-Analysis 63
Lig. cardinale 304
Lig. cardinale uteri 18
Lig. latum uteri 18
Lig. ovarii proprium 18, 21
Lig. pubovesicalium 18
Lig. sacrouterium 18, 304
Lig. suspensorium ovarii 18, 21, 304
Lig. vesicouterinum 18
Ligamentum teres uteri 18
Ligg. ovarii propria 304
Ligg. rotunda 304
Ligg. suspensoria mammaria 22
Lindan-Gel 246
Linea terminalis 12
Lipom 271
  Mamma 283
Lippen-Kiefer-Gaumenspalte 186
Liquor amnii 83
LMP (Low-malignant-potency-Tumor) 276
Lobulus 22
Lobus 22
Lochiae 191
  alba 191
  flava 191
  fusca 191
  rubra 191
Lochialstau 194
Lochiometra 194
Lövset 144
Lues 227
  congenita praecox 228
  congenita tarda 228
  connata 227
Lungenembolie 105, 172
Lutealphase 36
Lymphadenektomie 252
Lymphknoten axillär
  Mammakarzinom 288
Lymphknotendissektion 252
Lymphknotenmetastasen 252
Lymphonodektomie
  Mamma 292

M

M. Bowen 249
M. bulbospongiosus 11, 304
M. coccygeus 11, 304
M. detrusor vesicae 307
M. levator ani 11, 304
M. Paget 249, 287
M. pectoralis major 21, 22
M. sphincter ani externus 11, 304
M. sphincter urethrae 305
M. spincter vesicae externus 305

M. transversus perinei profundus 11, 304
Mackenrodt-Band 18
Maculae caeruleae 246
Makromastie 25
Makrozirkulation 171
Mamille 23
Mamma-CA
  duktal 287
  lobulär 287
Mammakarzinom 24, 285
  invasiv 287
  Lymphknotenlevel 288
  nichtinvasiv 287
Mamma-MRT 290
Mammareduktion 25
Mammarekonstruktion 292
Mammasonographie 222, 283, 285
  Tumorschatten 290
Mammatumoren 282
  maligne 285
Mammographie 222, 283, 285
  Kalkspritzer 290
Marker-X-Syndrom 8
Marsupilation 210
Martin-Bell-Syndrom 8
Mastektomie 291
Mastitis
  bakteriell 222
  nonpuerperalis 222
  puerperalis 195, 205
Mastodynie 46, 284
Mastopathie 283
  atypisch proliferativ 284
  chronica cystica 284
  cystica fibrosa 284
  einfach 284
  einfach-proliferativ 284
Mayer-Rokitansky-Küster-Syndrom 16
Meckel-Divertikel 315
medizinische Nachsorge 295
Mehrlingsgeburt 145
Mehrlingsschwangerschaft 107
Meiose 26, 278
Meldepflicht 224
Menarche 27
Meningitis 228
Menopause 52
Menstruationshygiene 41
Menstruationsphase 37
menstruelle Blutung 41
Mesenterialinfarkt 315
Mesoderm 76
Mesovarium 21
Methergin 169
Michaelis-Raute 116
Mikroblutuntersuchung 124
Mikropille 68
Mikrozirkulation 172

Miktionsvorgang 305
Milch 200
Milchbläschen 22
Milcheinschuss 200, 202
Milchgang 22
Milchsinus 23
Minipille 68
missed abortion 93
Missverhältnis 147
Moebius-Sequenz 126
Mola hydatidosa 87
Molimina menstrualis 14
Mollusca contagiosa 210
Monosomie 2
Mons pubis 13
Morbidität 110, 111
Morbus haemolyticus fetalis 103
Morbus haemolyticus neonatorum 103
Moro-Reflex 176
Morula 73
Mosaik
 weißes 239
Mosaikbildung 3
Müller-Gänge 1, 16, 19
Multiorganversagen (MOV) 215
Multiparität 113
Muttermilch, reif 201
Muttermundöffnungsstörung 148
Mutterschaftsgeld 122
Mutterschaftsrichtlinien 112
Mutterschutz 122
Mutterschutzgesetz 121
Mycobacterium tuberculosis 221
Mycoplasma genitalium 233
Mycoplasmen 233
Mycoplasmenurethritis 233
Mykoplasmen 233
Myom 260, 271
 in statu nascendi 261
 intraligamentär 261
 intramural 261
 submukös 261
 subserös 261
Myometritis 216
Myometrium 17

N

N. pelvicus 305
N. pudendus 11, 304
Nabelarterienblutuntersuchung 174
Nabelpflege 177
Nabelschnur 81
 -anomalien 81
 -knoten 155
 -komplikationen 154
 -umschlingung 156
 -vorfall 155
 -zeichen 139

Nachgeburtsperiode 139
Nachgeburtswehen 136
Nachsorge 295
Nachsorgeuntersuchungen 296
Naegele-Regel 117
Nativbeobachtung 298
Nativpräparat 214
Neisseria gonorrhoeae 225
Neonatalperiode 26, 173
Neoplasien 235
Nervenverletzungen 184
Neugeborenes 173
nicht nukleosidale reverse Transkriptase Inhibitoren 236
Nidation der Eizelle 19, 37, 74
Nierenkolik 315
Nissen 246
Nll. axillares 24
Nll. iliacales 19, 21
Nll. iliaci externi 15
Nll. inguinales superficiales 15
Nll. lumbales 19
Nll. paraaortales 19
Nll. paramammarii 24
Nll. parasternales 24
Nll. sacrales 19
Nll. supraclaviculares 24
Noonan-Syndrom 5
Notfälle in der Plazentarperiode und nach der Geburt 167
Notfallsituationen 311
Notzucht 316
Noxen in der Schwangerschaft 119
Nukleosidanaloga 236
Nymphomanie 60

O

Oberbauchsonographie 290
Oligohydramnion 84
Oligurie 172
Omphalozele 189
Oogonien 1
Oophoritis 219
OP nach Patey 291
OP nach Rotter/Halsted 291
operative vaginale Entbindung 165
opportunistische Infektionen 235
Organschaden 172
Orgasmusphase 57
orgastische Manschette 57
Os coccygis 10
Os coxae 10
Os sacrum 10
Ösophagusatresie 187, 204
Ostium urethrae externum 13
Ostium vaginae 14
Östradiol 40
Östrogene 33, 36, 80, 275, 303
 -einfluss 282

-substitution 306
-überschuss 276
Oszillation 162
Ovar 20
 Aufbau 21
 Blutgefäße 21
 Funktion 21
 Größe 20
 Lymphgefäße 21
 postmenopausal 21
 stielgedrehtes 314
Ovarektomie 276
Ovarialkarzinom 279
Ovarialtumor 151, 274
 benigne 274
 epithelialer 276
 maligne 279
Ovarialzysten 274
 physiologisch 274
ovarieller Zyklus 35
ovarielles Überstimulationssyndrom 51, 316
Ovula Nabothi 256
Ovulation 36, 38
ovulatorischer Zyklus 35
Oxytocin 31, 33, 169

P

Päderastie 60
palliative Therapie
 Mammakarzinom 294
Palmoplantarsyphilis 228
Palpation
 bimanuell 274
PAP 300
 -Einteilung 265
Papanicolaou 299
Papilla mammae 23
Papovaviridae 238
Parabasalzellen 15
Paracolpium 15
parallele Beckenebenen 129
Parametrien 18
Parametritis 218
Parasiten 243
Parasympatholytika 308
Partnermitbehandlung 215
Partus praecipitatus 152
PCO 279
PCR 238
PCR (Polymerase-Chain-Reaction) 231
Pearl-Index 62
Peau d'orange 289
Pediculosis pubis 246
Pelveoperitonitis 218
Perimenopause 52
Perimetrium 17
peritoneale Reizung 314
Peritonealkarzinose 281

perkutane Bestrahlung 269
Pessar 303
Pfropfpräeklampsie 100
PGE2- und PGF2-Derivate 170
1-Phasen-Präparat 67
2-Phasen-Präparat 68
Phthirus pubis 246
Pille danach 69
Pilze 247
Placenta 78
   accreta 82, 168
   adhaerens 168
   -anomalien 82
   -aufbau 79
   bipartita 82
   -funktion 80
   incarcerata 168
   increta 82, 168
   -insuffizienz 82
   -kreislauf 81
   membranacea 82
   percreta 82, 168
   praevia 108, 156
   -schranke 81
   succenturiata 82
Plattenepithel 17
Plattenepithelkarzinom 250, 264
Plauteauphase 57
Plazentalaktogen 80
Plazentalösung 139
   manuell 169
   vorzeitig 108
Plazentalösungsstörungen 167
   Ätiologie 168
Plazentalösungszeichen 139
Plazentasepten 79
Plazentation 74, 75
Pleuraergüsse 281
Plexus pampiniformis ovarii 21
Plexus sacralis 34 11, 304
Plexus venosus ovaricus 21
Plexus venosus uterinus 19
Pluriparität 113
Pneumocystis carinii-
   Pneumonie 235
Poleinstellung 115
Polychemotherapie 282
Polyhydramnion 84
Polymastie 24
Polyp
   endozervikaler 256
   Cervix uteri 255
Polythelie 25
polyzystische Ovarien 278
Portio 17
Portio vaginalis uteri 15
Portiokappe 66
Positio 132
Positionsänderung 132
Postkoitalpille 69

Postkoitaltest nach Sims-
   Huhner 50
Postmenopause 53
Postmenopausenblutungen 55
Präeklampsie 100
Praeputium clitoridis 13
Praesentatio 132
Präkanzerose 284
   Vulva 249
Prämenopause 52
Prämenopausenblutungen 55
prämenstruelles Syndrom 46
pränatale Diagnostik 122
präpartale Kontraktionen 135
Präpubertät 26
Präservativ 65
Pressphase 138
Presswehen 135
Primäraffekt 228
Primärkomplex 228
Primärzotten 78
Primiparität 113
Primitivknoten 76
Primitivstreifen 76
Progesteron 36, 38, 40, 80
Progesteronentzugsblutung 41
Prognosekriterien n. Possinger
   Mammakarzinom 294
Prolaktin 32
Prolaktin-Releasing-Hormon 31
Prolaps uteri 301
Prolaps vaginae 301
Proliferationsphase 37
Prostaglandin 127, 170
Prostaglandinsynthese-
   hemmer 260
Prothesen
   Mamma 292
Protozoen 243
protrahierte Geburt 152
Pruritus gravidarum 100
Pruritus vulvae 209
Pseudomyxoma peritonei 277
Pseudopubertas praecox 29, 276
Psychotherapie 60
Pubarche 27
Pubertas praecox 28, 312
Pubertas tarda 29
Pubertät 24, 26
puerperale Infektionen 194
Punktmutation 2
Pyelonephritis gravidarum 106

Q

Quadrantektomie
   Mamma 292
Quer- und Schräglage 145
Querlage 131

R

Ramer ovaricus 21
R0-Resektion 281
Radiatio 207, 252
   Mamma 293
Radikaloperation 273
Reanimation 177
Rectozele 301
Reflexinkontinenz
   neurogen 308
Refraktärphase 58
regelhafte Geburt 128
regelwidrige Geburt 140
Regenerationsphase 37
Reifezeichen 174
Reisen in der Schwangerschaft 120
Reizblase 308
Reizung
   peritoneal 314
Rektumatresie 188
relatives Missverhältnis 148
Rete lymphaticum interlobulare 24
Retentionszyste 274
Retroflexio 17
Retroversio 16
Retrovirus 234
Rhesusprophylaxe 117
Ribavirin 243
Risikofaktoren
   VIN 249
Risikoschwangerschaft 110, 117
Röntgen Thorax 290
Roseola syphilitica 228
Rotter-Lymphknoten 288
Rückbildungsgymnastik 303
Rückbildungsphase 58
Rugae 15
Ruheperiode 26

S

Sadismus/Masochismus 60
Salpingitis 219
Salpingitis isthmica nodosa 271
Salpinx 20
Sarcoptes scabiei 245
Saugkürettage 127
Saugreflex 176
Scabies 245
Schädellage 131
Scheiden
   Scheidendiaphragma 65
   Scheidenflora 16
   Scheidengewölbe 15
   Scheidenmilieu 16, 212
   Scheidenriss 170
   Scheidenspülung 66
Schleimretentionszysten 256
Schließmuskelschicht 11, 304
Schneegestöber-Uterus 90

Register

Schock 171
  anaphylaktisch 172
  hypovolämisch 172
  kardiogen 172
  septisch 172
Schockindex 172
Schockniere 172
Schokoladenzysten 259
Schräglage 131
Schreitreflex 176
Schulterdystokie 148
Schutzimpfung in der
  Schwangerschaft 120
Schwangerenbetreuung 112
Schwangerschaft 11
Schwangerschaft, ektop 90
Schwangerschaftsabbruch
  Abruptio 125
Schwangerschaftszeichen
  sichere 113
  unsichere 112
  wahrscheinliche 112
Schweigepflicht 317
Schwimmbad-Konjunktivitis 231
Second-Look-Laparoskopie 282
Sectio caesarea 166
Segmentresektion
  Mamma 292
Sekretionsphase 37
Sekundärzotten 78
Selbstuntersuchung der Brust 289
Senium 27
Senkwehen 135
Septum rectovaginale 15
Septum urethrovaginale 15
Septum vesicovaginale 15
Sequenzpräparat 68
Serosa 17
Sexualdelikt 316
Sexualhormon bindendes
  Protein 267
Sexualleben der Frau 57
Sexualstörung
  primär 59
  sekundär 59
Sexualverhalten
  abnormes 60
Sexualverhalten der Geschlechter in
  den verschiedenen
  Lebensphasen 58
sexuell übertragbare
  Erkrankungen 224
sexuelle Funktionsstörungen 59
sexueller Reaktionszyklus 57
  Erregungsphase 57
  Orgasmusphase 57
  Plateauphase 57
SHBG 267
Sheehan-Syndrom 197, 203
Sigmadivertikulitis 315

Sinus lactiferus 23
Sinus urogenitalis 1
Sinusvenenthrombose 158
Skelettmetastasen 282
Skelettszintigraphie 290
Somatogramme 176
Somatopleura 79
Sonographie 123, 262
  transvaginale 40
Spermienaszension 19
Spermienaufbau 72
Spermiogramm 50
Spermizide 66
Sphincter urethrae 304
Sphinktersysteme 304
Spinnbarkeit 38
Spirale 66
Splanchnopleura 79
Staging 290
Staphylococcus aureus 215
Staphylokokken 211
STD (sexual transmitted
  diseases) 224
Stein-Leventhal-Syndrom 279
Stellung 115, 132
Sterblichkeit 110
  kindlich 111
  mütterlich 111
Sterilisation 67
Sterilität 47
Stieldrehung des Ovars 261, 274
Stillamenorrhoe 190
Stillen 65, 201
Stirnlage 141
Störungen des Sexualverhaltens 59
Stressinkontinenz 305
  Schweregrade 306
Strukturanomalie 2
Stufenpräparate 68
Sturzgeburt 152
Subinvolutio uteri 193
Suchreflex 176
Superantigen 215
Swyer-Syndrom 6
Symphyse 11, 304
symptothermale Methode 64
Synzytiotrophoblast 78
Syphilis 227

T

Tachykardie 172
Tamoxifen 267, 294
TDF 1
Temperaturmethode 63
Tertiärzotten 79
testikuläre Feminisierung 7
Thekaluteinzyste 274
Thekazelltumor 275
Theka-Zyste 274
Thelarche 27

T-Helferzellen 235
Thrombose 196
tiefer Querstand 142
Torticollis 183
Toxic-Shock-Syndrom-Toxin-1
  (TSST-1) 215
Toxisches Schocksyndrom
  (TSS) 215, 316
Toxoplasmose-Fetopathie 86
TPHA (Treponema-pallidum-
  Hämaglutinationshemmtest)
  229
Transformationszone 17
Translokation 2
Transsexualität 10
transversale Rectus-abdominis-
  Lappenplastik (TRAM) 292
Traubenmole 87
Treponema pallidum 227
Trichomoniasis 243
Tripper 225
Trisomie 2
Trophoblast 73
Trophoblastentumoren 87
Tuba uterina 20
  Ampulla 20
  Aufbau 20
  Fehlbildungen 20
  Funktion 20
  Isthmus 20
  Pars uterina 20
Tubargravidität 90
Tube 20
Tubenkarzinom 272
Tubentumoren
  benigne 271
  maligne 272
Tuberkulintest 221
Tuberkulostatika 222
Tuboovarialabszess 218
Tumorektomie
  Mamma 292
Tumoren 248, 312
Tumorstaging 281
TVT-Plastik 307

U

U1 174
Übergangsmilch 200
Übergangszone 17
Überlaufblase 309
Überlaufinkontinenz 309
überstürzte Geburt 152
Ulcus durum 228
Ulcus molle 232
Ulkusperforation 315
Ullrich-Turner-Syndrom 4
Ultraschalluntersuchung des
  Abdomens 281
Unterbauchtumor 260

Register

Ureaplasma urealyticum 234
Urethritis
   nichtgonorrhoisch 233
Urethro-Zystotonometrie 306
Urge-Inkontinenz 307
Urin-Status 308
urodynamische Messung 306
urogenitale Chlamydien-
   infektion 230
Uterus 16
   Blutgefäße 18
   Fehlbildungen 19
   Funktion 19
   Größe 16
   Halteapparat 18
   Innervation 18
   Lage 16
   Lokalisation 16
   Lymphgefäße 18
   Wandaufbau 17
   bicornus 20
   myomatosus 261
   unicollis 20
   unicornis 20
Uterusanomalien 312
Uterusatonie 169
Uterusfehlbildungen 148
Uterusfundusstand 115
Uterusmyom 150
Uterusruptur 171
Uterussarkom 270
Uterustumoren 255

V

V. cava inferior 21
V. iliaca interna 19
V. renalis 21
V. umbilicalis 81
Vagina 14
   Aufbau 15
   benigne Tumoren 248
   Begrenzungen 14
   Blutversorgung 15
   Fehlbildungen 16
   Funktion 15
   Innervation 15
   Lokalisation 14
   Lymphabfluss 15
   maligne Tumoren 247
   zyklische Veränderungen 15
   zyklusabhängige
     Veränderungen 38
Vaginalabstrich 38
Vaginalagenesie 16
Vaginalaplasie 16
Vaginalatresie 16
vaginale Hysterektomie 307
vaginale intraepitheliale Neoplasie
   (VAIN) 253
Vaginalflora 16, 212

Vaginalkarzinom 254
Vaginalsonographie 268, 271
Vaginalzytologie 40
Vaginismus 59
Vaginitis 213
Vakuumextraktion 166
Valaciclovir 238
Varicosis 100
Vasektomie 67
vasovagale Synkope 159
VDRL-Kardiolipinmikroflockungs-
   test (Veneral-Disease-Research-
   Laboratory-Test) 229
Veith-Smellie 144
Vena umbilicalis 81
Vena-cava-Kompressions-
   syndrom 105
venerische Krankheiten
Vergewaltigung 316
   Beweismittel für Rechtsmedizin
   Verletzungen 312
Vermehrungsperiode 71
Vermixflocken 83
Verschleierungsgefahr 316
Vestibulum vaginae 13
Virushepatitis 239
   Übersicht 239
Vitamin-E-Embryopathie 77
Vitamin-K-Prophylaxe 177
Volumensubstitution 173
Vorderhaupt 132
Vorderhauptlage 140
Vorsorgeuntersuchung 114
Vorwehen 135, 136
vorzeitige Plazentalösung 157, 159
vorzeitiger Blasensprung 153
Voyeurismus 60
Vulva
   -drüsen 13
   -dystrophie 56, 248
   -karzinom 210, 250
     benigne Tumoren 248
     maligne Tumoren 248
vulväre intraepitheliale Neoplasie
   (VIN) 249
Vulvektomie 252
Vulvitis 206
   nichtinfektiös 206
   primär 206
   sekundär 207
Vulvoskopie 250
Vulvovaginitis 213

W

Wachstumsperiode 71
Wandaufbau des Uterus 17
Warzenvorhof 23
Wasting-Syndrom 235
Wechseljahre 52
Wehen im Wochenbett 136

Wehendystokie 149
Wehensturm 150
weicher Schanker 232
Weichteilkanal 131
Wertheim-Meigs-Operation 266
Wharton-Sulze 81
Wochenbett 303
   -depression 192, 198, 203
   -fieber 195, 216
   -psychose 192, 199, 203
   -wehen 191
Wolff-Gang 1
Wundverschluss 171

X

XX-Gonadendysgenesie 7
XX-Mann-Syndrom 7
XXX-Syndrom 6
XY-Gonadendysgenesie 6

Z

Zangemeister-Handgriff 115
Zangenextraktion 165
Zeichenblutung 137
Zellbild
   follikulär 38
   luteal 38
zerebraler Insult 185
zervikale intraepitheliale Neo-
   plasien (CIN) 262
Zervix
   -dystokie 148
   -karzinom 263
   -reifung 137
   -riss 171
   -tumoren 151
   -karzinome 17
   zyklische Veränderungen 37
Zervizitis 216
Ziehl-Neelsen-Präparat 221
zweieiige Zwillinge 146
Zweitmalignom 296
Zygote 72
Zyklusdiagnostik 38
Zyklusstörungen 312
Zyklusunregelmäßigkeiten 257
Zyste 271
   Cervix uteri 256
   muzinös 248
Zystogramm 306
Zystoskopie 308
Zystotonometrie 308
Zystozele 301, 306
Zytotrophoblast 78